21世纪高等院校老年服务与管理专业系列规划教材

老年常见病的预防与照护

主　编　侯晓霞
副主编　刘云云　臧少敏

北京大学出版社
PEKING UNIVERSITY PRESS
北京大学医学出版社

内 容 简 介

本书以《养老护理员国家职业标准》为依据，以养老护理应用能力培养为主线，以“实用、适用、够用”为原则，从专业培养目标出发，确定教材的具体内容，包括呼吸系统常见病的预防与照护、循环系统常见病的预防与照护、消化系统常见病的预防与护理、内分泌系统常见病的预防与照护、泌尿系统常见病的预防与照护、神经系统常见病的预防与照护、免疫与运动系统常见病的预防与照护 7 个学习情境，每个学习情境下设若干个“学习子情境”，共计 31 个学习子情境。每一个学习子情境包含情境导入、任务描述、任务实施、任务总结、知识链接 5 个部分，便于教师在教学中以实际任务为载体，突出理论与实践技能相结合，让学生在做中学、学中做、学做结合，更好地理解和掌握老年常见病的预防与照护知识和技术应用。

本书可作为高职高专老年服务与管理、社区服务与管理等专业的教材或参考书，还可作为养老护理员岗位培训教材。本书语句通俗易懂，也可作为老年人预防疾病的健康保健书籍。

图书在版编目(CIP)数据

老年常见病的预防与照护/侯晓霞主编. —北京：北京大学出版社，2013.9
(全国高等院校老年服务与管理专业系列规划教材)
ISBN 978-7-301-23069-5

Ⅰ. ①老… Ⅱ. ①侯… Ⅲ. ①老年病—常见病—防治—高等学校—教材 Ⅳ. ①R592

中国版本图书馆 CIP 数据核字(2013)第 199146 号

书　　名：老年常见病的预防与照护
著作责任者：侯晓霞　主编
策 划 编 辑：胡伟晔
责 任 编 辑：胡伟晔　孔海燕(特约编辑)
标 准 书 号：ISBN 978-7-301-23069-5/R・0038
出 版 发 行：北京大学出版社　　北京大学医学出版社
地　　址：北京市海淀区成府路 205 号　100871
网　　址：http://www.pup.cn　　新浪官方微博：@北京大学出版社
电 子 邮 箱：编辑部 zyjy@pup.cn　总编室 zpup@pup.cn
电　　话：邮购部 010-62752015　发行部 010-62750672　编辑部 010-62765126　出版部 010-62754962
印　刷　者：河北滦县鑫华书刊印刷厂
经　销　者：新华书店
787 毫米×1092 毫米　16 开本　13.75 印张　336 千字
2013 年 9 月第 1 版　2024 年 8 月第 17 次印刷
定　　价：39.00 元

21世纪高等院校老年服务与管理专业系列规划教材

编 委 会

总　序

人口老龄化是现代社会发展的必然趋势，也是当今世界各国共同关注的话题。作为人口大国，人口老龄化将成为未来一个时期我国基本的国情，随着人口老龄化加剧而带来的养老问题正日趋突出。

中国自古以来就有“尊老重老”的文化传统。新中国成立以来，更加重视老年人福利体系建设。早在1949年内政部设立时，社会福利事业包括老年福利事业管理就是内政部的重要职能之一。1978年民政部设立时，依然将社会福利事业纳入工作范畴内。改革开放以来，我国的老年福利事业有了长足的发展，面向所有老年人，以居家为基础、社区为依托、机构为支撑的老年人福利体系逐步建立，较好地保障了特殊困难老人的养老问题。

进入21世纪后，我国人口比例上的变化给新时期的老年福利工作提出了挑战。按照国际的通常理解，当一国60岁以上的人口占总人口的10%或者65岁以上的人口占总人口的7%时，这个国家就进入老龄化。1999年，我国60岁以上老年人口占总人口的10%，已经进入老龄化阶段。我国人口老龄化呈现出速度快、基数大、未富先老等特点。2011年年底我国总人口达13.47亿人，其中60岁及以上人口约为1.85亿人，占全国总人口数的13.7%，65岁及以上人口约为1.23亿人，占全国总人口的9.1%。“十二五”时期，随着第一个老年人口增长高峰到来，我国人口老龄化进程将进一步加快。从2011年到2015年，全国60岁以上老年人将由1.85亿增加到2.21亿，平均每年增加老年人860万；老年人口比重将由13.7%增加到16%，平均每年递增0.54个百分点。

同一历史时期，我国处于经济体制深刻变革、社会结构深刻变动、利益格局深刻调整、思想观念深刻变化的阶段，老龄化进程与家庭小型化、空巢化相伴随，与经济社会转型期的矛盾相交织，社会养老保障和养老服务的需求将急剧增加，这给应对人口老龄化增加了新难度。人口老龄化问题涉及政治、经济、文化和社会生活各个方面，是关系国计民生和国家长治久安的重大社会问题，已经并将进一步成为我国改革发展中不容忽视的全局性、战略性问题。为应对这种新的变化趋势，我国提出推进养老服务社会化的政策。

社会化养老服务一方面带来全社会共同参与养老服务的良好局面，另一方面也面临着人才队伍严重短缺的困境。目前，我国养老服务人才队伍的问题突出表现在人才严重短缺、队伍不稳定、文化程度偏低、服务技能和专业知识差、年龄老化等方面。这些困难严重制约我国养老服务水平的提高，严重影响老年人多样化的养老服务需求的实现。

“十二五”期间是我国老龄事业发展的重要机遇期，老龄事业任重道远。特别是党的十八大报告明确提出，要积极应对人口老龄化，大力发展老龄服务事业和产业。“养老服务体系”建设直接决定着老年人晚年生活质量的高低。养老服务体系离不开人才队伍建设。养老服务专业人才特别是养老护理员、老龄产业管理人员的培养尤为重要。

养老护理是一项专业性强的技术工作，它既需要从业者具有专业护理、心理沟通、精神慰藉等方面的专业知识，更需要从业者具备尊老、爱老、敬老和甘于奉献的职业美德。没有良好的文化素养、没有经过专业的技能培养不能胜任这一岗位。老龄产业管理者的管理理念、管理方法、管理水平在很大程度上决定了养老服务机构的发展方向和服务水平。这就要求我们培养一大批理论与实务能力兼备的管理人才，带动养老服务管理的科学化、高效化、信息化和制度化。

“行业发展、教育先行”，人才队伍建设离不开教育，大力推进老年服务与管理相关专业的发展是未来一个历史时期民政部和教育部的重点工作之一。在这样的社会背景下，组织全国多所大专院校联合开发“全国高等院校老年服务与管理专业系列规划教材”，旨在以教材推进课程建设和专业建设，进而提高老年服务与管理人才培养质量。

在内容选取上，系列教材立足老年服务与管理岗位需求，内容涵盖老年服务与管理岗位人才需要掌握的多项技能，包括老年健康照护、老年社会工作、老年服务伦理与礼仪、老年康复保健、老年人权益保障、老年活动策划与组织、老年营养与膳食保健等多个方面。

在编写体例上，反映了高职教育“高素质技能型人才”培养的要求，每本教材根据内容的不同采取不同的编写体例，其主旨在于突出教材的实用性和与岗位的贴合性，以任务导向、兴趣导向、技能导向等多种方式进行编写，既提高了学生学习教材的兴趣，又实现了理论与实践的结合。

“十年树木，百年树人”，人才队伍建设非一朝一夕可实现。在此，我们要感谢参与编写系列教材的所有编写人员和出版社，是你们的全心投入和努力，让我们看到这样一系列优秀教材的出版。我们要感谢各院校以及扎根于一线老年服务与管理人才教育的广大教师，是你们的默默奉献，为养老服务行业输送了大量的高素质人才。当然，我们还要感谢有志于投身养老服务事业的青年学子们，是你们让我们对养老服务事业发展充满信心。

我们相信，在教育机构和行业机构的共同努力下，在校企共育的合作机制下，我国的养老服务人才必定不断涌现，推动养老服务行业走上规范、健康、持续发展的道路。

本书编委会

二〇一三年一月

前　言

随着社会的进步，养老行业快速发展，养老护理教育及人才培养需求明显增加，质量也在不断提高。老年常见病的预防与照护是养老护理专业学生学习的核心课程，是一门集实践性、操作性、应用性于一体的综合性应用学科。老年常见病的预防与照护课程的学习，可以为学生今后做好老年护理与管理工作提供重要的理论与实践基础。因此，我们编写了《老年常见病的预防与照护》教材。

本教材是作者多年来老年常见病的预防与照护课程教学成果的结晶，融入最新的知识、最新的科技进展。教材参考大量国内外相关的参考资料，精选教学内容，详细阐述了老年人各系统常见疾病的预防和照护保健，侧重解决临床护理中的实际问题，并从老年人的生理、心理及生活方面进行健康指导。它以《养老护理员国家职业标准》为依据，以岗位需求为导向，以应用能力培养为根本，以"实用、适用、够用"为原则，知识体系实用有效，结合行业要求，注重和加强实践技能操作的培养。

本教材的绪论部分主要介绍了老年人患病的特征，《老年常见病的预防与照护》的学习内容、学习目的和方法；学习情境一至七主要介绍了老年人各系统常见病的预防与照护知识和技能。教材按照学习情境体例编写，每个情境下有若干个子情境，每个子情境均以护理案例为导入，通过案例分析导出护理工作任务，提出组织教学的具体方法和建议，以"理论够用"的思想提供为完成本"任务"所需要的知识。每个学习情境后有思考与训练，便于学生掌握学习情境的主要内容，又有利于训练和培养学生的临床思维应变能力。

为了在教学过程中提高教材的实用性，使用本书时建议以班级为单位分组进行，通过案例导入式、小组互助式、角色扮演式、技能操作训练式等方式组织教学，让学生在做中学、学中做、学做结合，提高学生对理论学习的兴趣和效果。学生在学习中了解到所学理论知识和技术操作有怎样的实际应用价值以及如何应用，贯彻"以人为本"的护理理念，注意培养运用知识的能力和社会能力。教师在教学过程中要从知识传授者的角色转变为学习过程的组织者、指导者、评估者，实现教学过程向学生自主学习过程的转化。本教材理论教学约 90～120 学时，供各院校参考。

本教材由侯晓霞（大连职业技术学院　副教授、老年服务与管理专业主任）主编，刘云云（大连市中山区医院　副主任医师）、臧少敏（北京劳动保障职业学院　讲师、老年服务与管理专业教研室主任）副主编。编者均具有丰富的临床护理和教学经验，以高度认真负责的态度和积极的热情互勉互励，共同合作，如期圆满地完成了编写任务。在编写过程中得到了老年服务教育联盟、大连市社会福利院、南京市社会福利院等机构和编者所在学校的大力支持和宝贵的意见，在此深表谢意。因为编者学识有限，难免出现错误和疏漏之处，恳请使用本教材的师生和医护界同人们不吝赐教。

侯晓霞

2013 年 4 月

目　　录

绪　论

老年常见病预防与照护是研究老年人各个系统常见疾病的发生、发展规律，并运用先进的护理理念和程序对老年患者进行整体照护，以达到减轻痛苦、促进健康、预防疾病、维持和增进健康的目的。

一、老年人所患疾病的特征

老年性疾病种类较多，疾病性质复杂，主要有以下几个特征。

（一）不易正确提供病史，自己又难发觉疾病——特征之一

诊断疾病，提供真实病史（包括家族史、既往史、现病史）十分重要。老年人由于记忆力减退，所以他们提供的病史听起来常缺乏真实性、可靠性，他们也很难准确地回忆起几十年前，甚至是几年前的患病情况。如果老人患有老年聋或痴呆，询问病史就更加困难。

老年人不易发觉自己的疾病，由于他们免疫功能下降，敏感性降低，对疾病袭击时的反应迟钝，有时虽患重病也毫无感觉。因此，为疾病的早期发现带来许多困难。而长期受病痛的折磨和对健康状况的忧虑，又可使某些老年人的精神变得萎靡不振，说话语无伦次、杂乱无章。这样在就医时难以讲清病情。

针对上述特点，生活在老人身边的子女及其他家属平时要对老人进行仔细的观察，一旦发现异常就应耐心、不厌其烦地询问，以便准确地向医生提供病情资料，做到既不缩小也不夸大病情，让医生掌握真实的病情，以利于老人的康复。

（二）常同时患有多种疾病——特征之二

老年人不仅在全身，甚至在一个脏器之内也可同时患有几种病变，这种病变的数目通常随增龄而增加。一些离休老同志的体检资料表明，大多数老年人患有3～5种疾病，其中对健康威胁较大的疾病有1～2种。尸检时平均能发现6种疾病同时存在。以心脏为例，可同时见到冠状动脉硬化、心肌肥厚、心肌梗死、心脏瓣膜病、心脏传导系统退行性变、肺心病、心包炎等。

人体是一个统一的整体，各种病变和疾病之间，有的互为因果或相互促进的关系，如冠心病与糖尿病等；也有的毫无关系，如慢性胆囊炎与耳聋等。由于同时患有多种疾病，常常需要几种治疗方案，有时为了医治主要疾病而不得不采取对次要疾病不利的治疗方法。对此，老人与家属应与医生及时沟通，了解治疗的目的，积极配合医生的治疗。

（三）一旦患病，其表现的症状也不同于年轻人——特征之三

几乎所有见于年轻人的疾病，在老年人均可见到。但是，由于老年人的脏器萎缩、机体功能低下，感受性降低（使发烧、疼痛不明显），即使是一些较严重的疾病，其症状也表现得并不严重。例如，老年人发生心肌梗死时，很少像四五十岁的成人那样有剧烈的胸痛，有的老

人则完全无疼痛的感觉，仅表现为消化道症状，往往是在出现严重的心律失常或充血性心力衰竭等危重症状时，通过心电图检查才发现患心肌梗死。因此，护理老年病人时，要时刻注意细微变化，特别是要注意食欲、脉搏加速、血压下降等症状，某些症状的背后可能隐藏着严重的疾病。

（四）比年轻人更易出现危重状态——特征之四

老年人患病后表现出的危重情况比较多，这里只介绍既严重又常见的3种，简介如下：

1. 心律失常和心力衰竭

引起老年人心律失常的因素，除了心脏本身的病变外，还可能继发于某些疾病，患有甲状腺功能亢进，服药过量引起的药物中毒，剧烈腹泻、脱水引起的电解质紊乱，上呼吸道及泌尿系统感染，外伤导致感染及败血症，登山时导致的缺氧等，劳累、超负荷体力劳动和运动、用力过猛、情绪激动、饱餐、嗜烟酒和浓茶等，也是诱发因素。

老年人心脏的代偿能力低下，当患急性疾病时，心脏负担加重，容易导致心力衰竭。此外，某些慢性疾病（高血压、动脉粥样硬化、老年性慢性支气管炎、糖尿病、甲亢等）在较长的发病过程中也可能使心脏受累，导致高血压性心脏病、冠心病、肺源性心脏病、糖尿病性心肌病、甲亢性心脏病等，疾病的晚期都将发生心力衰竭。

因此，对老年人要特别警惕心律失常和心力衰竭的发生。在老年人患任何疾病期间，都应毫无例外地注意观察心律（心跳或脉搏的节律）、心率（心跳或脉搏的次数）的变化；对因心脏病心力衰竭而使用洋地黄的老人，还应注意药物的毒性反应。此外，在日常生活中，让老年人避免过度劳累及其他疾病过程中的情绪激动，预防感冒及各种感染，及时、有效地治疗各种疾病等，也是预防心律失常和心力衰竭的有效方法。

2. 水、电解质紊乱及酸碱平衡失调

老年人由于中枢神经系统和肺、肾的功能减弱，对液体、电解质及酸碱平衡的调节能力亦下降。此外，老年人的组织液占体重的总的比例减少，只占50%（年轻人占体重的60%），体内水的储存量及其他电解质，如对维持生命十分重要的钾、钠、氯等也相对减少。因此，老人在患病期间很容易引起水、电解质的紊乱及酸碱平衡的失调，其中导致代谢性酸中毒者较多见。例如，老年人对口渴中枢反应迟钝，因而饮水量减少，特别是因病不能喝水时，容易引起脱水，如果再加上发热、呕吐或腹泻，将会出现严重的脱水症状及酸碱平衡失调，老人常常感到无力、嗜睡、头痛、食欲不振、恶心、呕吐，甚至出现精神症状。因此，老年人应主动多喝水，护理人员也应鼓励病人多喝水，切不可因病人本人无要求或怕增加排尿次数而控制饮水。家属也应配合医护人员密切观察，让出现上述症状表现的老年人及时就诊。

3. 意识障碍

老年人不管是患有脑血管疾病、心血管疾病，还是呼吸系统疾病、尿路感染、糖尿病等疾病，均可以导致意识障碍。不仅如此，某些对年轻人健康不会产生太大威胁的发热、腹泻等症状，一旦发生在老年人身上也能够出现意识障碍。例如，老年人患肺炎初期，常常无明显的症状和表现，待病情发展到一定程度后，却以意识障碍为首发症状而被确诊，当然，也有少数病人被误诊为其他疾病而延误治疗。老年人服用的药物，特别是作用于中枢神经系统的药物，如镇静剂（地西泮、氯丙嗪、三环类抗抑郁药等）也易引发精神异常。

老年人易发生意识障碍的原因，主要是老年人神经系统老化衰退，老年人的神经细胞与脑重量都在减少，尚存的脑神经细胞功能也减退。此外，还有大脑体积缩小、大脑沟回变浅、脑沟增宽和脑室增大、神经纤维变性以及脑血管不同程度的硬化等因素。因此，大脑对外在或内在的一些病变及功能失调的适应能力都有不同程度的降低，故而容易发生意识障碍。所以，老年人出现精神异常时，原因可能是多方面的，要及时处理，查明主要病因，不可简单当成痴呆，延误早期治疗的机会。

(五) 出现继发性损害，丧失日常生活能力——特征之五

对于机体储备能力低下的老年人来说，患某种疾病之后，容易使潜在的其他病变显性化，或引起继发性损害。例如，老人患某种慢性病后，由于治疗效果不理想而不能痊愈，甚至导致卧床不起，就有发生许多继发性损害，如褥疮、骨质疏松、肺炎等的危险。因此，老年人患病之后，并非单纯地停留于此病的病理变化上，而是接二连三地出现继发性损害，加速老年人机体的功能衰退。而继发性损害不仅引起脏器功能变化，还会给老年人的日常生活能力带来很大的影响，甚至使饮食、排泄、洗浴等最基本的日常生活的自理发生困难。例如：步履蹒跚，外出时令人放心不下；半身不遂，难以独自入浴，等等。

(六) 出现“废用性症候群”——特征之六

机体的各个器官既可能因为过度地使用而发生病变(即通常所说的累坏了身子、累出了病)，也可能由于长期不使用而使原有的功能衰退或丧失。这种机体器官的活动受到抑制，而使组织器官萎缩，原有的功能出现障碍的状态，医学上称为废用性症候群。这也是老年人最容易出现的健康问题之一，必须引起患慢性病的老年朋友和家属的高度注意。

在废用性症候群中，最具有代表性的是由于不活动而出现的关节挛缩、肌肉萎缩和足下垂。例如，脑血管意外(脑卒中)的老人，由于长期卧床，家属也缺乏这方面的知识，忽视了为老人做关节的被动运动或主动运动，有的老人短则2～3天就可能出现肌肉萎缩及关节挛缩。即使没有运动功能障碍的老人，由于自身的主动性差或因为在医疗护理方面过分地要求安静和制动状态，也可能出现废用性症候群。

不仅在机体功能方面可能出现废用性症候群，在精神方面，如果认知刺激减少，如老人孤独地生活，没有或少与他人交流，没有社会交往，长此以往也可能出现精神上的“废用”，甚至发生了废用性痴呆(或称假性痴呆)，这是精神活动低下的一种表现，也是老年人的“常见病”。

(七) 药物反应性亦有别于年轻人——特征之七

老年人由于肾功能和肝功能低下，对药物的吸收、代谢、解毒和排泄的功能与年轻人不同。如果老年人与年轻人体重相同，但是由于老年人体内水分减少而体脂增加，使水溶性药物分布容积减小而脂溶性药物分布容积增大，而且常常由于肾排泄不良，药物易蓄积体内而引起意外的不良反应。此外，老年人还可因为药物吸收缓慢而使血中浓度不易升高，或由于脏器的损害程度不同，导致机体差异性增大，其中，最大的危险是药效剂量与中毒剂量接近，易导致药物中毒。因此，在老人用药过程中，护理人员应严密观察用药后的作用及不良反应，预防药物不良反应对机体造成的危害。

二、《老年常见病的预防与照护》学习内容

《老年常见病的预防与照护》是以“人体不同系统疾病”做载体，将工作任务创设为7个学习情境，31个学习子情境(即任务单元)，主要内容包括老年人各系统常见疾病的发病原

因、临床表现、预防和照护保健的基本理论知识和操作技术。研究的重点在于从老年人生理、心理、社会文化以及发展的角度出发，研究自然、社会、文化教育和生理、心理因素对老年患者健康的影响，用专科知识、专业的护理手段和措施解决老年患者的健康问题。

《老年常见病的预防与照护》培养学生具有一定的医学护理基础知识和护理能力，包括能够评估老年人的健康和功能状态，制订护理计划，提供有效护理和其他卫生保健服务，并评价照顾效果。《老年常见病的预防与照护》强调预防和控制由急性、慢性疾病引起的残疾，保持、恢复和促进疾病康复，发挥老年人的日常生活能力，实现老年机体的最佳功能，保持老年人的尊严和提高生命质量。

本教材内容选取按照卫生部《加强卫生职业教育的指导意见》中明确的卫生职业教育要坚持"以服务为宗旨，以岗位需求为导向"的办学方针，以国家《养老护理员职业标准》为依据，基本知识和技术以满足养老护理员岗位需求、能通过国家高级养老护理员资格考试为度，本教材针对非医学专业学生学习，适当降低知识难度，使语言通俗易懂，注重培养学生的职业能力、职业道德、医学护理整体思维方法及创新精神。

三、《老年常见病的预防与照护》学习目的和方法

（一）《老年常见病的预防与照护》的学习目的

老年医学护理是老年护理工作的重要组成部分。面对老年患者，能否及时作出对病情的判断和现场救护，做好日常护理、康复保健工作直接关系到老年患者的生活质量。为此，要求学生树立"以老年人健康为中心"的养老护理理念，掌握老年常见病的预防和照护知识，能运用医学护理知识和技术为患有慢性老年病的老人提供减轻痛苦、促进康复、保持和增进健康的专业护理服务；能熟练掌握院外急救，能在紧急情况下对老年患者实施及时、准确的救治和监护；能够对老年人群进行健康教育。

《老年常见病的预防与照护》侧重解决在老年护理工作中遇到的实际问题，并从老年人的生理、心理及生活方面进行健康指导，从而预防疾病的发生、发展，改善老年人的身体健康状况，减少残障，减轻患病老人的身心痛苦。

（二）《老年常见病的预防与照护》的学习方法

学习《老年常见病的预防与照护》，必须以课程教学目标及课程标准要求为导向，坚持理论与实践相结合的原则，采用课堂教学、自学、小组讨论、项目导向教学、案例教学、校内实践、校外实习等多种教学方法，应用现代化的教学手段开展教学活动。

在学习时应注意以下几点：

1. 理论联系实践

要做好常见病预防与照护能力训练项目设计，使学生们将理论与实践相结合，从而加深他们理论知识应用能力培养。教学过程中，一定要体现职业教学的针对性、基本技能教学的实践性，加强校内实训与养老机构实习的一体化教学。课堂教学采用案例分析、养老护理情境教学等多种手段，训练学生运用所学知识解决实际护理问题，从而在实践中提高知识水平以及培养发现问题、分析问题、解决问题的能力。

2. 将职业道德融入整体教学过程

在教学中，将养老护理员职业道德素质教育融入课程设计方案中，在培养学生能力的同

时，注重综合素质培养。学生学习老年常见病，要感受到患病老人的痛苦，要重视和充分了解患者的心理需求，要具有爱心、热心、耐心，以高度的责任感和同情心进行老年护理实践，培养良好的职业道德和人文关怀的职业素养。

3. 整体护理观念

学生学习过程中，要培养用整体观思维考虑问题。人体是一个整体，一个部位的患病会影响到全身各个部位。因此，在学习常见病照护时，不仅要关注局部病变，还要考虑其与全身各个系统及外部环境之间的关系。用整体护理观设计护理方案，包括生活照护、医学护理、心理疏导、健康教育 4 个方面，为老年患者提供全方位的护理，促进老年人身心康复。

4. 医学护理发展观

近年来，社会的发展、科技的进步、信息化技术的广泛应用，使医疗护理技术飞速发展。很多新技术、新设备、新方法给患病老人康复带来了新的生机。因此，学生在学习和未来工作中要顺应社会的需求和医学发展的现状，不断更新知识，掌握新的护理技术和方法，不断增添新的内涵和拓展新的领域，为老年患者提供高质量的护理服务。

学习情境一　呼吸系统常见病的预防与照护

学习目标

知识目标

1. 熟悉老年呼吸系统常见病的发病原因、临床表现、并发症。
2. 掌握老年呼吸系统常见病的预防与照护保健知识。
3. 了解老年呼吸系统常见病的治疗原则，正确指导患病老年人用药。

能力目标

1. 能够做好预防老年呼吸系统常见病的工作。
2. 能够对患有呼吸系统常见病的老年人制订合理的照护计划。
3. 能够根据病情选择合理的护理技术并正确实施。
4. 能够对老年人进行呼吸系统常见病健康教育。
5. 具有关爱、尊重患病老人的职业素养和团队协作精神。

概述

呼吸系统由呼吸道和肺组成。呼吸道是进出气体的管道，包括鼻、咽、喉、气管和各级支气管。临床上通常将鼻、咽、喉称为上呼吸道，将气管和各级支气管称为下呼吸道。肺是气体交换的器官。呼吸系统的功能是完成外呼吸，实现血液与外界环境的气体交换。呼吸是人体生存必不可少、不能间断的生理活动。

呼吸系统疾病是我国的常见病和多发病。据2006年的全国统计，呼吸系统疾病(不包括肺癌)在城市的死亡病因中占第四位(13.1%)，在农村占第三位(16.4%)。而各种疾病，包括SARS、获得性免疫缺陷综合征(艾滋病)、禽流感、癌症、心脑血管疾病、免疫性疾病、肾疾病及血液病等最终往往都可累及到肺，引起肺部感染死亡。

影响呼吸系统疾病的主要相关因素包括：大气污染和吸烟、吸入性变应原增加和肺部感染病原学的变异及耐药性的增加。

呼吸系统疾病的症状包括咳嗽、咳痰、咯血、发热、呼吸困难、胸痛。体征则由于病变的性质、范围不同，胸部体征可完全正常或出现明显异常。检查包括血液检查、痰液检查、影像学检查(包括X线和CT)、支气管镜和胸腔镜、超声检查、呼吸功能测定，必要时可以做肺活体组织检查。

老年人随着年龄的增长，呼吸系统发生一系列的老化表现，加之骨骼肌的老化及空气中有害气体和病原微生物的刺激，使老年人呼吸系统的功能受到很大损伤，发生呼吸系统疾病，严重时可影响老年人的日常生活，甚至导致死亡。

子情境一　急性上呼吸道感染及急性气管-支气管炎的预防与照护

情境导入

患者，男性，58 岁。

主诉：流涕、咳嗽、咳痰 3 天，发热半天。

现病史：3 天前洗澡着凉后咳嗽、咳白色黏痰，伴流清涕、咽痛，未予治疗，今日咳嗽、咳痰加重，出现发热恶寒，体温高达 39.2℃左右，伴头痛、周身疼痛。

既往史：体健，无肺结核病史。吸烟史 20 年，每日 1 包。否认药物过敏史。

体格检查：T 39.0℃，P 96 次/分，R 22 次/分，BP 130/80 mmHg。

神志清楚，发育正常，精神不振，呼吸略促，咽红，双扁桃体不大，双肺呼吸音粗，双肺可听到散在干、湿啰音，心律齐，心率 96 次/分，腹软、肝脾未及，两下肢无水肿。

实验室检查：WBC 15.0×10^9/L，N 90%，L 10%。

胸部 X 线检查：双肺纹理增多、增粗且紊乱。

任务：1. 对该患者制订完善的照护计划。

2. 对该患者及家属做健康教育。

任务描述

上呼吸道感染是人类最常见的传染病之一，多发于冬春季节，多为散发，且可在气候突变时小规模流行。而急性气管-支气管炎多为散发，无流行倾向，常发生于寒冷季节或气候突变时，也可由急性上呼吸道感染迁延不愈所致。老年人和免疫功能低下者易感，发病率高，不仅影响工作和生活，有时还可伴有严重并发症，如肺炎甚至呼吸衰竭。因此预防与照护工作已成当务之急。做好对上呼吸道感染及急性气管炎老人的照护工作，了解发病因素，掌握临床表现、并发症，熟悉治疗方案及预后转归，能够对该病患者制订合理的照护方案，并能够开展预防该疾病的健康教育等。

任务实施

1. 按每 5 人为一小组对全班同学进行分组。
2. 以小组为单位对案例进行讨论分析。

3. 各小组汇报、分享讨论结果。

任务总结

1. 教师对各小组讨论分析结果进行点评。

2. 教师对任务描述中的知识进行分析总结。

知识链接

一、急性上呼吸道感染的预防与照护

急性上呼吸道感染简称上感，为外鼻孔至环状软骨下缘包括鼻腔、咽或喉部急性炎症的概称。主要病原体是病毒，少数是细菌。主要通过患者含有病毒的飞沫经空气传播，或经污染的手和用具接触传播。全年都可发病，冬春季节多发，多为散发。但常在气候突变时流行。由于病毒的类型较多，人体对各种病毒感染后产生的免疫力较弱且短暂，病毒间也无交叉免疫，健康人群也可携带病毒，故可反复发病。

（一）发病原因和机制

1. 病毒感染

约有70%～80%由病毒引起，主要有鼻病毒、冠状病毒、腺病毒、流感和副流感病毒以及呼吸道合胞病毒、埃可病毒和柯萨奇病毒等。

2. 细菌感染

20%～30%由细菌引起，细菌感染可直接侵入或继发于病毒感染之后，以溶血性链球菌为最常见，其次为肺炎球菌、葡萄球菌、流感嗜血杆菌，偶为革兰阴性细菌。

3. 机体抵抗力降低

在人体受凉、淋雨、气候突变或过度疲劳时，呼吸道局部防御功能降低，使原已存在于上呼吸道或从外界侵入的病毒或细菌迅速繁殖，引起疾病。尤其是年老体弱或患有慢性呼吸道感染者，如鼻窦炎、扁桃体炎者，更易诱发。

（二）临床表现

1. 普通感冒

普通感冒为病毒感染引起，俗称“伤风”，又称急性鼻炎或上呼吸道卡他。以鼻咽部卡他症状为主要表现。潜伏期短（1～3天），起病较急。初期有咽干、咽痒，继之喷嚏、鼻塞、流清水样鼻涕，2～3天后分泌物变稠。可伴咽痛，有时由于咽鼓管炎使听力减退；也可出现流泪、声音嘶哑、味觉迟钝、咳嗽或少量黏液痰等。一般无发热及其他全身症状，或仅有低热、轻度头痛、全身不适等症状。检查可见鼻腔黏膜充血、水肿、有分泌物，咽部轻度充血。如无并发症，一般经5～7天痊愈。

2. 病毒性咽炎和喉炎

病毒性咽炎和喉炎为病毒感染引起。急性病毒性咽炎表现为咽部发痒和灼热感，局部疼痛不明显，偶有咳嗽，可有发热和乏力。急性病毒性喉炎常有发热，临床特征为声嘶、说话困难、咽痛、咳嗽、咳痰时喉部疼痛。体检可见喉部水肿、充血，局部淋巴结轻度肿大和触痛，有时可闻及喘息声。

3. 急性疱疹性咽峡炎

急性疱疹性咽峡炎多由柯萨奇病毒A引起。表现为明显咽痛、发热，病程约为一周。查体可见咽部充血，软腭、腭垂、咽及扁桃体表面有灰白色疱疹及表浅溃疡，周围伴红晕。多发于夏季，多见于儿童，偶见于成人。

4. 急性咽结膜炎

急性咽结膜炎主要由腺病毒、柯萨奇病毒等引起。表现为发热、咽痛、畏光、流泪、咽及结膜明显充血。病程4～6天，多发于夏季，由游泳传播，儿童多见。

5. 急性咽-扁桃体炎

急性咽-扁桃体炎多由溶血性链球菌感染引起。起病急，咽痛明显，吞咽时加剧，伴畏寒、发热，体温可达39℃以上。体检可见咽部充血明显，扁桃体充血肿大、表面有黄色脓性分泌物，颌下淋巴结肿大明显，有压痛。肺部无异常体征。

(三) 并发症

急性上呼吸道感染可并发急性鼻窦炎、中耳炎、气管-支气管炎。部分患者可继发风湿性疾病、肾小球肾炎、心肌炎等。

(四) 治疗原则

1. 对症治疗

病情较重或年老体弱者应卧床休息，戒烟，多饮水，室内保持空气流通。如有发热、头痛，可选用解热镇痛类药。咽痛可用消炎喉片、咽含片、六神丸等。

2. 抗菌药物治疗

目前已明确普通感冒无须使用抗菌药物，除非有白细胞升高、咽部脓苔、咯黄痰和流鼻涕等细菌感染证据，可选用适当抗菌药物，如青霉素、第一代头孢菌素、大环内酯类或喹诺酮类等，病毒感染一般不用抗菌药物。

3. 抗病毒类药物治疗

如无发热，免疫功能正常，发病超过2天一般无须应用。对于免疫缺陷患者，可早期常规使用。利巴韦林和奥司他韦有较广的抗病毒谱，对病毒有较强的抑制作用，可缩短病程。

4. 中药治疗

具有清热解毒和抗病毒作用的中药亦可选用，有助于改善症状，缩短疗程，如苦甘冲剂、板蓝根冲剂、清开灵等。

二、急性气管-支气管炎的预防与照护

急性气管-支气管炎是由病毒、细菌感染、生物、物理、化学刺激或变态反应所引起的气管-支气管黏膜的急性炎症。常见于寒冷季节或气候突变时，是呼吸系统常见病。

(一) 发病原因和机制

1. 微生物

病原体与上呼吸道感染类似。常见病毒为腺病毒、流感病毒、冠状病毒、鼻病毒、单纯疱疹病毒、呼吸道合胞病毒和副流感病毒，常见的细菌为肺炎链球菌、流感嗜血杆菌、卡他莫拉菌等，近年来衣原体和支原体感染明显增加，在病毒感染的基础上继发细菌感染亦较多见。

2. 物理、化学因素

过冷的空气、粉尘、刺激性气体或烟雾(如二氧化硫、氨气等)的吸入，对气管-支气管黏膜急性刺激亦可引起。

3. 变态反应(过敏反应)

常见的致病原因，如花粉、有机粉尘、真菌孢子、动物毛皮及排泄物等吸入；钩虫、蛔虫的幼虫在肺内移行；或对细菌蛋白质的过敏，引起气管-支气管的过敏性炎症反应，亦可导致本病。

(二) 临床表现

起病较急，常先有急性上呼吸道感染症状，如鼻塞、流涕、打喷嚏、咳嗽等。若炎症累及气管、支气管黏膜，则出现咳嗽，先为干咳或有少量黏液性痰，后可转为黏液脓性痰，痰量增多，咳嗽加剧，偶可见痰中带血，咳嗽和咳痰可延续2～3周才消失。全身症状较轻，可有轻度畏寒、发热、乏力、肌肉酸痛等，可自行缓解。听诊两肺呼吸音增粗，散在干、湿性啰音。如有支气管痉挛，可出现程度不等的胸闷气促。如迁延不愈，日久可演变为慢性支气管炎。

(三) 治疗原则

1. 对症治疗

咳嗽加剧而无痰时，可用右美沙芬、咳必清镇咳；痰液黏稠，不易咳出，可用盐酸氨溴索(沐舒坦)、溴己新(必嗽平)、氯化铵化痰，也可雾化帮助祛痰，也可选用中成药止咳祛痰，如川贝枇杷露；如有支气管痉挛出现气促时，可给予解痉平喘药物(如氨茶碱、丙卡特罗等)缓解支气管平滑肌痉挛；高热患者可用对乙酰氨基酚(扑热息痛)、赖氨匹林(赖氨酸阿司匹林)等解热对症处理。

2. 抗菌药物治疗

有细菌感染证据时应及时应用。根据感染严重程度，可选用适当抗菌药物口服或注射治疗，如青霉素、红霉素、头孢菌素或其他敏感抗生素。少数患者需要根据病原体培养结果指导用药。

三、预防措施

(1) 重在预防，隔离传染源有助于避免传染。病毒感染者，注意呼吸道隔离，防止交叉感染。

(2) 锻炼身体，增强体质，养成经常到户外活动的习惯；坚持耐寒训练，增强机体抵抗力。

(3) 适当增加营养，进食含维生素及蛋白质丰富的食物，增强免疫力，提高抗病能力，减少感冒的发生。

(4) 注意气候的变化，避免受寒、淋雨，有冷空气侵袭时，要做好防寒工作。

(5) 保证充足的睡眠，避免过度疲劳。

(6) 在感冒流行时，要做好居室的消毒工作。通风换气可保持空气新鲜，但对病毒、细菌的消毒效果不可靠，可用食醋熏蒸法进行室内的空气消毒，每日一次，连续三天。

(7) 向老年人及其他体弱人群做好宣传工作，感冒流行期间，不要到公共场所；一旦出现上呼吸道感染症状，要尽早就医，及时控制病情的发展。可以预防接种流感疫苗，也可用板蓝根、野菊花、桑叶等中草药熬汤饮用。

四、照护保健

1. 生活照护

(1) 环境：保持室内空气清新，通风换气，室温保持在 18～22 ℃，绝对湿度为 50%～60%。

(2) 饮食：患者常有食欲不振、消化不良，故应给予清淡、易消化的高热量、高维生素、低脂肪的流质或半流质的饮食。适量饮水以利于痰液稀释，多吃蔬菜、水果，补充足量的维生素，又可预防便秘。摄入足够的水、盐，必要时遵医嘱予以静脉输液，以补充因体表和呼吸道散失水分过多而导致的体液丢失，维持体液平衡。对心脏病患者或老年人应注意补液速度。

(3) 休息：适当休息，不要过于劳累。发热患者应以卧床休息为主。

2. 医学护理

(1) 病情观察：监测生命体征、意识状态、热型、有无发绀、尿量的变化。重点观察老年人和久病体弱者的病情变化。

(2) 对症护理：当发烧体温超过 39℃时，可进行物理降温，如头部冷敷、温水或乙醇擦浴、4℃冷盐水灌肠等。必要时遵医嘱应用药物降温，于 30 min 后观察降温效果并记录。患者寒战时可用热水袋保暖。患者退热时常大汗淋漓，应及时擦干汗液，更换衣服及被褥等，及时补充水分，要做好对发热患者的护理工作。监测体温，避免高热引起休克、脱水等病症。做好对咳嗽、咳痰患者的护理工作，鼓励和协助患者有效咳嗽、咳痰，根据病情给予叩背、超声雾化等措施，必要时可吸痰。

(3) 用药护理：督促患者按时服药，注意观察药物疗效和毒副作用。用药 72 h 后病情仍无改善，及时报告医生作相应处理。头孢类可出现发热、皮疹、过敏性休克；喹诺酮类偶见皮疹、恶心等；大环内酯类有胃肠道反应；氨基糖苷类有耳毒性、肾毒性，老年人或肾功能减退者应特别注意耳鸣、头晕、唇舌麻木等不良反应。

(4) 口腔护理：加强口腔护理。上呼吸道感染时，患者常因唾液分泌减少、机体抵抗力下降而易发生口腔黏膜损害或局部感染，应鼓励患者勤漱口。保持口腔湿润和舒适。

(5) 并发症预防与护理：药物治疗后症状不缓解；或出现耳鸣、耳痛、外耳道流脓等中耳炎症状；或恢复期出现胸闷、心悸，眼睑浮肿、腰酸或关节痛者等风湿热表现，应及时就诊。

(6) 防止交叉感染：注意隔离患者，减少探视，避免交叉感染。患者咳嗽或打喷嚏时应避免对着他人。患者使用的餐具、痰盂等用具应按规定消毒或用一次性器具，回收后焚烧弃去。

3. 心理疏导

注意患者心理变化，及时疏导，保持患者心情愉快，处于接受治疗护理最佳状态。

4. 健康教育

(1) 疾病知识教育：了解上呼吸道感染和急性气管-支气管炎的症状体征，出现问题及时就医。

(2) 指导老年人预防疾病：流感季节要积极参加体育锻炼，增强体质，预防机体对疾病的易感性。根据患者情况选择合适的体育运动，如健身操、太极拳、跑步等；可增加耐寒训练，如冷水洗脸、冬泳等。谨慎增减衣物，注意保暖，避免受凉。尽可能减少室内公共场所的接触，避免交叉感染。可以预防接种流感疫苗，也可用板蓝根、野菊花、桑叶等中草药熬汤饮用。改善劳动卫生，减少空气污染。过敏患者要避免接触过敏原。戒除吸烟习惯，指导患者作腹式呼吸锻炼，有利于改善通气功能。

（3）指导患者进行自我病情监测：监测体温。注意多饮水，预防脱水。

子情境二　老年人肺炎的预防与照护

情境导入

患者，男性，67岁。

主诉：咳嗽、咳痰1周，发热2天。

现病史：1周前着凉后出现咳嗽、咳白色脓痰，伴咳嗽时右侧胸痛，自服“阿莫西林”，症状无好转，近2日咳嗽、咳痰加重，出现发热恶寒，体温高达39.0℃左右，伴头痛、周身疼痛。

既往史：糖尿病史10余年，无肺结核病史。吸烟史30年，每日1包。否认药物过敏史。

体格检查：T 39.0℃，P 96次/分，R 22次/分，BP 130/80 mmHg。

神志清楚，发育正常，精神不振，呼吸略促，咽红，双扁桃体不大，双肺呼吸音粗，右下肺可闻及干、湿啰音，心律齐，心率96次/分，腹软，肝脾未及，两下肢无水肿。

实验室检查：WBC 16.5×10^9/L，N 91%，L 9%。

胸部X线检查：双肺纹理增多、增粗且紊乱，右下肺有不规则斑片状阴影。

任务：1. 对该患者制订完善的照护计划。

2. 对该患者及家属做健康教育。

任务描述

肺炎是最常见的感染性疾病之一，对老年人的健康威胁极大，发病率和病死率都很高。其原因与社会人口老龄化、吸烟、伴有基础疾病和免疫功能低下有关，如慢性阻塞性肺疾病、心力衰竭、肿瘤、糖尿病、尿毒症、神经疾病、药瘾、嗜酒、获得性免疫缺陷综合征（艾滋病）、久病体衰、大型手术、应用免疫抑制剂和器官移植等，往往上述疾病最终因肺炎而加重或因肺炎死亡。因此做好肺炎老人的照护工作非常重要，需要了解肺炎的发病因素，掌握临床表现、并发症，熟悉治疗方案及预后转归，能够对肺炎患者制订合理的照护方案，开展健康教育等。

任务实施

1. 按每5人为一小组对全班同学进行分组。
2. 以小组为单位对案例进行讨论分析。
3. 各小组汇报、分享讨论结果。

任务总结

1. 教师对各小组讨论分析结果进行点评。

2. 教师对任务描述中的知识进行分析总结。

知识链接

肺炎是指终末气道、肺泡和肺间质的炎症，可由微生物、理化因素、免疫损伤、过敏及药物所致。细菌性肺炎是最常见的肺炎。其病变范围可能局限于多个小叶，一至几个肺段，一个或数个大叶，因而有小叶（支气管）性肺炎、节段性肺炎、大叶性肺炎之别。如其炎症渗出物主要在肺泡间隔等处，则称为间质性肺炎。

一、发病原因

老年人的肺炎，可能有非感染性的，但绝大多数是感染性的，以细菌为主，或病毒感染合并细菌感染。多数情况下细菌误吸入肺部，因其数量少，宿主的防御机制能够处理。在免疫能力减退的老年人则易引起肺炎。支原体肺炎在老年较少见。细菌感染类则以革兰阳性球菌居多，且多为混合性细菌感染。但革兰阴性杆菌也很重要，特别在衰弱的老年患者更为多见。由于20世纪80年代后广谱抗生素的广泛应用，免疫抑制剂、抗癌药物及各种介入性治疗的开展，扰乱了体内菌群的平衡，使一些非致病菌成为机会致病菌，且多数具有耐药性，治疗较困难。某些物理化学和过敏因素亦可引起肺炎。放射线可以损伤软组织，发生炎性反应。另外，各种原因所致吞咽困难常引起误吸也是诱发肺炎的原因之一。

二、肺炎分类

肺炎可根据病因或解剖加以分类。

（一）病因分类

1. 细菌性肺炎

细菌性肺炎包括肺炎链球菌、金黄色葡萄球菌、肺炎克雷伯菌、溶血性链球菌、流感嗜血杆菌、铜绿假单胞菌肺炎等。

2. 病毒性肺炎

病毒性肺炎包括冠状病毒、腺病毒、流感病毒、呼吸道合胞病毒、麻疹病毒、巨细胞病毒、单纯疱疹病毒等引起的肺炎。

3. 非典型病原体所致肺炎

非典型病原体所致肺炎包括军团菌、支原体和衣原体等引起的肺炎。

4. 肺真菌病

肺真菌病包括白色念珠菌、曲霉菌、隐球菌、肺孢子菌等引起的肺炎。

5. 其他病原体所致肺炎

其他病原体所致肺炎有立克次体、弓形虫、寄生虫等引起的肺炎。

6. 理化因素所致肺炎

理化因素所致肺炎包括放射性损伤引起的放射性肺炎，胃酸吸入引起的化学性肺炎，对吸入或内源性脂类物质产生炎症反应的类脂性肺炎等。

(二)解剖分类

1. 大叶性肺炎

大叶性肺炎主要由于细菌感染所致,致病菌多为肺炎链球菌。典型表现为肺实质炎症,可累及肺叶或肺段。

2. 小叶性肺炎

小叶性肺炎常继发于支气管炎、支气管扩张、上呼吸道病毒感染后及长期卧床的危重患者。其病原体包括肺炎链球菌、葡萄球菌、病毒、真菌、支原体等,炎症累及细支气管、终末细支气管和肺泡,常发生于肺下叶。

3. 间质性肺炎

间质性肺炎以肺间质炎症为主,可由细菌支原体、衣原体、病毒或卡氏肺孢子虫等引起。炎症累及支气管壁、支气管周围间质组织及肺泡壁。呼吸道症状较轻,异常体征较少。本病大部分预后良好,免疫功能低下者预后较差,其主要死因为感染性休克。

三、临床表现

1. 肺炎链球菌肺炎

肺炎链球菌肺炎由肺炎链球菌引起,多有病毒感染、疲劳、精神刺激史,半数病例有数日的上呼吸道感染的先驱症状。起病多急骤,以高热、伴寒战、体温升高达 39～40℃、咳嗽、血痰及胸痛为特征,X线胸片呈肺段或肺叶急性炎性实变。老年人或应用肾上腺皮质激素者,发热可不高但病情严重。患者感觉全身肌肉酸痛,患侧胸部疼痛,可放射到肩部、腹部。咳嗽、痰少、可带血丝或成铁锈色。胃纳锐减,偶有恶心、呕吐、腹痛或腹泻,但多伴有便秘。患者呈急性病容,面颊绯红,皮肤干燥,口角和鼻周可出现单纯性疱疹。当肺炎广泛,出现低氧血症,表现为气急、发绀。心率增快,有时心律不齐,感染加重可伴有休克和神经症状,如神志模糊、烦躁不安、嗜睡、昏迷等,应密切观察。

2. 葡萄球菌肺炎

葡萄球菌肺炎常发生于存在基础疾病,如糖尿病、血液病、获得性免疫缺陷综合征(艾滋病)、慢性肝病或原有支气管肺疾病者。起病多急剧,可有寒战、高热、胸痛、咳嗽、咳痰,痰为脓性,量多,带血丝或呈粉红色乳状,常伴有头痛、全身肌肉酸痛、乏力等。病情严重者早期即可出现恶心、呕吐、腹泻、腹胀、烦躁不安、神志模糊、谵妄甚至昏迷等周围循环衰竭症状。院内感染者通常起病较隐袭,体温逐渐上升,且有脓痰。

3. 肺炎杆菌肺炎

肺炎杆菌肺炎又称克雷伯菌肺炎,是由肺炎克雷伯菌(属于革兰阴性杆菌)引起的急性肺部炎症,多见于老年营养不良,慢性酒精中毒,已有慢性支气管-肺疾病和全身衰竭的患者。本病起病急剧,有高热、咳嗽、痰量多、胸痛,可有发绀、气促、心悸、畏寒,可早期出现虚脱。临床表现类似严重的肺炎球菌肺炎,但痰质黏稠脓性,量多,带血,灰绿色或红砖色,胶冻状,老年体衰患者有急性肺炎,中毒性症状严重,且有血性黏稠痰者须考虑本病。

4. 肺炎支原体肺炎

肺炎支原体肺炎一般起病较为缓慢,以儿童及青少年发病居多,老年人偶可见到。起病初可有乏力、头痛、咽痛、咳嗽、发热、食欲不振、腹泻、肌肉酸痛等表现。2～3 天后出现明显的呼吸道症状，如阵发性刺激性咳嗽，咳少量黏痰或黏液脓性痰，有时痰中带血。发热可持续 2～3 周，多无胸痛，约有 1/3 病例症状不明显。

5. 病毒性肺炎

病毒性肺炎临床症状通常较轻，与支原体肺炎的症状相似。起病较急，发热、头痛、全身酸痛、乏力等较为突出，逐渐出现咳嗽、咳少量白色黏液痰、咽痛等呼吸道症状，少有胸痛。婴幼儿及老年人易发生重症病毒性肺炎，表现为呼吸困难、发绀、嗜睡、精神萎靡，严重者可发生休克、心力衰竭、呼吸衰竭等并发症。

四、治疗原则

针对老年人抵抗力薄弱与肺净化系统功能衰退的特点，肺炎一旦确诊，应立即采取综合措施，积极治疗。

1. 抗菌药物的应用

抗感染治疗是肺炎治疗的最主要环节。需早期、足量、联合用药，疗程应适当延长。肺炎链球菌性肺炎首选青霉素 G。如果青霉素过敏，可选用红霉素、林可霉素等；葡萄球菌肺炎首选半合成青霉素或头孢菌素；肺炎杆菌肺炎首选氨基糖苷类抗生素，如庆大霉素、妥布霉素等，哌拉西林（氧哌嗪青霉素）与氨基糖苷类联用效果亦佳。肺炎支原体肺炎首选红霉素，亦可选用多西环素、克拉霉素和氟喹诺酮类；病毒性肺炎原则上不用抗菌药物，明确合并感染方可选用，可应用抗病毒药，如利巴韦林、阿昔洛韦等。重症肺炎的治疗首先应选择广谱的强力抗菌药物，并应足量、联合用药。应根据细菌药物敏感试验结果随时调整，用药过程中注意过敏反应，如肝、肾功能损害及耳毒性等不良反应。抗菌药物疗程一般为 5～7 天，或在退热后 3 天停药。

2. 稀释痰液及排痰

引流痰液是控制感染的关键，一方面可多饮水，使痰液稀释，另一方面口服祛痰剂及雾化治疗，卧床患者定时翻身、叩背、鼓励咳嗽，以促进排痰。

3. 支持疗法

患者应注意卧床休息，补充足够的蛋白质、热量和维生素等。观测体温、呼吸、心率、血压及尿量，注意可能发生的休克。有明显胸痛时，可用止痛剂，如可待因 15 mg（毫克），可予缓解。尽量不用阿司匹林或其他退热剂，以免大量出汗，如高热必须使用，则要保证补充足够水分，避免脱水。水分要充足，每日饮水 1 000～2 000 mL（毫升），轻症患者可不予常规输液，明确有失水者，可输液。中等或重症患者或有 CO_2 潴留的患者，应给予吸氧。如有失眠或烦躁不安，可服地西泮（安定）5 mg，不用抑制呼吸的镇静剂。

4. 积极预防并治疗各种并发症

这亦是治疗成功的关键之一。

五、预防措施

老年人肺炎由于其特殊性，护理人员应重视，做到早期发现、早期诊断及预防老年人肺炎的发生，降低发病率及死亡率。

(1) 肺炎发病以冬春季为多，这与呼吸道病毒感染流行有一定关系。患者多先有轻度上呼吸道病毒感染，而后细菌在肺泡内繁殖。应尽量避免老年人淋雨受寒、疲劳醉酒、精神刺激、病毒感染等诱发因素。

(2) 天气变化时，添减衣物要适当，尽量避免到公共场所，必要时可戴口罩，家中其他成员患上感时，室内可用醋熏蒸等。

(3) 平素加强锻炼身体，增强体质。减少危险因素如吸烟、酗酒。对长期卧床的老年人要定时翻身叩背，防止坠积性肺炎的发生。

(4) 对于老弱体衰和免疫功能减退及患有其他疾病者，应积极治疗其他疾病，采取有效措施提高老人的免疫功能，也可注射肺炎疫苗进行预防。

(5) 老年人肺炎多起病隐匿，常无明显咳嗽、咳痰、胸痛、发热等典型症状，因此，应对以非呼吸道症状就诊的老年人特别重视，警惕是否存在肺炎，应常规胸透或胸片检查，以早期诊断疾病。

六、照护保健

1. 生活照护

(1) 环境：室内应阳光充足、空气新鲜。室内通风 2 次，每次 15～30 min(分钟)，但要注意避免患者受凉。病房环境保持清洁、整齐、安静和舒适，并限制探视。病室环境及用具按规定消毒，室温应保持在 18～20℃，湿度在 55%～60%为宜，以防止空气过于干燥而降低气管纤毛运动的功能，从而导致排痰不畅。

(2) 饮食：及时补充营养和水分。高热时消化吸收能力减低，机体分解代谢增加，碳水化合物、蛋白质、脂肪及维生素等营养物质消耗增多，故应给予高热量、高蛋白、维生素丰富、易消化的流质或半流质饮食。鼓励患者多饮水，每日摄水量应在 2 000 mL 以上。高热、暂不能进食者则需静脉补液，但须注意控制滴速，以免引起肺水肿。

(3) 休息：急性期要强调卧床休息的重要性，尤其对于体温尚未恢复正常的患者。卧床休息可以减少组织耗氧量，利于机体组织的修复。协助患者取半卧位，以增加通气量，减轻呼吸困难。

2. 医学护理

(1) 生命体征监测：对于已患病老人，要细心观察体温、呼吸、脉搏、血压等生命体征。重症肺炎不一定有高热。

(2) 保持呼吸道通畅，纠正缺氧：观察咳嗽、咳痰的程度，痰液的性质等病情变化。鼓励患者咳嗽，协助翻身叩背及深呼吸运动均可促进排痰。对于有呼吸困难、发绀者给予半卧位，及时吸氧。

(3) 用药护理：督促患者按时服药，注意观察抗菌药物疗效和毒副作用。头孢类可出现发热、皮疹、过敏性休克，喹诺酮类偶见皮疹、恶心等，大环内酯类有胃肠道反应，氨基糖苷类有耳毒性、肾毒性，故老年人或肾功能减退者应特别注意耳鸣、头晕、唇舌麻木等不良反应。

(4) 缓解疼痛：胸痛患者宜采取患侧卧位，亦可在呼气状态下用宽胶布固定患侧胸部，通过减少患侧呼吸动度来减轻局部疼痛。对早期干咳而胸痛明显者，可遵医嘱使用镇咳剂治疗，如可待因等。有明显胸痛者，可用少量止痛剂，如吗啡，以缓解疼痛。

(5) 保持口腔、皮肤的清洁：高热时，由于水分消耗过多及胃肠道消化吸收障碍，导致体液不足。唾液分泌减少，引起口腔黏膜干燥、口唇干裂、出现疱疹、炎症甚至口腔溃疡。因此，应定时清洁口腔，保持口腔的清洁湿润。在清晨、餐后及睡前协助患者漱口，口唇干裂可涂润滑油保护。口唇疱疹者局部涂抗病毒软膏，防止继发感染。患者退热时，出汗较多，应勤换床单、衣服，保持皮肤干燥、清洁。

(6) 对症护理：寒战时要注意保暖，适当增加被褥。高热时予以物理降温，如温水、乙醇(酒精)擦浴，头戴冰帽，头部或大动脉走行处冰袋冷敷，冷(温)盐水灌肠等措施。降温措施实施 30 min 后应观察、记录降温效果。必要时可遵医嘱应用药物降温，如阿司匹林、对乙酰氨基酚，并注意观察药物副作用。同时补充足够水分，避免脱水。对烦躁不安、谵妄者可按医嘱给地西泮、水合氯醛等镇静剂。

(7) 并发症预防与护理：密切观察生命体征和病情变化，当出现高热骤降至常温以下、脉搏细速、脉压变小、呼吸浅快、烦躁不安、面色苍白、肢冷出汗、尿量减少(每小时小于 30 mL)等早期休克征象时，应注意并发感染性休克，应及时通知医生，准备药品，配合抢救。

3. 心理疏导

老年肺炎患者多伴有其他各种疾病，情绪低下、精神紧张，要重视心理护理，给予安慰鼓励，使其积极配合治疗。

4. 健康教育

(1) 疾病知识教育：向患者告知肺炎的基本知识，了解肺炎的病因、诱因、病程及诊疗措施，以便减轻心理反应，配合治疗。对于老年肺炎的防治，有效控制感染和促进排痰、保持呼吸道畅通是关键。应告知患者勤翻身拍背的重要性，取得患者及家属的理解和配合。对于意识清醒的患者，尽量鼓励其自行翻身、床上活动。对于上肢肌力正常的患者，可以让其用上肢支撑坐起，做些力所能及的活动，如吃饭、洗漱、穿衣服、功能锻炼等。上肢肌力稍差的患者，可以利用吸管吸水或漱口。

(2) 指导老年人预防疾病：增加营养的摄入，保证充足的睡眠时间，避免过度劳累，生活有规律，劳逸结合。房间应有良好的通风，以减少空气污染。平时应注意锻炼身体，加强耐寒锻炼，并制订实施锻炼计划，预防上呼吸道感染。要注意天气变化，随时增减衣服。避免受凉、淋雨、吸烟、酗酒等诱发因素。对年老体弱和免疫功能减退者，如糖尿病、慢性肺病、慢性肝病等，有条件时可注射流感疫苗或 23 价肺炎球菌多糖疫苗，有感染征象时及时就诊。

(3) 指导患者进行自我病情监测：急性期每 3～5 天复诊 1 次，恢复期每隔 1～2 周复诊 1 次；有高热不退、气急加重、口唇发绀等，要随时来院复诊。经常改变体位，翻身叩背，咳出气道痰液，有感染征象时及时就诊。遵医嘱按时服药，防止自行停药或减量，定期随访。

子情境三 慢性支气管炎的预防与照护

情境导入

患者，男性，65 岁。

主诉：反复咳嗽、咳痰 10 余年，加重一周。(11 月 16 日)

现病史：10余年前着凉后出现咳嗽、咳痰，予对症治疗后好转，此后每逢劳累、气候变化或受凉后，咳嗽、咳痰加重。冬季病情易复发，常持续2～3个月。一周前老人因受凉后咳嗽、咳痰加重，痰液呈黄色黏液脓痰，不易咳出。

既往史：吸烟史30余年，每天1包，已戒2年。无高血压、心脏病史。否认药物过敏史。

体格检查：T 36.8℃，P 90次/分，R 20次/分，BP 130/80 mmHg。

神志清楚，发育正常，精神不振，呼吸略促，咽红，双扁桃体不大，双肺呼吸音粗，双肺可听到散在干、湿啰音，心律齐，心率90次/分，腹软、肝脾未及，两下肢无水肿。

实验室检查：WBC 13.5×10^9/L，N 88%，L 12%。

胸部X线检查：双肺纹理增多、增粗且紊乱。

任务：1. 对该患者制订完善的照护计划。

2. 对该患者及家属做健康教育。

任务描述

慢性支气管炎是老年常见病、多发病和慢性病之一。老年人和免疫功能低下者易感，发病率高，每年发病一次至数次，病程持续时间长。部分患者可控制，不影响生活；部分患者可发展成阻塞性肺疾病，甚至肺心病，导致呼吸衰竭，预后不良。因此其预防与照护工作就尤为重要。需要做好对慢性支气管炎老人的照护工作，了解发病因素，掌握临床表现、并发症，熟悉治疗方案及预后转归，能够对该病患者制订合理的照护方案，并能够开展预防该疾病的健康教育等。

任务实施

1. 按每5人为一小组对全班同学进行分组。
2. 以小组为单位对案例进行讨论分析。
3. 各小组汇报、分享讨论结果。

任务总结

1. 教师对各小组讨论分析结果进行点评。
2. 教师对任务描述中的知识进行分析总结。

知识链接

慢性支气管炎，简称慢支，是气管、支气管黏膜及其周围组织的慢性非特异性炎症。临床上有明确的定义：指咳嗽、咳痰或伴有喘息，每年发病持续3个月，连续两年或两年以上，并除外具有咳嗽、咳痰、喘息症状的其他疾病（如肺结核、肺尘埃沉着症、肺脓肿、心脏病、心功能不全、支气管扩张、支气管哮喘、慢性鼻咽炎、胃食管反流病等疾患）。病情缓慢进展，常并发阻塞性肺气肿、肺源性心脏病。据全国部分普查资料统计，本病患病率随年龄增长而增加，50岁以上者可高达15%左右，是一种严重危害老年人健康的常见病，应积极防治。

一、发病原因

1. 吸烟

国内研究证明长期吸烟与慢性支气管炎发生有密切关系。烟草中的焦油、尼古丁等多种有害化学成分、理化因素等均可引起支气管平滑肌痉挛，呼吸道黏液分泌增加，呼吸道黏膜上皮细胞纤毛运动障碍，支气管黏膜充血、水肿，呼吸道自净能力下降，从而利于致病微生物的侵入。吸烟时间愈长，烟量愈大，患病率也愈高。戒烟后可使症状减轻或消失，病情缓解，甚至痊愈。

2. 感染因素

病毒、支原体和细菌感染，是慢性支气管炎发生和发展的一个重要因素。

3. 气候因素

寒冷常为慢性支气管炎发作的重要原因和诱因。慢性支气管炎发病及急性加重常见于冬季寒冷的季节。

4. 理化因素

如刺激性烟雾、粉尘、大气污染（如二氧化硫、二氧化氮、氨气）等，可使呼吸道黏膜水肿，黏膜上皮受损伤或脱落，引起病毒和细菌的侵入，常为慢性支气管炎的诱发病因之一。

5. 过敏因素

喘息性慢性支气管炎患者有过敏者较多。常见的致敏原，如尘埃、尘螨、寄生虫、花粉及化学气体等，都可导致本病发作。

6. 呼吸道局部防御及免疫功能减低

全身或呼吸道局部防御及免疫功能减弱，可为慢性支气管炎提供发病的内在条件。老年人常因免疫功能减退，细支气管中免疫球蛋白减少，单核-吞噬细胞功能衰退，因而患病率较高，而且持续不愈。

7. 自主神经功能失调

当呼吸道副交感神经反应增高时，对正常人不起作用的微弱刺激，可引起支气管收缩痉挛、分泌增多，而产生咳嗽、咳痰、气喘等症状。

二、临床表现

本病缓慢起病，病程较长。反复急性发作而加重。主要症状有慢性咳嗽、咳痰，或伴有喘息。开始症状轻微，仅有轻咳及咳少量痰，每于秋冬气候突变、急性上呼吸道感染或受粉尘、烟雾刺激后病情加重或呈急性发作。

1. 咳嗽

分泌物积聚于支气管腔内，引起反射性咳嗽。支气管黏膜充血、水肿，异物刺激也可引起咳嗽。咳嗽的严重程度与支气管黏膜炎症及痰量的多少有关。一般是晨间起床后咳嗽较多，白天较少，临睡前有阵咳或排痰。较重的则咳嗽频繁，咳痰较多，甚至症状全年不断。

2. 咳痰

痰量以清晨较多。由于夜间睡眠后管腔内蓄积痰液，加以副交感神经相对兴奋，支气管分泌物增加，因而在起床后或体位变动时引起刺激排痰。痰液一般为白色黏液或浆液泡沫性,偶有带血。急性发作伴有细菌感染时,则变为黏液脓性。咳痰量亦随之增加。

3. 喘息或气急

喘息型慢性支气管炎有支气管痉挛,可引起喘息,常伴有哮鸣音,部分可能合并支气管哮喘。早期无气短表现。反复发作数年,并发阻塞性肺气肿时,可伴有轻重程度不等的气短,先有劳动或活动后气喘,严重时动则喘甚,生活难以自理。

总之,咳、痰、喘为慢性支气管炎的主要症状,并按其类型、病期及有无并发症而表现不同。本病一般无发热,若并发感染,急性发作期则可有发热现象,同时在肺底常有散在的干、湿啰音,于咳嗽后可减少或消失。喘息型者可听到哮鸣音及呼气延长。

三、临床分型、分期

(一) 分型

可分为单纯型和喘息型两类。单纯型的主要表现为咳嗽、咳痰;喘息型者除咳嗽、咳痰外尚有喘息,并伴有哮鸣音。

(二) 分期

按病情进展可分为三期。

1. 急性加重期

这是指在一周内出现脓性或黏液脓性痰,痰量明显增多,或伴有发热等炎症表现,或"咳"、"痰"、"喘"等症状任何一项明显加剧。

2. 慢性迁延期

这是指有不同程度的"咳"、"痰"、"喘"症状,并迁延到1个月以上者。

3. 临床缓解期

经治疗或自然缓解,症状基本消失或偶有轻微咳嗽和少量痰液,并保持2个月以上者。

四、治疗原则

(一) 急性加重期的治疗

1. 控制感染

应视感染的主要致病菌和严重程度选用敏感的抗菌药物治疗。单用药或联合用药,静脉注射或口服药,一般7～10日为一疗程。一般对严重感染者可用青霉素G、氨苄西林(氨苄青霉素)或头孢菌素类注射用药,病情改善后可用口服抗菌药物巩固治疗,常选用新一代大环内酯类抗生素、喹诺酮类抗菌药或第一、二代头孢菌素类抗生素等。感染彻底控制后,及时停用抗菌药物,以免长期应用引起副作用或细菌产生耐药性。

2. 祛痰、镇咳

在抗感染治疗的同时,应用祛痰、镇咳药物,以改善症状。迁延期患者尤应坚持用药,以求消除症状。祛痰可使痰液稀释,容易咳出,常用氯化铵、溴己新(必嗽平)等,胃溃疡者慎用。频繁咳嗽、痰量多者可用枸橼酸喷托维林(咳必清),但青光眼患者慎用。要鼓励患者多饮水以助咳出痰液。对老年体弱无力咳嗽或痰量较多者,应以祛痰为主,而不应选用强烈镇咳药(如可待因),以免抑制中枢,加重呼吸道的阻塞和炎症,导致病情恶化。

3. 解痉平喘

常选用氨茶碱、二羟丙茶碱(喘定)、沙丁胺醇(舒喘灵)等,以减轻支气管平滑肌的痉挛。若使用支气管扩张剂后,气急仍未减轻,可加用糖皮质激素(如泼尼松等)。

4. 气雾疗法

气雾湿化吸入可稀释气管内的分泌物,有利排痰。如痰液黏稠不易咳出,目前超声雾化吸入采用抗生素加祛痰剂对呼吸道排痰有帮助,每日 2～3 次,以加强局部消炎及稀化痰液的作用。

(二) 临床缓解期的治疗

(1) 戒烟,避免有害气体和其他有害颗粒的吸入。

(2) 增强体质,预防感冒,也是防治慢性支气管炎的主要内容之一。

(3) 反复呼吸道感染者,可试用免疫调节剂或中医中药,如细菌溶解产物、卡介菌多糖核酸、胸腺肽等,部分患者可见效。

五、预防措施

(1) 对于慢性支气管炎患者来说,戒烟最为重要,戒烟后一般可使症状减轻或消失,病情缓解,甚至痊愈。

(2) 注意室内空气的调节,保持空气清新,温度适宜。做好个人保护,消除及避免烟雾、粉尘和刺激性气体对呼吸道的影响。

(3) 应加强锻炼身体,提高机体的抗病能力。患有慢性支气管炎的老年人较为适宜的体育锻炼是气功、太极拳、穴位按摩,根据体力逐渐增加活动量。老年人可用冷水擦洗脸和颈部,增强耐寒能力。加强呼吸锻炼,主要是指腹式呼吸的锻炼,以增加肺活量。

(4) 在寒冷的季节,注意衣着保暖,但也不可穿得太厚实,防止出汗引起感冒。

(5) 冬季是慢性支气管炎急性发作的好发季节,故可对这类患者在入冬之前就开始进行提高免疫力的治疗。

(6) 老年人平常适当增加一些营养丰富、蛋白质和维生素含量较高的食物,如豆类、瘦肉、蛋类、新鲜蔬果等,以增强体质。老年人的饮食应清淡些,不要吃得太咸或太甜,酸辣等刺激性食物和油腻食物应少吃。保证充足的水分摄入,以利痰液的排出。

六、照护保健

1. 生活照护

(1) 环境:保持室内空气清新,通风换气,室温保持在 18～22℃,绝对湿度为 50%～60%。

(2) 饮食:应给予充足的水分和热量。心、肺功能正常者,可鼓励患者多饮水,每日饮水量应在 1 500 mL 以上,充足的水分有利于维持呼吸道黏膜湿润,使痰易于排出。同时要适当增加蛋白质、维生素和热量的摄入,以利于恢复体力和组织病变的修复。此外,必须要戒烟酒。

(3) 休息:急性期有发热、喘息时,应注意卧床休息。保持室内空气流动、新鲜。注意保暖,防止受凉感冒。

2. 医学护理

(1) 病情观察：监测生命体征、意识状态、热型、有无发绀、尿量的变化。重点观察老年人和久病体弱者的病情变化。

(2) 对症护理：发热者可予以降温，要做好对发热患者的护理工作。中重度患者及喘息型患者给予吸氧，2～3 L/min(升/分)，改善缺氧状况。做好对咳嗽、咳痰患者的护理工作，鼓励和协助患者有效咳嗽、咳痰，根据病情给予叩背、超声雾化等措施，必要时可吸痰。

(3) 用药护理：督促患者按时服药，注意观察药物疗效和毒副作用。

(4) 并发症预防与护理：伴有喘息不缓解、气促的患者要考虑合并慢性阻塞性肺气肿、慢性肺源性心脏病的可能，及时予以护理治疗，纠正缺氧状态，预防呼吸衰竭发生。

3. 心理疏导

注意加强患者的心理护理，慢性支气管炎是老年人的常见病，它的治疗是长期的。通过交谈和细致入微的关怀，向患者宣讲疾病的有关知识，进行心理疏导，使患者了解自己的病情，掌握疾病的基本常识，减轻患者的心理压力，树立治疗的信心，积极主动地参与预防和治疗。

4. 健康教育

(1) 疾病知识教育：慢性支气管炎以中老年人居多。其主要症状是咳嗽、咳痰、气喘等。日久可导致肺源性心脏病(肺心病)，严重发作时可出现呼吸衰竭或右心衰竭。

(2) 指导老年人预防疾病：注意气温变化，防止感冒。流行性感冒流行季节不到公共场所，以免感染。一旦被感染，应及时治疗。绝对要戒烟，并动员亲属、同事戒烟，以减少烟雾的吸入。经常开窗通风，保持室内空气新鲜，避免吸入煤烟、油烟等各种刺激性气体。适当参与室外活动，如散步、做呼吸操(腹式呼吸和缩唇呼气)、吹气球等，有益健康。生活要有规律，保持精神愉快，情绪安定，避免过度紧张及疲劳。哮喘患者应避免接触诱发因素，如吸入花粉、尘螨及进食鱼、虾、海鲜等。加强营养，特别是多吃易咽下而不诱发咳嗽的高蛋白食物。

(3) 指导患者进行自我病情监测：有呼吸困难时，应低浓度持续吸氧(1～2 L/min)，可在医院吸氧，也可以采取家庭用氧。有感染症状时应遵医嘱使用细菌敏感性抗生素，以控制感染。

子情境四　慢性阻塞性肺疾病的预防与照护

情境导入

患者，男，72岁。

主诉：反复咳嗽、咳痰、喘息20余年，活动后气促5年，加重1周。

现病史：20余年前着凉后出现咳嗽、咳痰、喘息，予抗炎止咳平喘对症治疗后好转，此后每年多于秋冬季节或着凉后发病，每次病程持续约2～3个月。于5年前出现活动后气促，逐渐加重，现休息时也感胸闷气短。平素常服茶碱片治疗。1周前着凉后咳嗽、咳痰、喘息加重，伴呼吸困难。

既往史：否认高血压、冠心病、糖尿病史。吸烟40余年，每日1～2包。否认药物过敏史。

查体：T 36.8℃，P 110 次/分，R 26 次/分，BP 135/85 mmHg。

神志清楚，营养一般，皮肤弹性稍差。呼吸急促，口唇发绀，胸廓呈桶状，呼吸运动减弱。语颤减弱，叩诊呈过清音，心浊音界不易叩出，肺下界和肝浊音界下移，呼吸音减弱，两肺可闻及广泛干、湿啰音和喘鸣音，心律齐，心率 110 次/分。腹软、肝脾未及，肝颈静脉反流征(－)，两下肢无水肿。

实验室检查：WBC 9.6×10^9/L，N 86%。

胸部 X 线检查：肋间隙增宽，两肺透亮度增加，肺血管纹理增多、增粗且紊乱。

任务：1. 对该患者制订完善的照护计划。

2. 对该患者及家属做健康教育。

任务描述

慢性阻塞性肺疾病(chronic obstructive pulmonary disease，COPD)是呼吸系统疾病中的老年常见病和多发病，患病率和病死率均居高不下。老年人和免疫功能低下者易感，发病率高，每年发病一次至数次，病程持续时间长。因肺功能进行性减退，严重影响患者的劳动力和生活质量，最终导致呼吸衰竭，预后不良。COPD 已造成巨大的社会和经济负担。因此做好对 COPD 老人的照护工作非常重要。需要了解发病因素，掌握临床表现、并发症，熟悉治疗方案及预后转归，能够对该病患者制订合理的照护方案，并能够开展预防该疾病的健康教育等。

任务实施

1. 按每 5 人为一小组对全班同学进行分组。
2. 以小组为单位对案例进行讨论分析。
3. 各小组汇报、分享讨论结果。

任务总结

1. 教师对各小组讨论分析结果进行点评。
2. 教师对任务描述中的知识进行分析总结。

知识链接

慢性阻塞性肺疾病(COPD)是一组以气流受限为特征的肺部疾病，气流受限不完全可逆，呈进行性发展，主要累及肺部，但也可以引起肺外各器官的损害。可并发慢性肺源性心脏病。由慢性支气管炎和阻塞性肺气肿发展而来，当慢性支气管炎和(或)肺气肿患者肺功能检查出现气流受限并且不能完全可逆时，则诊断为 COPD。这是严重危害老年人健康的常见病，应积极防治。

一、发病原因和机制

1. 吸烟

吸烟为重要的发病因素。吸烟时间越长，吸烟量越大，COPD 患病率越高。香烟可损伤气道上皮细胞和纤毛运动，促使支气管黏液腺和杯状细胞增生肥大，黏液分泌增多，使气道净化能力下降，还可使氧自由基产生增多，诱导中性粒细胞释放蛋白酶，破坏肺弹力纤维，诱发肺气肿形成。

2. 职业粉尘和化学物质

如烟雾、变应原、工业废气及室内空气污染等，浓度过高或时间过长时，均可能产生与吸烟类似的COPD。

3. 空气污染

二氧化硫、二氧化氮、氯气等有害气体损伤气道黏膜和细胞毒作用。

4. 感染因素

与慢性支气管炎类似，感染亦是COPD发生发展的重要因素之一。长期、反复的感染可破坏气道正常的防御功能，损伤细支气管和肺泡。

5. 蛋白酶—抗蛋白酶失衡

在正常情况下，弹性蛋白酶与其抑制因子处于平衡状态。蛋白酶增多或抗蛋白酶不足均可导致组织结构破坏产生肺气肿。

6. 氧化应激

氧化物可导致细胞功能障碍，引起蛋白酶—抗蛋白酶失衡，促进炎症反应。

7. 炎症机制

气道、肺实质及肺血管的慢性炎症是COPD的特征性改变，中性粒细胞、巨噬细胞、T淋巴细胞等炎症细胞均参与了COPD的发病过程。

8. 其他

如自主神经功能失调、营养不良、气温变化等都有可能参与COPD的发生、发展。

二、临床表现

1. 症状

起病缓慢，病程较长。

（1）慢性咳嗽：随病程发展可终身不愈。常晨间咳嗽明显，夜间有阵咳或排痰。

（2）咳痰：一般为白色黏液或浆液性泡沫性痰，偶可带血丝，清晨排痰较多。急性发作期痰量增多，可有脓性痰。

（3）气短或呼吸困难：早期在劳力时出现，后逐渐加重，以致在日常活动甚至休息时也感到气短，是COPD的标志性症状。

（4）喘息和胸闷：部分患者特别是重度患者或急性加重时出现喘息。

（5）其他：晚期患者有体重下降、食欲减退等。

2. 体征

查体可见桶状胸，呼吸运动减弱，触诊语颤减弱或消失；叩诊呈过清音，心浊音界缩小，肺下界和肝浊音界下移，呼吸音减弱，呼气延长，并发感染时，肺部可有湿啰音，合并哮喘时可闻哮鸣音。

三、并发症

1. 慢性呼吸衰竭

常在 COPD 急性加重时发生，其症状明显加重，发生低氧血症和(或)高碳酸血症，可具有缺氧和二氧化碳潴留的临床表现。

2. 自发性气胸

如有突然加重的呼吸困难，并伴有明显的发绀，患侧肺部叩诊为鼓音，听诊呼吸音减弱或消失，应考虑并发自发性气胸，通过 X 线检查可以确诊。

3. 慢性肺源性心脏病

由于 COPD 肺病变引起肺血管床减少及缺氧致肺动脉痉挛，血管重塑，导致肺动脉高压，右心室肥厚扩大，最终发生右心功能不全。

四、治疗原则

1. 稳定期治疗

(1) 戒烟。

(2) 支气管舒张药：沙丁胺醇气雾剂、茶碱缓释片等，可明显改善生活质量。

(3) 祛痰药：如氨溴索(沐舒坦)、氯化铵等，促进排痰，保持呼吸道通畅。

(4) 长期家庭氧疗：可提高 COPD 慢性呼吸衰竭者生存质量和生存率，对血流动力学、运动能力、肺生理和精神状态均会产生有益的影响。对有明显缺氧者可采用长期家庭输氧疗法，或用轻便氧气筒随身携带，在日常活动或锻炼时，用鼻导管或鼻塞吸入，可防止 PaO_2 的急剧变化，减轻心脏负荷，改善体质，提高运动耐量。

(5) 长期吸入糖皮质激素：适合与哮喘并存的患者，重度和极重度患者，反复加重的患者。

(6) 康复治疗：具体包括呼吸生理治疗、肌肉训练、营养支持、精神治疗与教育等多方面措施。

(7) 免疫调节治疗：适当可应用增强免疫的药物。

2. 急性加重期治疗

(1) 控制性氧疗：是基础治疗。低流量吸氧(1～2 L/min)，可鼻导管或面罩给氧。

(2) 控制呼吸道感染：急性发作期并发呼吸道感染时，选用适当的抗菌药物，无药敏史的患者可用氨苄西林(氨苄青霉素)等，感染严重时可用喹诺酮类或头孢类药物静脉滴注。

(3) 支气管舒张药：同稳定期，严重者可较大剂量雾化吸入，可静脉用茶碱类药物。

(4) 糖皮质激素：对急性加重期患者可考虑口服或静脉应用。

(5) 祛痰剂：溴己新(必嗽平)、氨溴索(沐舒坦)等可酌情选用。

(6) 机械通气：呼吸机辅助通气，严重呼吸衰竭患者使用。

(7) 其他：合理补充液体和电解质，注意补充营养，必要时可肠外营养治疗。积极排痰治疗，保持足够体液，叩背、吸痰、体位引流等，加强护理。

五、预防措施

(1) 吸烟者中 COPD 患病率明显高于不吸烟者，因此患者应戒烟。

(2) 积极预防感冒、慢性支气管炎、支气管哮喘、尘肺等肺部疾病，是预防 COPD 的重要措施。

(3) 注意保持环境卫生清洁，尽可能消除及避免烟雾、粉尘和刺激性气体对呼吸道的影响。

(4) 平时可根据病情选择气功、太极拳、体育运动等适当方式加强锻炼、增强体质，增加呼吸功能锻炼，有效增加肺活量和呼吸功能。进行耐寒锻炼，提高机体耐寒及抗病能力。

(5) 随天气变化及时增减衣物，避免淋雨、受凉、疲劳等降低机体抵抗力的因素。感冒流行季节，尽量少去公共场所，保持居室通风，并可用食醋 5～10 mL/m^3(毫升/立方米)加等量水稀释后加热熏蒸。必要时应用流感疫苗。

(6) 在医生指导下服用扶正固本的药物，如咳喘固本冲剂、香砂六君子丸等，以提高机体抗病能力，防止病情发展。

(7) 平素注意合理安排饮食，给予高热量、高蛋白、易消化的饮食，补充必要的营养食品，饮食以清淡为宜，禁忌食辛辣生冷及过于甜咸之品，忌饮酒。

六、照护保健

1. 生活照护

(1) 环境：居室应注意定时通风换气，保持室内空气清新，调节适宜的温度、湿度。冬季注意保暖，避免直接吸入冷空气。

(2) 饮食：了解患者喜爱的食物及饮食习惯，给予患者高热量、高蛋白、高维生素的易消化饮食，以提高机体的抵抗力。避免过冷、过热、产气食物或引起便秘的食物，以防因腹胀而影响膈肌运动。协助患者进餐，在患者饥饿和休息最好的时间进餐，餐前至少休息 30 min，餐前和进餐时避免过多饮水，餐前和咳嗽后漱口，餐后避免平卧，进餐时固定好鼻导管。

(3) 休息：急性发作期应以卧床休息为主，协助患者取舒适体位，晚期患者宜采取身体前倾位，使用辅助呼吸机参与呼吸。每日评估患者体力状况，生活上给予照顾，协助患者床上被动运动或指导主动运动，视病情安排适当的活动量，活动以不感到疲劳、不加重症状为宜。缓解期可根据病情合理安排休息与活动量。

2. 医学护理

(1) 生命体征的监测：监测体温、脉搏、血压和呼吸四大生命体征。

(2) 病情观察：观察患者咳嗽，咳痰，痰液的色、量及性状，咳痰是否顺畅；呼吸困难的程度，甲床、口唇及皮肤黏膜发绀情况，神志、尿量等。协助患者翻身，鼓励其进行有效的咳嗽，排出痰液；还要指导患者进行腹式呼吸与呼吸操训练，通过锻炼以改善肺功能。检测动脉血气分析指标及水、电解质和酸碱平衡状况。

(3) 对症护理：如有发热可给予药物或物理(冷敷、乙醇擦浴等)降温，监测体温。如喘息严重，及时吸入气雾剂，及时氧疗。

(4) 促进排痰：指导患者多饮水或超声雾化吸入湿化气道，协助患者胸部叩击和体位引流，指导患者有效咳痰，如晨起时或就寝前咳嗽时，患者取坐位，头略前倾，双肩放松、屈膝、前臂垫枕，如有可能应使双足着地，有利于胸腔的扩展，增加咳痰的有效性。咳痰后恢复坐位，进行放松性深呼吸。COPD 患者容易疲劳，充分休息对有效咳痰十分必要。

(5) 氧疗护理：对呼吸困难伴低氧血症者，应采用鼻导管低流量持续给氧，流量为1～2 L/min。严重呼吸困难者，可通过面罩加压呼吸机辅助呼吸，必要时建立人工呼吸道。密切注意患者吸氧后的变化，如观察患者的意识状态、呼吸的情况和动脉血气结果。氧疗有效的指标为：呼吸困难减轻，呼吸频率减慢；发绀减轻；心悸缓解，活动耐力增加。

(6) 用药护理：遵医嘱应用抗生素、支气管舒张药和祛痰药物，指导患者正确使用气雾剂和其他药物的定时定量使用，注意观察疗效及不良反应。尽量避免使用可待因，因其可抑制中枢和加重呼吸道阻塞和炎症。

(7) 并发症预防与护理：COPD常见的并发症是呼吸衰竭，关键在于净化呼吸道、改善通气。

(8) 呼吸功能锻炼：指导患者进行缩唇呼吸或腹式呼吸，加强呼吸肌肌力和耐力，改善呼吸功能。缩唇呼吸和腹式呼吸每日训练3～4次，每次重复8～10次。

3. 心理疏导

鼓励患者正视疾病，认识COPD是影响老年人健康的常见疾病，指导患者和家属了解疾病知识，并以积极的心态对待疾病，如放慢思维、控制呼吸、眺望远处、外出散步、听音乐或培养养花种草等爱好，以分散注意力，减少孤独感，缓解焦虑、紧张的精神状态。

4. 健康教育

(1) 疾病知识教育：指导患者了解COPD的相关知识，使其认识到疾病虽然是不可逆的，但积极治疗和护理可减少急性发作，改善呼吸功能，延缓病情发展，提高生活质量。指导其以积极的心态对待疾病，持之以恒地配合治疗和护理。

(2) 指导老年人预防疾病：避免发病诱因，如戒烟、改善环境卫生、加强劳动保护等。积极预防呼吸道感染，安排合理的休息和活动。使患者理解预防为主、康复锻炼的意义，充分发挥患者进行康复锻炼的主观能动性，制订个体化的锻炼计划，选择空气新鲜、安静的环境，进行步行、慢跑、气功等体育锻炼。在潮湿、大风、严寒气候时，避免室外运动。教会患者及家属依据呼吸困难与活动的关系，判断呼吸困难的严重程度，以便合理地安排生活。同时要坚持长期呼吸功能锻炼和家庭氧疗。

(3) 指导患者进行自我病情监测：注意呼吸困难的程度，如有呼吸加快、口唇发绀、心悸胸闷、乏力气短、难以平卧等症状，要马上吸氧，及时就医，以缓解缺氧状态，预防呼吸衰竭发生。

子情境五 支气管哮喘预防与照护

情境导入

患者，男，65岁。

主诉：反复发作咳嗽、喘息、气急、胸闷30余年，加重伴呼吸困难3天。

现病史：30余年前感冒后出现咳嗽、喘息、气急、呼吸困难、胸闷，予平喘对症治疗后好转，此后每于感冒、着凉、劳累或过敏后发病，喘息明显，平素常服茶碱片治疗。1周前着凉后咳嗽、喘息气急、胸闷加重，伴呼吸困难，汗出，说话断续，烦躁，呼吸急促。

既往史：否认高血压、冠心病、糖尿病史。吸烟40余年，每日1～2包。否认药物过敏史。

查体：T 36.2℃，P 108次/分，R 28次/分，BP 135/85 mmHg。

神志清楚，营养一般，呼吸急促，口唇发绀，叩诊呈过清音，呼气音延长，两肺可闻及广泛哮鸣音，心律齐，心率108次/分，腹软、肝脾未及，肝颈静脉反流征(－)，两下肢无水肿。

实验室检查：WBC 8.5×10^9/L，N 88%。

胸部X线检查：两肺透亮度增加，肺血管纹理略紊乱。

任务：1. 对该患者制订完善的照护计划。

2. 对该患者及家属做健康教育。

任务描述

支气管哮喘简称哮喘，是一种慢性特异性炎症，与气道高反应性相关，如诊治不及时，随病程的延长可产生气道不可逆性缩窄和气道重塑，长期反复发作，可引起多种并发症，如气胸、肺不张、纵隔气肿、慢性支气管炎、肺气肿、支气管扩张、肺心病，哮喘的发病率近年来呈上升趋势。在我国，发病率大约为1%～4%。尤其是老年人群的患病率有增高的趋势。因此需要做好对支气管哮喘患者的照护工作，了解发病因素，掌握临床表现，熟悉治疗方案，能够对该病患者制订合理的照护方案，并能够开展预防该疾病的健康教育等。

任务实施

1. 按每5人为一小组对全班同学进行分组。
2. 以小组为单位对案例进行讨论分析。
3. 各小组汇报、分享讨论结果。

任务总结

1. 教师对各小组讨论分析结果进行点评。
2. 教师对任务描述中的知识进行分析总结。

知识链接

支气管哮喘简称哮喘，是由多种细胞(如嗜酸性粒细胞、肥大细胞、T淋巴细胞、中性粒细胞、气道上皮细胞等)和细胞组分参与的气道慢性炎症性疾病。通常出现广泛多变的可逆性气流受限，并引起反复发作性的喘息、气急、胸闷或咳嗽等症状，常在夜间和(或)清晨发作、加剧，多数患者可自行缓解或经治疗缓解。

一、发病原因

支气管哮喘的发病原因尚不完全清楚，多认为与以下因素有关。

(1) 遗传因素：通过对哮喘的家族分析，已肯定哮喘与遗传有密切关系，约20%的患者有家族史。

(2) 过敏因素：外源性哮喘，大多是吸入植物的花粉、真菌孢子，动物的羽毛、皮屑、尘螨、工业粉尘、化学性气体等；或进食鱼、虾、蟹、蛋类以及牛奶等蛋白质；或接触某些药物，如青霉素等。

(3) 感染：细菌、病毒、原虫或寄生虫等感染引起内源性哮喘，多由于呼吸道感染，如鼻、咽、扁桃体、肺或体内其他部位有感染病灶所致。

(4) 冷空气刺激：吸入寒冷空气后，可诱发或加重支气管痉挛而引起支气管哮喘。

(5) 其他诱发因素：气候变化、刺激性气体、剧烈运动、吸烟、情绪激动、精神紧张等因素刺激均可引起支气管哮喘的发作。

二、分类及临床表现

在临床上，哮喘可分为外源性哮喘、内源性哮喘和混合性哮喘。

1. 外源性哮喘

多数患者有明显的过敏原接触史，发作时多有鼻痒、眼睑痒、喷嚏、流涕或干咳等黏膜过敏先兆，继之出现带哮鸣音的呼气性呼吸困难，胸闷、被迫采取坐位，严重时出现发绀，维持数分钟至数小时，可自行缓解，或经治疗后好转，发作将停时，常咳出较多稀薄痰液后，气促减轻，发作缓解。

2. 内源性哮喘

可有很多非过敏原诱发因素引起哮喘。一般是继发于呼吸道感染之后，故常见有咳嗽、咳痰史，随着咳嗽的增加或持续不良，逐渐出现哮喘症状。在哮喘发作后，其表现和过敏性哮喘相似，但持续时间较长，而且哮喘症状时轻时重，缓解后又可有短时轻度发作。常见的有感染性哮喘、药物性哮喘、职业性哮喘、运动性哮喘、精神性哮喘等。

3. 混合性哮喘

在哮喘反复发作过程中，各种因素相互影响，使症状表现不典型或混合存在，症状表现复杂。哮喘可常年发作，无明显的缓解季节。

4. 哮喘持续状态

这是指严重的哮喘发作持续在24小时以上者。发作时张口呼吸和大量出汗，多有发绀明显，呈端坐呼吸，如病情不能控制，甚至可出现呼吸、循环衰竭。

哮喘发作时，患者胸廓胀满，呈吸气位，呼吸幅度小。呼气时有两肺广泛哮鸣音，长期发作可并发肺气肿。如合并呼吸道感染，可干、湿啰音同时存在。哮喘发作严重，呼吸困难加剧，哮鸣音反而减少，可能由于患者过度疲倦、衰竭、无力呼气所致；或有痰栓阻塞支气管的可能；也可因并发气胸、纵隔气肿等所引起。

三、病情分级

根据哮喘发作时患者的临床表现及用药情况，分为以下几种程度。

(1) 轻度：步行、上楼时感气促，能平卧，说话能连续成句。呼吸频率稍快，脉率不超过100次/分；双肺听诊可在呼气末闻及散在哮鸣音。

（2）中度：稍事活动即感气促，日常活动受限；平时喜坐位，说话常断断续续。呼吸频率增快，脉率可达100～120次/分，可有奇脉；双肺听诊可闻及广泛哮鸣音。

（3）重度：患者休息时即感气促，取端坐位；常有焦虑、烦躁不安、大汗淋漓。呼吸频率增快达30次/分以上，脉率达120次/分以上，常有奇脉；双肺可闻及广泛响亮的哮鸣音。经一般支气管扩张药物治疗无效，需用糖皮质激素治疗。

（4）危重：患者不能讲话，常表现出嗜睡等神经、精神症状。呼吸音、哮鸣音减弱或消失，出现胸腹矛盾运动；血压下降，脱水症状明显。严重者可持续发作24 h以上，经一般支气管扩张药物治疗无效，称"重症哮喘"。

四、治疗原则

目前尚无特效的治疗方法，但长期规范化治疗可使哮喘症状得到控制，减少复发乃至不发作。

1. 脱离变应原

应避免或消除引起哮喘发作的各种诱发因素，这是防止哮喘发作最有效的方法。

2. 控制急性发作

急性发作期治疗的目的是尽快缓解哮喘症状，解除气道阻塞，纠正低氧血症，恢复肺功能。使用支气管解痉剂和抗炎药。伴有感染者还需使用抗生素，以防止或减轻哮喘反复发作。可选用支气管舒张剂单用或联用，如沙丁胺醇（舒喘灵）、氨茶碱等，必要时可静脉应用氨茶碱，控制注射速度，注射过速可致心律失常、血压下降、惊厥等反应，甚至死亡。可适当应用糖皮质激素以止喘、抗炎、抗过敏等，对哮喘有明显的疗效，吸入激素治疗是目前推荐长期抗感染治疗哮喘的最常用方法。但激素的副作用较多，如引起感染扩散、消化道出血、骨质疏松、高血压、糖尿病等，故仅限于哮喘严重持续状态或（及）用支气管舒张药物不能缓解者，可应用激素治疗。

3. 促进排痰

痰液阻塞气道，增加呼吸困难。排痰畅通气道，实属重要治疗措施之一，可用溴己新（必嗽平）或氯化铵合剂。部分患者痰黏难以咳出还可用气雾吸入疗法以湿化气道，稀释痰液，以利排痰。护理人员可协助翻身叩背，引流排痰，必要时可用导管协助吸痰。

4. 积极控制感染

哮喘可由感染诱发，也可反复发作继发感染，应积极抗感染治疗，根据痰培养和药敏试验结果，选择有效抗生素及时应用。一般首选青霉素、链霉素联用，或酌情用庆大霉素、氨苄西林（氨苄青霉素）、头孢菌素类药物、螺旋霉素、麦迪霉素注射或口服。

5. 免疫疗法

这可分为特异性和非特异性两种，前者又称脱敏疗法（或称减敏疗法）。采用特异性变异原作定期反复皮下注射，以产生免疫耐受性，使患者脱（减）敏。非特异性疗法为注射卡介苗、转移因子、疫苗等生物制剂抑制变应原反应的过程。

五、预防措施

（1）适当加强身体锻炼，如坚持做体操，打太极拳，进行呼吸训练、气功等运动，增强体质，预防哮喘发生。

(2) 尽可能找出过敏原，避免接触。对一些无法回避的过敏原，如粉尘、花粉、尘螨、真菌等也可采用脱敏疗法或迁移疗法。不养宠物，避免接触刺激性气体，预防呼吸道感染。外出戴围巾或口罩，避免冷空气刺激。避免食用可能诱发哮喘的药物，如阿司匹林、普萘洛尔、吲哚美辛等。

(3) 及时治疗或去除鼻窦、扁桃体、气管、支气管、肺等部位的炎症及病灶，预防感染。

(4) 在秋冬季节，采取防寒、耐寒、抗寒的措施。避免受寒过劳，避免因感冒、支气管炎等诱发哮喘发作。

(5) 注意休息，要节制房事，保证充足的睡眠。避免情绪激动、剧烈运动、持续喊叫等过度换气动作，预防诱发精神神经性哮喘。

(6) 吸烟会引起支气管痉挛、分泌物增加，诱发加重哮喘发作，因此要绝对戒烟，酒亦忌之。喝茶有利于排痰，解痉平喘，改善肺的通换气功能，缓解症状，可予患者喝茶以辅助治疗。

(7) 对过敏体质的老人，忌食鱼虾海鲜、生冷炙烩腌菜、辛辣或酸甘肥腻等食物，以免诱发哮喘发作。宜食清淡、易消化且含维生素丰富的食物，多饮水。

(8) 于发病季节前两个月开始给患者注射哮喘疫苗，常用三联(甲型链球菌、白色葡萄球菌、奈瑟球菌)或五联(上述三联加肺炎球菌、流感嗜血杆菌)，进行非特异性免疫治疗。

六、照护保健

1. 生活照护

(1) 环境与起居：哮喘患者对气息、温度非常敏感。居室环境清洁卫生，保持空气流通、新鲜，温度、湿度适宜，室内温度维持在18～22℃，湿度维持在50%～70%最适宜，避免受寒和冷空气的刺激。病室内不宜布置花草，不铺地毯，不养宠物，枕头内不宜填塞羽毛，以免吸入刺激性物质引起哮喘发作。对于病情严重者，应协助患者的生活起居和卫生处置，保持整洁舒适。

(2) 饮食和饮水：发作期以清淡、易消化、足够热量、高维生素的流质或半流质食物为主，勿勉强进食。避免硬、冷、油煎食物，避免食用与哮喘有关的食物，如鱼、虾、蟹、牛奶，注意食用添加剂，如酒石黄和亚硝酸盐，戒烟酒，保持大便通畅，多饮水。重症哮喘者尤应注意体液的补充，可经静脉补液。适量补液可纠正失水并稀释痰液，是促进排痰和改善通气功能的有效方法。每日补液约2 500～3 000 mL，滴速以30～40滴/分为宜，避免单位时间内输液过多而诱发心功能不全。

(3) 休息：急性期要督促患者注意休息，伴有发热者应卧床休息。发作时协助患者采取合适的体位，如半卧位或坐位，提供床上桌以作支撑，减少体力消耗。

(4) 体育锻炼：鼓励患者参加力所能及的体育锻炼，注意生活规律化，注意营养丰富，饮食清淡为宜，保证充足睡眠。有计划地进行体育锻炼，如医疗体操、慢跑、太极拳、气功等，以调整情绪，增强体质。

2. 医学护理

(1) 病情观察：观察哮喘发作的前驱症状，如鼻咽痒、喷嚏、流涕、眼痒等。哮喘发作时，观察患者意识状态、呼吸频率、节律、深度等。监测呼吸音和哮鸣音变化，监测动脉血气分析和肺功能情况，了解治疗效果。哮喘严重发作时，加强对患者的监护。

(2) 改善通气状况，缓解呼吸困难：采取综合性措施减轻或控制哮喘发作。

① 调整体位：发作时，协助患者采取舒适的坐位、半卧位或在床头设置一小桌，使患者能伏桌休息，减少体力消耗。重症哮喘患者应绝对卧床休息，设专人护理，严密观察病情变化，每隔 10～20 min 检测血压、脉搏、呼吸一次，必要时检测血气分析。

② 给氧：哮喘发作时，PaO_2 有不同程度的下降，可采用鼻导管法一般流量(2～4 L/min)吸氧。重症哮喘患者若有明显肺气肿伴二氧化碳潴留时，应给予低流量(1～2 L/min)鼻导管持续吸氧，吸入氧浓度一般不超过 40%。为避免气道干燥和寒冷气流的刺激而导致气道痉挛，吸入气体的应加温加湿，注意呼吸道湿化、保暖和通畅。必要时行机械通气。

③ 协助排痰：清除呼吸道分泌物是改善通气的重要环节。若痰液黏稠不易咳出，可用蒸馏水或生理盐水加抗生素雾化吸入，以湿化呼吸道，同时辅以拍背，促进痰液排出。哮喘患者不宜用超声雾化吸入，因颗粒过小，使较多雾滴易于进入肺泡或过饱和的雾液进入支气管，作为异物可刺激支气管痉挛，导致哮喘症状加重。必要时可吸痰。

(3) 用药护理：督促患者按时服药，注意观察药物疗效和毒副作用。

① 在使用 β_2 受体激动剂和糖皮质激素的气雾剂时，应指导患者在喷药时深吸气，吸入后屏气几秒钟，使药物吸入细小支气管以发挥更好疗效。少数患者在使用 β_2 受体激动剂后可有头痛、头晕、心悸、手指颤动、低血钾等不良反应，停药或坚持用药一段时间后可消失，不宜长期、规律、单一、大量使用。

② 茶碱类药物多口服用药，但在重症哮喘时，宜静脉给药，并在充分稀释后缓慢静脉推注或滴入，浓度不宜过高、速度不宜过快、注射时间在 10 min 以上。其主要不良反应包括恶心、呕吐等胃肠道症状，以及心动过速、心律失常、血压下降等心血管症状和兴奋呼吸中枢、多尿等，严重者可引起抽搐甚至死亡。因此，用药期间，应加强观察，尤其对于发热、老年以及心、肝、肾功能减退或甲状腺功能亢进等易于出现不良反应的患者，需特别注意。

③ 糖皮质激素吸入的主要不良反应为口腔念珠菌感染、声音嘶哑或呼吸道不适等，应指导患者喷药后立即用清水反复漱口；口服激素宜在饭后服用，以减少对胃肠道的刺激；静滴激素时，密切观察是否有消化道出血。激素的用量应按医嘱逐渐减量，患者不可自行停药或减量。

(4) 并发症预防与护理。

① 哮喘持续性状态：呼吸道感染未控制、持续接触过敏原、严重脱水、酸中毒、精神紧张、突然停用糖皮质激素、合并心肺功能障碍等可引起哮喘持续状态。应指导患者积极控制呼吸道感染、避免接触过敏原，及时补充水分，纠正酸中毒，遵医嘱合理用药等。

② 痰液黏稠易形成痰栓，加重呼吸困难，出现明显发绀、神志不清时，可准备做气管插管或气管切开，以清除痰栓，减少无效腔。出现呼吸衰竭时，应配合医生及时采取相应措施，如进行人工辅助呼吸等。

③ 若肺泡破裂引起自发性气胸，则应立即排气减压。

3. 心理疏导

心理因素在哮喘发作中具有重要作用。哮喘发作时，患者多产生紧张、烦躁、恐惧心理，而精神紧张、情绪激动往往会诱发或加重哮喘发作。因此要培养良好的情绪和战胜疾病的信心，给予心理疏导，减轻不良心理反应。当急性发作时，应加强巡视，了解患者的需要并予以及时处理。应沉着、冷静守护于床旁，安慰患者，使患者产生信任和安全感。哮喘发作时，多伴有背部发胀、发凉的异常感觉，可采用背部按摩的方法使患者感觉通气顺畅。并通过暗示、说服、诱导等方法，使患者身心松弛，情绪渐趋稳定，以利于缓解症状。

4. 健康教育

(1) 疾病知识教育：告诉患者哮喘的病因、临床表现、控制目的和治疗效果，使患者对疾病有充分认识，提高患者在治疗中的依从性，做好患者的心理护理，克服惧怕心理，树立战胜疾病的信心，更好地预防和治疗疾病。指导患者及其家人认识长期治疗哮喘的重要性，通过教育使患者了解哮喘虽不能彻底治愈，但通过长期、适当充分的治疗，完全可以有效控制哮喘发作，能坚持日常工作和生活。

(2) 指导老年人预防疾病：很多因素可以诱发哮喘，比如过敏食物、动物毛、香烟雾、烟雾、被褥和枕头的灰尘、扫地飞扬的尘土、强烈的气味和气雾剂、树和花的花粉，以及天气变化、感冒、情绪变化、跑步、运动和劳累等。哮喘病人应避开过敏原。坚持体育锻炼，如散步、打太极拳等。根据患者体质情况，可适当进行冷水浴，以增强机体抵抗力，但要避免剧烈运动。嘱患者随身携带止喘气雾剂，出现哮喘发作先兆时，立即吸入并保持平静，以迅速控制症状。

(3) 指导患者进行自我病情监测：做好哮喘日记，包括每日的症状、用药情况。出现以下情况时，应及时就医。一是轻症患者自我治疗 3 天后，未见任何缓解迹象，应速去医院检查诊治。二是哮喘发作严重，出现了呼吸困难，呼吸时鼻孔张大，大量出汗，口唇、指甲变灰或青紫，呼吸时肋间和颈部周围皮肤内陷，心跳或脉搏非常快，经喷药、服药仍不缓解，都应及时去医院诊治，以免发展成为哮喘持续状态。三是哮喘严重发作时，可出现气胸、纵隔气肿、肺不张等危及生命的症状，一旦发生，患者会表现为烦躁不安、气急、胸痛、出冷汗、血压下降、呼吸困难加剧，应立即送医院急诊急救。

子情境六　肺结核预防与照护

情境导入

患者，女，67 岁。

主诉：咳嗽、咳痰、胸痛、咯血伴低热、盗汗、乏力 1 个月。

现病史：两个月前其弟弟咳嗽、咯血、胸痛、发热，患者曾多次探望，其弟弟随后确诊为肺结核。近一月患者出现咳嗽、咳痰、胸痛、少量咯血，痰中带血丝，伴低热，体温最高达 37.5℃，多于午后潮热、盗汗，夜间明显，乏力、食欲减退，自服“氨苄西林”症状无好转。无明显呼吸困难。

既往史：糖尿病史 10 余年。无吸烟史。否认药物过敏史。

查体：T 37.4℃，P 80 次/分，R 18 次/分，BP 130/80 mmHg。

神志清楚，营养一般，精神不振，双肺呼吸音清，可闻散在干鸣音，心律齐，心率 80 次/分。腹软、肝脾未及，两下肢无水肿。

实验室检查：WBC 7.2×10^9/L，N 65%。

胸部X线检查：两肺纹理略紊乱，右上肺叶的尖后段小片状阴影，无明显空洞。

痰培养为结核分枝杆菌感染。

任务：1. 对该患者制订完善的照护计划。

2. 对该患者及家属做健康教育。

任务描述

肺结核是严重危害人类健康的主要传染病。全球约有20亿人口曾受到结核菌的感染，每年约300万人死于结核病。我国属于结核病高负担、高危险性的22个国家之一，有近一半人口曾受到结核菌的感染，每年约13万人因结核病而导致死亡。

近50年来，由于高效抗结核药物的问世和合理应用，防结核事业的极大发展，使结核病发病率显著下降。然而，由于获得性免疫缺陷综合征(AIDS)的感染、流行以及流动人口的增多，使近年来有些地区结核病发病率又有回升趋势，故仍应重点防治本病。因此需要做好对肺结核患者的照护工作，了解发病因素，掌握临床表现，熟悉治疗方案，能够对该病患者制订合理的照护方案，并能够开展预防该疾病的健康教育等。

任务实施

1. 按每5人为一小组对全班同学进行分组。
2. 以小组为单位对案例进行讨论分析。
3. 各小组汇报、分享讨论结果。

任务总结

1. 教师对各小组讨论分析结果进行点评。
2. 教师对任务描述中的知识进行分析总结。

知识链接

肺结核是由结核分枝杆菌引起的慢性呼吸道传染病。结核杆菌侵入人体后，可累及全身各个器官，但以肺结核为最多见，约占90%。

一、肺结核的传播

(一) 结核分枝杆菌

结核菌属分枝杆菌，包括人型、牛型、非洲型和鼠型四类，其中对人类致病的主要是人型菌，大约占90%，其次为牛型菌。

结核菌生长缓慢，在37℃环境下，培养时间为2～8周。结核菌对外界环境抵抗力较强，能耐寒、耐干燥、耐潮湿，在干燥环境中可存活数月或数年，在阴湿处可生存5个月以上。但对热和紫外线照射的耐受力很弱，如采取烈日下暴晒2～7 h(小时)，或煮沸5 min，病房或实验室利用10W紫外线灯具以0.5～1 m照射物体，照射30 min等措施均能杀灭结核菌。在常用杀菌剂中，以70%乙醇为最好，一般在接触2 min内即可杀死结核菌。

（二）流行环节

1. 传染源

痰结核分枝杆菌阳性的肺结核患者是结核病传播的主要来源。消毒不严的牛奶也可成为牛型结核分枝杆菌的传染源。

2. 传播途径

主要通过呼吸道传播。健康人吸入患者咳嗽、打喷嚏时喷出的带菌飞沫可引起肺部结核杆菌感染。患者随地吐痰，痰液干燥后结核分枝杆菌随尘埃飞扬，也可造成吸入感染。饮用未消毒的带菌牛奶引起消化道感染，经皮肤伤口及泌尿生殖道等途径感染则很少见。

3. 易感人群

人体对结核分枝杆菌的自然抵抗力可能由巨噬细胞介导并受遗传基因控制。生活贫困、居住拥挤、营养不良等社会经济因素也是结核病的重要易患因素。婴幼儿、青春后期、老年人结核病患病率较高。老年人由于容易合并各种慢性疾病，而且细胞介导的免疫功能减退，因此容易发生肺结核。

（三）人体反应性

1. 免疫力

人体对结核菌的免疫力包括自然免疫力（非特异性）和获得性免疫力（特异性）两种，后者是通过接种卡介苗或感染结核菌后所获得的免疫力，其免疫力强于自然免疫力，但两者对机体保护作用都是相对的，与全身状况和营养状态关系密切。当量少、毒力弱的结核菌侵入机体，且机体免疫力较强时，可防止结核病的发生或病变程度较轻。相反，当机体受到数量大、毒力强的结核菌侵袭，且人体免疫力低下时，则可导致结核病的发生或使已稳定的病灶重新活动。

2. 变态反应

这是指结核分枝杆菌侵入人体后4～8周，身体组织对结核菌及其代谢产物所产生的反应，属于Ⅳ型（迟发型）变态反应。

结核病的发生、发展与转归取决于侵入人体的结核菌数量、毒力、机体免疫力与变态反应的强弱。免疫对机体可起到保护作用，当多种原因造成机体抵抗力低下时，结核病即可不断发展。相反，若机体抵抗力较强，则即使存在结核菌感染，也不易发病或病变程度较轻。

二、临床分型

2004年我国实施新的结核病分类标准如下。

1. 原发型肺结核

原发型肺结核包括原发综合征和胸内淋巴结结核，多见于儿童，或边远山区、农村初次进入城市的成人。症状多轻微而短暂，少数病儿有发热、咳嗽、盗汗、易哭闹、食欲减退、体重减轻等。绝大多数原发病灶可自行吸收，不遗留任何痕迹。X线胸片表现为哑铃型阴影，即原发病灶、引流淋巴管炎和肿大的肺门淋巴结，形成典型的原发综合征。

2. 血行播散型肺结核

血行播散型肺结核包括急性血行播散型肺结核（急性粟粒性肺结核）及亚急性和慢性血

行播散型肺结核。急性血行播散型肺结核多见于婴幼儿和青少年，多由原发型肺结核发展而来，特别是营养不良、患有基础疾病或使用免疫抑制剂等使机体抵抗力低下的小儿。成人多继发于肺或肺外结核，由于病灶中的结核分枝杆菌侵入到血管内而引起。起病急，全身毒性症状严重，可有持续高热、盗汗、虚弱明显，但很少出现呼吸困难，并发结核性脑膜炎时，可出现脑膜刺激征。亚急性及慢性者起病缓慢，病程较长，全身毒性症状较轻，如低热、消瘦、淋巴结肿大等。

3. 继发性肺结核

继发性肺结核是肺结核中的一个主要类型，多见于成人，病程长，易于反复发生。好发于上叶尖后段和下叶背段，肺结核分枝杆菌检查常为阳性。可出现以浸润病变为主、以空洞病变为主、以增殖病变为主或干酪样病变为主等多种病理改变。包括浸润性肺结核、空洞性肺结核、纤维空洞性肺结核、结核球、干酪样肺炎等。

4. 结核性胸膜炎

在结核性胸膜炎发展过程中的不同阶段，可出现结核性干性胸膜炎、结核性渗出性胸膜炎和结核性脓胸。干性胸膜炎以胸痛为主要表现，深吸气或咳嗽时加重，可闻及胸膜摩擦音，X线检查无异常。渗出性胸膜炎和结核性脓胸患者的全身毒血症状明显，随着胸水量的增加，胸痛减轻或消失，可出现胸闷、气促。

5. 其他肺外结核

根据发生结核的部位及脏器命名，如骨结核、结核性脑膜炎、肾结核、肠结核等。

6. 菌阴肺结核

菌阴肺结核为三次痰涂片及一次培养阴性的肺结核。但具有典型肺结核临床症状和胸部X线表现，抗结核治疗有效，同时临床可排除其他非结核性肺部疾患。

三、临床表现

肺结核的临床表现不一，其轻重与病变的性质、范围及机体反应性有关。

1. 全身中毒症状

午后低热、盗汗、疲乏、体重下降、面部潮红、心悸、失眠等。少数患者可有高热。女性患者可出现月经不调，甚至闭经等自主神经功能紊乱症状。常见肺结核发热具有3个主要特点：长期发热；热型多样，表现为午后低热；多不伴有畏寒或寒战。老年人常无发热，但有乏力、食欲不振、体重减轻时应引起重视。

2. 呼吸系统症状

(1) 咳嗽：是肺结核的最常见症状。咳嗽较轻，干咳或少量黏液痰。有空洞形成时，痰量增多，若合并其他细菌感染，痰可呈脓性。如合并支气管结核，表现为刺激性咳嗽。

(2) 咯血：是肺结核患者常见的症状，有1/3～1/2的患者可反复咯血，咯血量不等，轻者痰中带血丝，重者可大量咯血。但肺结核咯血并不代表病情加重。咯血后持续高热常提示病灶播散。大咯血时可出现失血性休克，有时血块阻塞大呼吸道，引起窒息。

(3) 胸痛：当胸膜受累时可有相应部位的胸痛为胸膜性胸痛，随呼吸运动和咳嗽加重。

(4) 呼吸困难：慢性重症肺结核患者呼吸功能明显减退时可出现渐进型的呼吸困难。并发大量胸腔积液时，可有急骤发生的呼吸困难。干酪样肺炎也出现呼吸困难。

3. 变态反应

有些肺结核患者有变态反应的表现，出现类似风湿热症状，表现为结节性红斑及环形红斑，以前者多见，好发于四肢伸侧及踝关节附近，间歇出现。

4. 体征

病变范围、病变部位及病程不同，体征也不一样。早期病灶小或肺组织深部，多无异常体征。病变范围较大，则患侧呼吸运动减弱，叩诊浊音，听诊有支气管呼吸音；纤维空洞病变为主且病程长时，有患侧胸廓塌陷，气管移位，叩诊浊音，听诊呼吸音降低或闻及湿啰音，对侧可有肺气肿的体征。

5. 主要实验室检查

① 痰结核菌检查：是确诊肺结核最可靠的方法。痰菌阳性说明病灶是开放性的，患者目前有传染性，应予以呼吸道隔离。

② 胸部X线检查：为早期诊断肺结核的重要方法，在确定病变部位、范围、性质，了解其演变，选择治疗方案、评估预后等方面具有重要价值。X线可显示云雾状、边缘模糊的浸润性病灶；密度较高、浓度不一、呈片状阴影的干酪性病灶；有环形边界透光区的空洞；斑点、结节状、密度较高、边缘清楚的纤维钙化病灶；粟粒状结核病灶及胸腔积液等。

③ 结核菌素实验：本实验应用较多，如调查感染率、选择卡介菌接种对象等，而在结核病的诊断和鉴别诊断中的应用价值有限，只是对儿童及青少年的结核病诊断有一定参考意义。世界卫生组织与国际防痨和肺病联合会推荐使用纯蛋白衍化物(PPD)，以提高敏感性，减少非特异性反应的发生，同时利于各国之间结核感染率的比较。

试验方法：通常取0.1 mL(5 IU)，在左前臂屈侧做皮内注射。试验后48～72 h观察局部反应，测定皮肤硬结直径，并记录结果。

结果观察：硬结直径<5 mm为阴性(－)，5～9 mm为弱阳性(＋)，10～19 mm为阳性(＋＋)，≥20 mm或虽<20 mm，但局部皮肤出现水疱、淋巴管炎及组织坏死，均为强阳性(＋＋＋)。本试验反应越强，对结核病的诊断，特别是对婴儿结核病的诊断越重要。

一般来讲，儿童结核菌素试验阴性表明未曾受到结核菌感染，可除外结核病。3岁以下婴幼儿呈强阳性反应者，即使无症状，也应视为活动性肺结核。而成人结核菌素试验出现阳性反应仅表示曾受到结核菌感染或接种过卡介苗，并不表示一定患病。结核菌素试验阴性除提示没有结核菌感染外，还可见于变态反应前期(4～8周前)、重症结核、使用糖皮质激素或免疫抑制剂、严重营养不良、HIV感染、恶性肿瘤、年老体弱及危重患者。

四、治疗原则

(一) 抗结核药物

活动性结核的化疗应遵循早期、联合、规律、足量、全程五大原则。常见抗结核药物有异烟肼、利福平、链霉素、吡嗪酰胺、乙胺丁醇、对氨基水杨酸钠等。抗结核新药有利福喷丁、氟喹诺酮类、卫非宁等。

(二) 化疗方法

根据抗结核药物和细菌的相互作用，化疗通常分成两个阶段。第一阶段为强化治疗，目的在于杀灭正在生长繁殖的结核菌，使痰菌转阴，病灶吸收，以迅速控制病情。第二阶段为维持治疗或称巩固治疗，在于消除生长代谢缓慢的结核菌，以达到灭菌、减少复发和彻底治愈的目的。

（三）肾上腺糖皮质激素

重症肺结核或结核性渗出性胸膜炎伴有高热等严重中毒性症状时，可在有效抗结核药物应用前提下，加用糖皮质激素，如泼尼松（强的松），以改善中毒症状，加速渗透吸收，减少胸膜粘连。

（四）咯血防治

1. 镇静止咳

情绪紧张可给予地西泮口服，咳嗽剧烈者可应用镇咳剂减轻咳嗽，减少咯血，如哌替啶（杜冷丁）、可待因、复方桔梗片，但禁用吗啡，防止抑制呼吸中枢和咳嗽反射。

2. 止血

小量咯血可口服卡巴克洛（安络血）、云南白药，静脉注射酚磺乙胺（止血敏）、维生素 K_1、巴曲酶（立止血）等；中量、大量咯血用垂体后叶素 5～10 单位加入 25％葡萄糖注射液 20 mL 至40 mL 中，缓慢静脉推注，必要时静脉滴注维持治疗。

3. 输血

大量咯血时可少量多次输新鲜血，有助止血，失血性休克时输血以补充血容量。

4. 经纤维支气管镜止血

可在支气管镜直视下，对出血部位灌注凝血酶或 1∶2 000 去甲肾上腺素；也可采用球囊压迫性止血。

5. 手术治疗

反复大量咯血，内科治疗无效，出血部位明确，全身状况好，可行手术治疗。

五、预防措施

（一）接种卡介苗

卡介苗是活的无毒力的牛型结核分枝杆菌。可以使人体产生对结核分枝杆菌的特异免疫力，主要接种对象是新生儿，其次是结核菌素试验阴性的儿童和青少年。卡介苗不能预防感染，但能减少发病减轻感染后的病情，减少血行播散型肺结核和结核性脑膜炎的发生机会。卡介苗在三角肌外缘下端皮内注射。局部可出现红肿、破溃，一般在 2～3 周内出现，数周内自行结痂愈合。人工结核分枝杆菌感染可诱导机体产生抗结核杆菌的免疫力。

对已感染者进行抗结核药物化学预防的目的是预防结核分枝杆菌感染者发病，防止结核分枝杆菌感染者发病或已愈合、稳定的结核病复发。

（二）做好消毒隔离

1. 控制传染源

建立结核病防治网，加强卫生宣教，早期发现患者并登记管理监督用药，按时复查防止传播。肺结核病程长、易复发和具有传染性，必须长期随访。

2. 切断传播途径

(1) 对开放性肺结核患者，应有单独一套用物(包括餐具、痰杯等)，定期消毒。

(2) 患者所用餐具在食后煮沸消毒 5 min 后再刷洗。剩余饭菜煮沸 10 min 后弃去。便器、痰具等可用 0.1%过氧乙酸浸泡 1 h 消毒。

(3) 患者所用卧具、书籍每日在日光下暴晒 2 h，可杀死结核分枝杆菌。

(4) 患者要戴口罩，不能随地吐痰，痰吐入纸上或硬纸盒内用火焚烧，也可加入等量的 0.1%过氧乙酸加盖浸泡 1 h 杀死结核菌。患者咳嗽、打喷嚏要用手帕掩住口鼻，以防飞沫传染。

(5) 病室内应有较好的阳光和通风条件。可用紫外线灯照射，每日早晚各 1 h，彻底消毒。

3. 保护易感人群

加强体育锻炼，增强体质以提高机体抵抗力，注意营养的摄取。对未受过结核菌感染者，如新生儿以及结核菌素试验阴性的儿童，应及时接种卡介苗，使机体对结核菌产生获得性免疫力。对受结核分枝杆菌感染易发病的高危人群，如获得性免疫缺陷综合征(艾滋病)感染者、硅沉着病、糖尿病等，可应用预防性化学治疗。

六、照护保健

1. 生活照护

(1) 环境：居室应注意定时通风换气，保持室内空气清新，调节适宜的温度、湿度。有条件者建议独居一室，室内保持良好通风。可选择空气新鲜、气候温和的地方疗养，以促进身体的康复，增加抵抗疾病的能力。

(2) 饮食：肺结核是一种慢性消耗性疾病，应为患者制订全面的饮食营养计划。应注意丰富和充足的营养，给予高热量、高蛋白、高维生素的食物，以增强抵抗力和机体修复能力，促进病灶愈合。牛奶、鸡蛋、大豆、鱼肉、新鲜蔬菜和水果都对康复有利，同时要注意增进食欲和膳食搭配。戒烟酒。监测体重，每周测体重并记录，判断患者营养状况是否改善。

(3) 休息：

① 肺结核患者症状明显，有咯血、高热等严重结核病毒性症状，或结核性胸膜炎伴大量胸腔积液者，应卧床休息，不可劳累。

② 恢复期可适当增加户外活动，如散步、打太极拳、做保健操等，加强体质锻炼，充分调动人体内在的自身康复能力，增进机体免疫功能，提高机体的抗病能力。

③ 轻症患者在坚持化学治疗的同时，可进行正常工作，但应避免劳累和重体力活动，保持足够的睡眠和休息，做到劳逸结合。

④ 痰涂片阴性和经有效抗结核治疗 4 周以上的患者，没有传染性或只有极低的传染性，应鼓励患者过正常的家庭和社会生活，有助于减轻肺结核患者的社会隔离感和因患病引起的焦虑情绪。

2. 医学护理

(1) 生命体征监测：注意体温、脉搏、呼吸等变化，若持续高热不退、脉搏快速、呼吸急促，均提示病情加重，应加强护理。注意室内通风换气，有盗汗者应及时用温毛巾帮助擦干身体，并更换潮湿衣服，棉被不宜太厚，有条件者可每天沐浴。

（2）对症护理：保护易感人群，加强体育锻炼，增强体质以提高机体抵抗力，注意营养的摄取。对未受过结核菌感染，如新生儿以及结核菌素试验阴性的儿童，应及时接种卡介苗，使机体对结核菌产生获得性免疫力。

① 咳嗽咳痰：应观察记录痰液的色、质、量，痰液黏稠、咳痰费力者可适量多饮水，并采取适宜的排痰方法。

② 胸痛：应卧床休息，可给予患侧卧位，指导患者避免剧烈咳嗽。

③ 呼吸困难：注意观察呼吸形态和生命指标，卧床休息，给予合理氧疗。

④ 发热：卧床休息，监测体温变化，高热时给予物理降温。

（3）用药护理：抗结核药物治疗的疗程长，坚持按规定的化疗方案进行治疗，同时注意药物的副作用。口服对消化道有刺激作用的药物时，可在餐中给药；异烟肼可引起周围神经炎及皮疹，可同时服用维生素 B_6，避免乙醇、奶酪等饮食，不与抗酸药同时服用，合并糖尿病者应注意观察糖尿病有无恶化表现；链霉素可引起听神经及肾损害，要保证足够的液体补充，定期检查尿常规及肾功能及听力，老年人及有肾疾病的患者慎用；乙胺丁醇易引起视神经炎及皮疹，定期复查视力及颜色分辨力；对氨基水杨酸钠可引起胃肠不适及肝损害，应餐后给药；利福平应空腹口服，不与米汤、牛奶同服，服用后体液及分泌物会呈橘红色，使隐形眼镜永久变色，服药期间监测肝功能。一旦发现问题，及时与医师联系，及早停药。

（4）并发症预防与护理：咯血是肺结核的主要严重并发症，而窒息是大咯血致死的主要原因，护理中应注意观察有无咯血等先兆征象以便及时处理。疼痛时采取患侧卧位，必要时给予止痛药缓解疼痛。

（5）咯血患者护理。

① 观察病情：应观察咯血的量、颜色、体质，尤其应注意出血速度。测量血压、脉搏等生命体征，观察患者神志的改变，准确记录尿量。

② 体位：小量咯血时应卧床休息。发生大量咯血应绝对卧床，病室内保持安静，协助患者取患侧卧位，以减少患侧呼吸动度，同时有利于健侧通气。

③ 大咯血时的护理。

a. 保持呼吸道通畅：鼓励患者在咯血时轻轻将血咯出，不可屏气，以免诱发喉头痉挛，导致窒息的发生。一旦患者出现胸闷、憋气、唇甲发绀、面色苍白、冷汗淋漓、烦躁不安等窒息征象，应立即取头低足高位，头偏向一侧，并轻拍背部，以促进呼吸道和口咽部血块的排出，必要时可行机械吸引，并做好建立人工呼吸道的准备。尽量减少患者的翻动，基础护理操作时动作要轻柔。

b. 吸氧。

c. 建立静脉通路：遵医嘱使用神经垂体后叶素等止血药物。

d. 心理疏导：守护并安慰患者，解除紧张，恐惧心理。精神紧张的可遵医嘱给予小量镇静剂，如地西泮等，禁用吗啡。

3. 心理疏导

结核病是一种慢性传染性疾病，给患者及家属造成很大的心理负担，疾病的转归也直接影响患者的家庭和社会生活能力。由于需要住院隔离治疗，家人和朋友不能与患者密切接触，加上疾病带来的痛苦，患者常感到孤独。病程长、长期服药进展不大时，易产生悲观情绪。当出现咯血时，患者会因此而感到紧张、恐惧。护理人员要观察患者是否有不良的心理反应，及时了解患者的心理状态，给予疏导，避免情绪波动，消除焦虑、孤独等不良心理反应。使患者对疾病有一个正确的认识，树立战胜疾病的信心。要给患者以心理支持，创造良好的环境，使其树立战胜疾病的信心，安心休养，积极配合治疗，直至真正治愈。选择力所能及并适合自己身体状态的娱乐、锻炼、学习方式和内容，注意劳逸结合，建立健康的生活方式，以最佳的心理状态接受治疗。同时做好患者家属和亲友的工作，不能冷淡和歧视患者，既要注意消毒隔离，又要关心爱护患者，给患者以精神支持。

4. 健康教育

(1) 疾病知识教育：肺结核病是一种严重危害人类健康的传染病，是我国政府决定重点控制的疾病之一。得了肺结核病如果不能彻底治疗就会完全丧失劳动能力，而且还会传染他人，对个人和家庭都是极大的危害。要有计划、有目的地向患者及家属逐步介绍有关疾病及药物治疗的知识。强调早期、联合、适量、规律、全程化学治疗的重要性，使患者积极配合治疗，督促患者按医嘱服药，建立按时服药的习惯，鼓励患者坚持全程化学治疗。

(2) 指导老年人预防疾病：合理安排休息与活动，增强体质，提高抗病能力并促进康复。合理饮食，保证足够营养。注意环境舒适、心情愉悦。应让患者单独居住，没有条件的要做到分床，禁止同床共枕，对 70 岁以上的老人均应做到与患者分室居住。尽量做到患者不与家人同桌共餐。照顾患者时应戴口罩，且口罩需要每天浸泡消毒，定期进行胸部 X 线检查。若患者出现午后低热、周身乏力、胸闷、咳嗽、食欲减退、盗汗、消瘦等症状时，及时就诊。对痰中结核菌阳性的患者，应配置专用用具，并定时消毒。

(3) 指导患者进行自我病情监测：定期到医院复查胸片、痰菌检查、肝肾功能检查等，以了解病情变化，及时调整治疗方案。在全程、适量、联合用抗结核药的过程中，使用的抗结核药物都有不同程度的副作用和毒性，特别肝损害，因此，嘱患者必须按医生的要求按时来院复查，如出现食欲不振、恶心呕吐、肝区不适、皮肤瘙痒等诸多不适时，应及时回院复查。

子情境七　呼吸衰竭的预防与照护

情境导入

患者，男性，68 岁。

主诉：咳嗽、咳痰 20 余年，加重 1 周，呼吸困难、神志恍惚 1 天。

现病史：20 余年来患者经常咳嗽，咳白色痰。每逢劳累、气候变化或受凉后，咳嗽、咳痰加重。冬季病情易复发，常持续 2～3 个月。7 年前开始出现气喘，逐渐加重，易疲劳，平时服用氨茶碱等药物后症状可减轻。1 周前老人因受凉后咳嗽、咳痰加重，痰液呈黏液黄色脓状，不易咳出，每日量约 30 mL，伴胸闷、气促。入院前 1 天家人发现老人呼吸困难、神志模糊、嗜睡。

既往史：吸烟史 40 余年，每天一包半，已戒 3 年。无高血压、心脏病史。否认药物过敏史。

体格检查：T 36.8℃，P 110 次/分，R 26 次/分，BP 135/85 mmHg。

神志恍惚，营养一般，皮肤弹性稍差。呼吸急促，口唇发绀，胸廓呈桶状，呼吸运动减弱，语颤减弱，叩诊呈过清音，心浊音界不易叩出，肺下界和肝浊音界下移，呼吸音减弱，两肺可听到散在的哮鸣音和干啰音，右下肺部可听到细湿啰音。心律齐，心率 110 次/分。腹软、肝脾未及，肝颈静脉反流征(—)，两下肢无水肿。

实验室检查：WBC 15.0×10^9/L，N 90%，L 10%。

血气分析：pH 7.31，PaO_2 6.67 kPa(50 mmHg)，$PaCO_2$ 8.66kPa(65 mmHg)。

胸部 X 线检查：肋间隙增宽，两肺透亮度增加，肺血管纹理增多、增粗且紊乱，右下肺可见片状阴影，心影狭长。

任务：1. 对该患者制订完善的照护计划。

2. 对该患者及家属做健康教育。

任务描述

呼吸衰竭简称呼衰，是呼吸功能的衰竭，病死率极高。多种疾病如呼吸系统疾病(包括感染、哮喘、阻塞性肺疾病、肺结核、肺血管疾病、气胸等)、脑血管疾病(脑出血、脑梗死等)、胸廓外伤、手术损伤、神经肌肉病变、颅脑外伤感染、脊髓疾病等都可直接或间接抑制呼吸中枢，引起通气不足，导致呼吸衰竭，最终死亡。因此需要做好对呼衰患者的照护工作，了解发病因素，掌握临床表现，熟悉治疗方案，能够对该病患者制订合理的照护方案，并能够开展预防该疾病的健康教育等。

任务实施

1. 按每 5 人为一小组对全班同学进行分组。
2. 以小组为单位对案例进行讨论分析。
3. 各小组汇报、分享讨论结果。

任务总结

1. 教师对各小组讨论分析结果进行点评。
2. 教师对任务描述中的知识进行分析总结。

知识链接

呼吸衰竭(respiratory failure，RF)简称呼衰是因各种原因引起肺通气和换气功能严重损害，导致缺氧和二氧化碳潴流，动脉血氧分压(PaO_2)≤8 kPa(60 mmHg)和(或)动脉血二氧化碳分压($PaCO_2$)≥6.67 kPa(50 mmHg)并产生一系列生理功能和代谢紊乱的临床综合征。根据病程分急性呼衰和慢性呼衰；按动脉血气测定分为Ⅰ型呼衰和Ⅱ型呼衰，前者患者动脉血中仅动脉血氧分压降低，后者动脉血氧分压降低的同时伴有动脉血二氧化碳分压升高。

一、发病原因

(1) 气道阻塞性病变：COPD、重症哮喘等。

（2）肺组织病变：肺炎、肺气肿、严重肺结核、弥漫性肺纤维化、肺水肿、硅沉着病等。

（3）肺血管疾病：肺栓塞、肺血管炎等。

（4）胸廓与胸膜病变：胸部外伤、自发性或外伤性气胸、脊柱畸形、大量胸腔积液或伴有胸膜肥厚与粘连、强直性脊柱炎、类风湿性脊柱炎等。

（5）神经肌肉病变：脑血管疾病、颅脑外伤、脑炎以及镇静催眠剂中毒、脊髓损伤、脊髓灰质炎、多发性神经炎、重症肌无力、有机磷中毒、破伤风以及严重的钾代谢紊乱等。

二、临床表现

1. 呼吸困难

多数患者有明显的呼吸困难，可表现为频率、节律和幅度的改变。较早表现为呼吸频率增快，病情加重时出现呼吸困难，辅助呼吸肌活动加强，如三凹征。中枢性呼吸衰竭表现为呼吸节律改变如潮式呼吸。COPD 所致的呼吸衰竭表现为呼吸费力伴呼气延长或浅快呼吸。

2. 发绀

发绀是缺氧的典型表现。临床上当血氧饱和度（SaO_2）$<80\%\sim85\%$或动脉血氧分压<6.67 kPa(50 mmHg)时，口唇、指甲、舌等发绀。贫血者发绀不明显或不出现。

3. 精神神经症状

缺氧可引起判断力减退、轻度共济失调、焦虑不安、失眠、眩晕等，高碳酸血症可引起头痛、嗜睡、昏迷、肌肉震颤和颅内压升高等。

4. 循环系统症状

缺氧和二氧化碳潴留可引起心率增快、心律失常和血压的改变。二氧化碳潴留时外周血管扩张，出现皮肤潮红、温暖多汗。

5. 其他

可出现消化道出血，肝、肾功能损害，弥散性血管内凝血等表现。

三、治疗原则

呼吸衰竭总的治疗原则是：加强呼吸支持，包括保持呼吸道通畅、纠正缺氧和改善通气等；呼吸衰竭病因和诱发因素的治疗；加强一般支持治疗和对其他重要脏器功能的监测和支持。

1. 保持呼吸道通畅

这是最基本、最重要的治疗措施。清除呼吸道分泌物，缓解支气管痉挛，使用祛痰、解痉、平喘药物，稀释痰液及扩张支气管，鼓励患者咳出痰液，必要时应行气管插管或气管切开，建立人工气道。

2. 氧疗

氧疗是改善低氧血症的主要手段。Ⅰ型呼衰给予高浓度氧疗，Ⅱ型呼衰采取低流量（1～2 L/min）持续吸氧。此方法既能纠正严重缺氧，又能防止二氧化碳潴留加重。

3. 增加通气量

应用呼吸兴奋剂，如尼可刹米，能提高呼吸中枢兴奋性，增加通气量，降低二氧化碳分压，并提高氧分压。但应注意必须在呼吸道通畅情况下使用。药物治疗无效时，应考虑建立人工气道和机械通气支持。

4. 控制感染

呼吸道感染是呼衰最常见的诱因，可结合痰培养及药敏选择抗生素。

5. 保持内环境平衡

及时纠正酸碱平衡及电解质紊乱。

6. 防治并发症

积极防治肺性脑病、休克、上消化道出血、心律失常、急性肾衰竭、弥散性血管内凝血等并发症。

7. 营养支持

对昏迷的患者可予鼻饲，必要时给予静脉高营养。

四、预防措施

1. 预防上呼吸道感染

寒冷季节或季节变换时应减少外出和避免到空气污浊的公共场所活动。室内空气应清新，空气流通；吸烟患者应戒烟；鼓励患者加强呼吸肌锻炼，坚持做缩唇腹式呼吸以改善通气。增强体质，患者每天可用冷水洗面洗鼻，摩擦颈部，增强耐寒能力。

2. 对疾病做到早诊断、早治疗

密切观察患者的临床症状、体征，及早发现呼吸衰竭征兆。早期诊断、早期治疗直接影响预后，错失时机的过晚抢救可造成被动局面，造成心、脑、肾等重要脏器不可逆的损害，因此对于败血症、肺挫伤、多发性长骨骨折、大量输血（6 h 内输入超过 1 000 mL 的血）、低血压持续 2 h 以上等高危人群均应密切观察，防止成人呼吸窘迫综合征（acute respiratory distress syndrome，ARDS）的发生。对 COPD 患者，一旦合并急性上呼吸道感染，就应高度警惕发生呼吸衰竭的可能。

五、照护保健

1. 生活照护

（1）环境：居室应注意定时通风换气，保持室内空气清新，调节适宜的温度、湿度。

（2）饮食：保证营养摄入，鼓励神志清醒的患者自行进食，给予高蛋白、高脂肪、低碳水化合物和适量多维生素、微量元素、易消化的流质饮食。高碳水化合物饮食能产生大量二氧化碳和消耗大量的氧气，从而增加肺通气负担。对昏迷或气管插管的患者，应考虑鼻饲。胃肠功能差的患者，可用静脉高营养，补充机体消耗，提高抗病能力，促进康复。

（3）休息：一般呼吸衰竭患者取半卧位或坐位，趴伏在床桌上，并尽量减少自理活动和不必要的操作。指导患者节省体力，协助患者完成日常生活活动。

2. 医学护理

（1）生命体征监测：观察患者的神志、呼吸频率和节律、发绀程度、脉搏、心律和血压的变化，准确记录出入量，判断肾功能的情况，注意呕吐物及大便的颜色、性状，如发现有消化道出血，应及时报告医师采取相应措施。

（2）氧疗：根据基础疾病、呼吸衰竭的类型和缺氧的严重程度选择适当的给氧方法和吸入氧分数。

① 浓度：Ⅰ型呼衰给予高浓度氧疗（5～8L/min），Ⅱ型呼衰采取低流量（1～2L/min）持续吸氧。

② 方法：轻度呼吸衰竭和Ⅱ型呼衰的患者可用鼻导管和鼻塞给氧。严重低氧血症和呼吸状态不稳定的Ⅰ型呼衰患者可用普通面罩或无重复呼吸面罩给氧。

③ 观察效果：呼吸困难缓解、发绀减轻、心率减慢，表示氧疗有效。意识障碍加深或呼吸过度表浅、缓慢，可能为二氧化碳潴留加重。应及时调整吸氧流量，保证氧疗效果，防止氧中毒和二氧化碳麻醉。

④ 注意事项：保持吸入氧气湿化，吸氧管道、面罩妥善固定、通畅、清洁，定期更换消毒，防止交叉感染。

（3）对症护理：如有发热予药物或物理（冷敷、乙醇擦浴等）降温，监测体温，避免高热引起休克、脱水等病症。

（4）用药护理：按医嘱及时准确给药，观察疗效及不良反应。应用呼吸兴奋剂，应保持呼吸道通畅，适当提高吸入氧浓度，静滴时不宜速度过快，注意观察神志、呼吸频率和节律、动脉血气的变化，若出现恶心、呕吐、烦躁、面色潮红、皮肤瘙痒等现象，应减慢速度并及时通知医生。出现严重不良反应及时停药；Ⅱ型呼衰患者禁用对呼吸有抑制作用的药物，如吗啡等，慎用其他镇静剂，如地西泮等，以防止导致呼吸抑制的严重后果。

（5）备好各种抢救器材和药品：如呼吸机、吸引器、气管插管、气管切开包、呼吸兴奋剂、强心利尿剂等，以方便对危重患者进行抢救。

（6）保持呼吸道通畅。

① 清除呼吸道分泌物：

a. 患者呼吸急促，水分大量蒸发，致气管内分泌物黏稠甚至干燥。应鼓励患者饮水，进行雾化吸入或通过静脉输液补充水分，应用氨溴索（沐舒坦）、祛痰灵、溴己新（必嗽平）等药物，促进痰液排出。

b. 呼吸衰竭的患者咳嗽无力或咳嗽反射迟钝时，导致痰液潴留，应帮助其翻身叩背，病情允许可行体位引流，帮助将痰咳出。

c. 应用雾化吸入疗法，在雾化液中加入祛痰药物、支气管舒张剂及抗生素等，使药物直接作用于局部，达到治疗的目的。

② 缓解支气管痉挛：临床常用支气管舒张剂有β肾上腺素兴奋剂、茶碱类药物、胆碱能阻滞剂、肾上腺皮质激素等来缓解支气管痉挛。

（7）机械通气的护理：包括经鼻、口气管插管及气管切开，需专人看护，观察神志、生命体征、末梢循环、血气分析等。老年人皮下脂肪及供血减少，皮肤变薄，易发生褥疮且不宜愈合，应加强翻身皮肤护理，口腔及会阴护理，对神志不清患者要注意保持静脉插管、导尿管、胃管等管腔通畅，保证呼吸机正常运行。为保证机体需要，应常规鼻饲匀浆饮食。另需注意以下几点：

① 气管插管应固定牢固，勿使插管上下滑动。

② 吸痰时注意无菌操作，动作宜轻柔迅速。

③ 气管套管的纱布应保持清洁干燥，每天更换 2～3 次，经常检查创口周围皮肤，保持清洁。

④ 气囊要定时放气，一般每 4 小时放气 1 次，每次 5 min，以防止气囊长期压迫气管黏膜而引起溃疡或坏死。

⑤ 病情稳定后适时拔管，脱机使医护人员在场监护并加强氧疗，也可同时使用少量呼吸兴奋剂。

（8）防止误吸：呼吸衰竭的患者由于全身衰弱或神志不清，口咽部分泌物或呕吐物易被吸入气道，造成吸入性肺炎或肺不张。为了防止误吸，患者在进食时应采取半卧位或侧卧位，头偏向一侧，并及时吸净口咽部分泌物。

3. 心理疏导

慢性呼衰患者对病情和预后有所忧虑，会产生紧张焦虑情绪，对治疗丧失信心。因此，应多了解和关心患者，明白患者的心理状况，让患者说出或写出引起焦虑的因素，指导患者放松、分散注意力和引导性想象等，缓解患者的紧张和焦虑。特别是对建立人工气道和使用呼吸机的患者，应经常床旁巡视、照料，通过语言或非语言方式与患者交流。在采取医疗护理措施前，应向患者解释以取得配合。对病情危重的患者语言要清晰、简要、易懂，配合非语言沟通。对使用呼吸机的患者要教会患者理解及使用非语言沟通，如手势、肢体语言、书写等，以及时了解患者的需求及心理状态，以便提供必要的帮助，协助患者克服不良的心理反应。

4. 健康教育

（1）疾病知识教育：向患者传授所患疾病的有关医学护理方面的知识技能，调动患者积极参加护理活动，提高自我照护保健能力，使其早日康复。让患者及家属学会合理的家庭氧疗方法及注意事项。

（2）指导老年人预防疾病：指导自我护理的技能，教患者及家属学会呼吸运动锻炼的方法，如缩唇呼吸、腹式呼吸，提高呼吸功能，延缓肺功能恶化；掌握排痰及氧疗技术，如有效咳嗽、咳痰、体位引流、拍背和家庭氧疗等，以加速康复。指导增强体质的方法，根据肺功能的状况制订合理的休息和运动计划，掌握减少氧耗量的活动与休息方法，劳逸结合，加强营养，合理膳食，加强耐寒训练，坚持用冷水洗脸。指导患者避免诱因，少去人群拥挤的公共场所，尽量避免与呼吸道感染患者接触，以减少感染的机会，预防上呼吸道感染，避免吸入刺激性气体，对吸烟患者制订戒烟计划并按计划戒烟。

（3）指导患者进行自我病情监测：若有咳嗽加剧，痰液增多和变黄、气急加重及神志改变等变化，应及时发现，尽早就医。

思考与训练

问答题

1. 老年人肺炎的护理要点是什么？

2. 怎样做好 COPD 患者的氧疗？

3. 肺结核患者的护理隔离措施需要注意哪些？

4. 如何预防呼吸衰竭的发生？

案例分析

病历摘要一

患者，男，31岁。因发热、咳嗽伴左侧胸痛2天入院。患病前曾淋雨着凉。目前痰量不多，易咳出。既往体健。

体格检查：T 39.3℃，R 22次/分，P 96次/分，BP 105/75 mmHg。神清，急性面容，口角有单纯疱疹，左下肺呼吸运动减弱，叩诊呈浊音，可闻及支气管呼吸音及少量湿啰音，深吸气时有胸膜摩擦音。心律齐，腹平软，肝、脾未触及。

实验室检查：WBC 15×10^9/L，N 80%。

胸部X线检查：左下肺大片浸润阴影。

思考题：

1. 患者为什么会出现胸痛？发病原因是什么？
2. 患者可能患有什么病？
3. 针对患者目前的状况，护理人员应采取的主要护理措施是什么？
4. 应如何对患者进行健康教育？

病历摘要二

男性患者，68岁。因咳嗽、咳痰20余年，加重半月，发热1周，神志恍惚1天入院。20余年来患者经常咳嗽，咳白色痰。每逢劳累、气候变化或受凉后，咳嗽、咳痰加重。冬季病情易复发，常持续2～3个月。7年前开始有气喘，起初在劳累或快步行走时发生，以后逐渐加重，平地行走稍快即感气喘，且易疲劳，基本不再下地干体力活。平时服用氨茶碱等药物后症状可减轻。半月前因受凉后咳嗽、咳痰加重，痰呈黏液黄色脓状，不易咳出，每日量约30 mL，伴胸闷、气促。1周来发热，体温38.0℃左右，伴头痛。入院前一天家人发现患者神志模糊、嗜睡。既往无肺炎、肺结核和过敏史，无高血压、心脏病史。

既往史：吸烟史40余年，每天1包，已戒2年。近7年来疾病逐渐加重，不能从事劳动，但生活能自理，病重时需家人照顾。

心理、社会评估：因平时较少外出，与邻里交往少，故较抑郁、话少。家人对患者照顾较好，经济上能得到子女帮助。

体格检查：T 38.8℃，P 110次/分，R 26次/分，BP 145/90 mmHg。神志恍惚，营养一般，皮肤弹性稍差。呼吸急促，口唇发绀，胸廓呈桶状，呼吸运动减弱，语颤减弱，叩诊呈过清音。心浊音界不易叩出，肺下界和肝浊音界下移，呼吸音减弱，两肺可听到散在的哮鸣音和干啰音，右下肺部可听到细湿啰音。心律齐，心率110次/分。腹软、肝脾未及，肝颈静脉反流征(—)，两下肢无水肿。

实验室检查：WBC 15.0×10^9/L，N 90%，L 10%。

胸部X线检查：肋间隙增宽，两肺透亮度增加，肺血管纹理增多、增粗且紊乱，右下肺可见片状阴影，心影狭长。

血气分析：pH 7.31，PaO_2 6.67 kPa(50 mmHg)，$PaCO_2$ 8.66 kPa(65 mmHg)。

入院诊断：慢性支气管炎，肺内感染；阻塞性肺气肿；慢性呼吸衰竭。

目前主要采取抗感染、解痉、平喘、祛痰及呼吸兴奋剂治疗。

思考题：

1. 患者目前的疾病诊断是什么？
2. 就患者目前的状况，应如何给氧？为什么？
3. 应从哪些方面观察氧疗是否有效？
4. 如何促进患者有效地咳嗽及痰液的排出？
5. 应如何对患者进行健康教育？

学习情境二　循环系统常见病的预防与照护

学习目标

知识目标

1. 了解循环系统老年常见病的病因及发病机制。
2. 掌握循环系统老年常见病的临床表现、并发症、预防与照护保健知识。
3. 了解循环系统老年常见病的治疗原则，能够正确指导患病老年人用药。

能力目标

1. 能够做好预防循环系统老年常见病的工作。
2. 能够对患有循环系统常见病的老年人制订合理的照护计划。
3. 能够根据病情选择合理的护理技术并正确实施。
4. 能够对老年人进行循环系统常见病的健康教育。
5. 具有关爱、尊重患病老人的职业素养和团队协作精神。

概述

循环系统包括心脏、血管。其主要功能是为全身组织器官运输血液，通过血液将氧、营养物质和激素等供给组织，并将组织代谢废物运走，以保证人体正常新陈代谢的进行。心肌细胞和血管内皮细胞能分泌心房钠尿肽和内皮肽、内皮细胞舒血管因子等活性物质，说明循环系统也具有内分泌功能；心肌细胞所特有的受体和信号传导系统在调节心血管的功能方面有重要作用。

循环系统疾病包括心脏和血管病，合称心血管病。WHO（世界卫生组织）发布指出，心血管病的死亡率最高，是当今世界对人类健康造成威胁的重大疾病。其病因分为先天性和后天性。先天性为心脏大血管先天发育异常所致。后天性包括动脉粥样硬化、风湿性心脏病、原发性高血压、肺源性心脏病、感染性心脏病、内分泌性心脏病、血液病性心脏病、营养代谢性心脏病、心脏神经症和其他药物、理化等因素引起的心脏病。

循环系统的常见症状有发绀、呼吸困难、咳嗽、咯血、胸痛、心悸、少尿、水肿、头痛、头晕或眩晕、晕厥和抽搐、上腹胀痛、恶心、呕吐、声音嘶哑等。检查除了一般的实验室理化检查外，非侵入性检查主要是心电图，侵入性检查主要是心血管造影。治疗主要是针对病因、解剖病变、病理生理的治疗，还包括康复治疗。

循环系统一般从30岁开始发生老化，首先心脏的重量随年龄增长而增加，30岁为240 g，以后平均每年增加1.0～1.5 g，60岁可增加至300 g；左心室壁也随着年龄增长而增厚，动脉内膜厚度40岁为0.25 mm，70岁时可增至0.5 mm。老年人循环系统疾病的发生率有逐年增高的趋势，也是老年人致残和死亡的主要原因。

子情境一　老年人高血压的预防与照护

情境导入

患者，男性，70岁。

主诉：反复头晕、头痛20余年，加重1周。

现病史：20余年前情绪激动后出现头晕、头痛、恶心，于不同日多次测血压均高于正常，确诊为“高血压病”，间断口服“复方降压片”降压治疗，血压控制欠佳，最高达200/110 mmHg。每于情绪激动后或劳累后血压增高显著。1周前劳累后头晕、头痛加重，恶心，双下肢乏力，走路不稳，伴胸闷、心悸、失眠。自服“复方降压片”症状无好转。

既往史：高脂血症20余年。饮酒史20年，每日3两白酒或2瓶啤酒。否认药物过敏史。

体格检查：T 36.2℃，P 77次/分，R 16次/分，BP 190/100 mmHg。

神志清楚，发育正常，精神不振，双肺呼吸音清，双肺未闻及干、湿啰音，心界向左下扩大，心尖搏动呈抬举性，心率77次/分，律齐，主动脉瓣区第二心音亢进，心尖部闻及收缩期吹风样杂音，腹软，无压痛、反跳痛及肌紧张，肝脾未及，肠鸣音正常，移动性浊音阴性，两下肢无水肿。

心电图检查：窦性心律，左室高电压，继发性ST-T改变。

X线检查：动脉硬化，主动脉型心脏。

任务：1. 对该患者制订完善的照护计划。

　　　2. 对该患者及家属做健康教育。

任务描述

高血压是危害人体健康的常见病之一，是一种中老年人常见的疾病。2002年全国居民营养与健康状况调查资料显示，我国成年人高血压患病率为18.8%，而中老年人的患病率则高达39%。在导致心脑血管意外的危险因素中，吸烟、高血压、高胆固醇血症排在前三位，而对于脑卒中，高血压的危害性更是仅次于吸烟，名列第二。因此，关爱老年人健康，必须做好对老年高血压的防治和照护工作，需要了解高血压的发病因素，掌握高血压的临床表现、并发症，了解高血压的治疗目的和治疗方案，能够对高血压患者制订合理的照护计划，并能够开展高血压的健康教育等。

任务实施

1. 按每5人为一小组对全班同学进行分组。
2. 以小组为单位对老年性高血压疾病的预防与照护知识进行自学并进行案例讨论。
3. 各小组展示自学结果并汇报案例讨论结果。

任务总结

1. 教师对各小组讨论分析结果进行点评。
2. 教师对任务描述中的知识点进行分析总结。

知识链接

高血压病是一种慢性病，是指以体循环动脉压增高为主要表现的临床综合征。发病年龄多在30岁至60岁之间，30岁以后发病率开始逐渐升高，40岁以后迅速增加，有近80%的患者是在40岁以后发病的。高血压定义为一般收缩压≥140 mmHg和（或）舒张压≥90 mmHg。高血压，分为原发性高血压（高血压病）和继发性高血压，人们常说的高血压多指原发性高血压，即病因不明的一类高血压，约占高血压患者的95%。高血压是最常见的心血管疾病，属于现代文明病，近年来患病率持续上升且发病者逐渐年轻化。常引起严重的心、脑、肾等器官并发症，是造成成年人死亡和残疾的主要原因。早期发现和治疗可以控制高血压的发展，降低死亡率。

一、发病因素

目前高血压发病原因未完全阐明，但有研究表明与下列因素有关。

1. 遗传因素

许多研究表明，高血压有家族遗传倾向，父母有高血压者，其子女患高血压的发病率为45%；而父母血压正常者，其子女患高血压的发病率为39%。

2. 年龄、性别

随着年龄的增长，高血压患病率升高。年龄增长，动脉血管壁硬化，弹性减弱，导致血压升高。女性绝经期前患病率低于男性，但绝经期后发病率增高，高于男性。

3. 高脂血症

由于血液中血脂升高，沉积于动脉内膜上，易引起动脉粥样硬化，从而导致血管壁弹性减弱，血压升高。

4. 精神紧张、疲劳

长期精神刺激、紧张、疲劳、不能得到休息及社会竞争激烈，使人的精神压力增大，或具有争强好胜的性格，使大脑皮质的兴奋与抑制过程失调，全身小动脉痉挛，外周血管阻力升高，导致血压升高。所以脑力劳动者发病率高于体力劳动者。

5. 老年人过于肥胖

经常吃得过饱，食盐量过多，嗜酒，大量吸烟，均可使动脉血压升高。

6. 某些疾病

如肾疾病(肾小球性肾炎)、神经系统疾病(脑肿瘤)、内分泌疾病(甲亢、糖尿病、嗜铬细胞瘤)、心血管疾病(主动脉狭窄、冠心病)等,均可引起继发性高血压。

二、临床表现

(一) 分级

目前采用《1999年世界卫生组织(WHO)/国际高血压学会(ISH)高血压治疗指南》的分类标准,将18岁以上成人的血压,按不同水平分类,见表2-1。

表2-1 血压水平的定义和分类(WHO/ISH)

类别	收缩压/mmHg	舒张压/mmHg
正常血压	<120	<80
正常高值	120～139	80～89
高血压		
1级高血压(“轻度”)	140～159	90～99
2级高血压(“中度”)	160～179	100～109
3级高血压(“重度”)	≥180	≥110
单纯收缩期高血压	≥140	<90

患者收缩压与舒张压属不同级别时应按两者中较高的级别分类;患者既往有高血压史,目前正服抗高血压药,血压虽已低于140/90 mmHg,亦应诊断为高血压。

(二) 临床表现

高血压病程较缓慢,一般初患高血压,只有血压超出正常范围,多无明显自觉症状,有些可在精神紧张、情绪波动后出现血压暂时性升高,去除诱因后常恢复正常。平素仅有头晕、四肢无力、神形倦怠、失眠心悸等。随着病情的发展可见神情烦躁、头晕眼花、头痛耳鸣、心悸、面色苍白。严重时,表现为面红目赤、肢体麻木、头部胀痛剧烈、疲乏无力、恶心呕吐、焦虑烦躁、记忆力减退、注意力不能集中等。随着病程的进展,血压持久升高,会损害心、脑、肾等重要器官,出现相应的并发症。

(三) 并发症

随着病情的进展,血压持续增高,可导致心、脑、肾等靶器官损害。

1. 心

血压长期升高致左心室负荷过重,左心室肥厚、扩大,形成高血压性心脏病。心界向左下扩大,心尖搏动呈抬举性,主动脉瓣区第二心音亢进,心尖部闻及收缩期吹风样杂音,最终导致左心衰竭。合并冠心病者可出现心绞痛、心肌梗死。

2. 脑

包括脑出血、脑血栓形成、腔隙性脑梗死、短暂性脑缺血发作等,出现头痛、头胀、头晕、失语、肢体瘫痪甚至意识障碍等。

3. 肾

长期血压升高导致肾功能减退,出现多尿、夜尿增多、蛋白尿、等渗尿,晚期出现氮质血症及尿毒症。

4. 眼

根据高血压严重程度可分为四级。Ⅰ级：视网膜动脉痉挛、变细、反光增强；Ⅱ级：视网膜动脉狭窄，动脉交叉压迫；Ⅲ级：在上述血管病变的基础上有眼底出血、棉絮状渗出；Ⅳ级：出血或渗出伴视神经盘水肿。

5. 血管

除心、脑、肾血管病变外，严重高血压可使主动脉夹层形成并破裂，是猝死的原因之一。

(四) 高血压急症

这是指短期内血压急剧增高，伴心、脑、肾重要脏器损害的危急状态。

1. 高血压危象

因紧张、疲劳、寒冷、突然停服降压药等诱因引起血压突然升高，以收缩压升高为主，可达 260 mmHg 以上，患者出现头痛、烦躁、心悸、多汗、恶心、呕吐、面色苍白或潮红、视力模糊等严重症状。靶器官损害者可出现心绞痛、肺水肿、高血压脑病。

2. 高血压脑病

血压升高引起急性脑血液循环障碍，导致脑水肿和颅内压升高，患者可出现剧烈头痛、呕吐、神志改变、重者抽搐、癫痫样发作甚至昏迷。其发病机制可能为血压过高超过脑血管的自身调节机制，使脑灌注过度，出现脑水肿。

3. 恶性或急进型高血压

发病急骤，多见于中青年；血压明显增高，舒张压≥130 mmHg；头痛、视力模糊、眼底出血、乳头水肿；肾损害突出，持续蛋白尿、血尿与管型尿。病情进展迅速，如不及时进行有效的降压治疗，预后很差，常死于肾衰竭、脑卒中或心力衰竭。

(五) 老年人高血压特点

(1) 老年人大动脉弹性较差，收缩压升高较多。

(2) 老年人高血压并发症多。主要因为老年人高血压病程较长，生理老化特点等伴随的疾病较多，因此使其各种并发症增多。

(3) 病死率高，以脑卒中多见，其次为心肌梗死、心力衰竭、肾衰竭。

(4) 血压波动较大，容易有体位性低血压，尤其在降压治疗过程中。主要因为老年人压力感受器调节血压的敏感性减退。

(5) 容易发生心力衰竭，由于以收缩压升高为主，可加重左心室后负荷和心脏做功。

三、治疗原则

(一) 治疗目的

对高血压病治疗不是以降低血压为唯一目标，还要考虑心脏、肾与血管保护等问题。老年人高血压治疗的目的是降低外周血管阻力，提高心排血量，保护肾功能，同时避免晕倒等压力反射和肾上腺素能反应低下的危险。

(二) 治疗原则

治疗时提倡个体化，因人而异；要缓慢降压，严密观察疗效与不良反应；重视靶器官保护;重视生活质量;强调非药物治疗;用药时提倡联合用药,力求用最小剂量,可以增强药物疗效,减轻不良反应。有效的治疗必须使血压降至正常范围,目前主张高血压患者血压应降到 140/90 mmHg 以下,对于高血压合并糖尿病或慢性肾病的患者,应降到 130/80 mmHg 以下。老年收缩期高血压应使收缩压降到 140～150 mmHg,舒张压＜90 mmHg 但不低于 65～70 mmHg。

(三) 非药物治疗

非药物治疗目前已成为治疗轻型高血压的首选方法和高血压治疗的基础方法。如控制饮食、减肥、控制体重、戒烟限酒、适当运动、保持平和的心态,气功、瑜伽等也有一定的疗效。

(四) 药物治疗

中重度高血压和原发性高血压患者应遵循长期服药的原则。药物治疗应从小剂量开始,逐步递增剂量,达到满意血压水平所需药物的种类和剂量后进行长期降压治疗。推荐应用长效制剂可以减少血压的波动,降低主要心血管事件的发生危险和防治靶器官损害,并提高用药的依从性。联合用药治疗可以增强药物疗效,减少不良反应,目前比较理想的两种降压药物联合治疗方案是利尿剂与β受体阻滞剂;利尿剂与血管紧张素转换酶抑制剂(ACEI)或血管紧张素Ⅱ受体拮抗剂(ARB);钙通道阻滞剂与 ACEI 或 ARB;二氢吡啶类钙通道阻滞剂与β受体阻滞剂。3 种降压药物合理的联合治疗方案除有禁忌证外必须包含利尿剂。降压药物和治疗方案选择应个体化。主要降压药有以下几种。

1. 利尿剂

噻嗪类药物应用最为普遍,多年来被用作轻度高血压的基础治疗药。噻嗪类价格低廉,有一定的降压效应,但可引起各种代谢副作用,如失钾、失锌、失镁、血尿酸、血钙、血胆固醇增高,糖耐量减低和低血钠等,随剂量增大和应用时间延长而增多。宜小剂量应用。

2. 钙通道阻滞剂

钙通道阻滞剂可作为治疗老年人高血压的一线药物。降低周围血管阻力,改善血流动力学变化,有抗血小板聚集,抗心律失常,防止动脉粥样硬化斑块的形成,节约心肌对三磷酸腺苷的利用;防止钙超负荷,保护血管内膜,改善心肌供氧的作用,适用于高血压有心脏并发症者。服用此类降压药应注意面部有无潮红,有无头痛、眩晕、心悸等不适症状,观察心率和血压变化。

3. 血管紧张素转换酶抑制剂(ACEI)

血管紧张素转换酶抑制剂有较强的血管扩张作用,均可有效地降低老年人高血压。血管紧张素Ⅱ受体拮抗剂(ARB)作用同 ACEI。

4. β受体阻滞剂

降低心排血量,可降低卧位与立位高血压,并可治疗心绞痛。

四、预防措施

(一) 劳逸结合,适当锻炼

中老年人应协调好工作和休息的关系,按时作息,保证睡眠,每天睡眠时间不少于 7 h。适当运动,增强体质,不要长期静坐或卧床休息,特别是从事脑力劳动的人应参加一定的体力劳动,使肌肉血管舒张,有利于恢复大脑的疲劳,防止血压升高,结合自己的年龄、体力,做些慢跑、散步、打太极拳、练气功等运动，均有利于血压平稳和改善。

(二) 饮食调节

老年人要做到饮食有节，以素食为主，少食多餐。要避免食用高热量、高脂肪、高胆固醇、高盐饮食。可做到如下几点。

1. 限制钠摄入

让患者坚持长期低盐饮食。一般以中度限制钠摄入为宜，食盐 6 g/d(克/天)左右，正常成人每日对盐的需求量仅为 3 g，而我国成人每日实际摄入食盐 7～20 g，远远超过生理需要量。

2. 增加钾盐摄入

非药物治疗是药物治疗的基础，多吃水果、蔬菜、豆类、瘦肉类等含钾比较多的食物。如西红柿、荠菜、金针菇、香蕉等。

3. 减少饮酒或戒酒

乙醇已经被确认是高血压的发病因素，血压与每日饮酒量正相关。具有高血压危险因素的人，应坚决戒酒。烟同样也是明确的发病因素，因此同时也要戒烟。

4. 减轻体重

肥胖与血压成正相关，肥胖是导致血压升高的重要危险因素，减肥可使血压相应下降。肥胖的原因主要有 5 个：吃得多、运动少、精神因素、遗传因素及内分泌失调。其中贪食与暴饮是肥胖的祸首，应调整一日三餐，“早吃好、午吃饱、晚吃少”，晚餐以八成饱为宜，饮食以低脂、低糖、低胆固醇、低热量为宜，以控制体重，控制总热量摄入，减少脂肪的摄入，补充适量蛋白质，如蛋类、鱼类等。

5. 预防便秘

增加粗纤维食物摄入，因用力排便可使收缩压上升，甚至造成血管破裂。

(三) 对疾病做到早发现、早诊断、早治疗

有高血压倾向的人应观察病情，尽早诊断，尽快治疗，使血压维持在比较正常的水平，尽量延缓和避免由于高血压引起的大小动脉硬化及心、脑、肾血管损伤，使患者可以健康地生活和工作。

五、照护保健

(一) 生活照护

1. 合理饮食

高血压患者应选择低脂肪、低胆固醇、低盐、高维生素、高钙、高钾饮食。合理的膳食原则是在限制总热量的前提下保持营养均衡，即碳水化合物占总能量的 60%～70%，蛋白质占 10%～15%，脂肪占 20%～25%。多食用蔬菜和水果，补充适量的蛋白质，避免过饱，少食多餐，戒烟酒及刺激性饮料。

2. 适当运动

运动可以调节心血管适应调节能力，稳定血压水平。较好的运动方式是低或中等强度的有氧运动，可根据年龄及身体状况选择慢跑、游泳或步行，每周 3～5 次，每次 30～40 min。

3. 保持大便通畅

避免大便干燥。因排便用力可使血压升高，所以高血压患者应培养良好的每日定时大便的习惯。

4. 冬季要保暖

患者冬季外出注意保暖，防止寒冷诱发血压升高，避免在嘈杂环境中久留。

5. 注意安全

患者活动范围内应无障碍物，地面保持干燥，厕所有扶手；洗澡时，水温不宜过高，以免血压升高，要注意浴室通风；意识不清的患者要加床档防止坠床，患者抽搐时用牙垫置于上、下磨牙之间防止唇舌咬伤，同时加强皮肤和口腔护理，避免口腔溃疡和压疮的发生。

（二）医学护理

1. 坚持长期、系统、合理治疗

发现高血压时患者不能自己滥用降压药，也不要随意听信偏方乱服药，应与医生密切配合，制订切实可行的治疗方案，并在医生指导下长期服药，不能间断，以免造成血压不稳定。患者家中应备有血压表或血压计，坚持每天监测血压 1～2 次，以观察血压变化，并在医生指导下科学调整服药次数和剂量。

2. 体位性低血压预防和处理

服药的患者容易出现体位性低血压，应指导患者避免长时间站立，尤其在服药后最初几小时。服药后卧床休息一段时间再下床活动。患者起床或改变体位、姿势时动作要缓慢，尤其从卧位变为坐位或站立位，使身体逐渐适应变换体位的要求，避免动作过快引起体位性低血压，导致头晕、缺氧等现象。例如：可指导患者先从平卧位转到坐位并保持 1～2 min，再由坐位到站位且保持 1～2 min，然后再行走。有的专家建议高血压患者做到 3 个 30 min（早饭后、晚饭后散步 30 min，中午午睡 30 min）和 3 个 30 s（即夜间起来做到：醒后 30 s 坐起，坐起 30 s 后再将双脚移到床下，双足踏地再停 30 s 后方行走），这很值得老年朋友借鉴。一旦发生体位性低血压，应平卧，头低脚高位，以促进下肢血液回流。

3. 病情观察

注意观察病情变化，若患者出现心悸、气短、夜间阵咳、不能平卧等，提示心力衰竭；出现血压急剧升高、剧烈头痛、头晕、恶心、呕吐、烦躁不安、视力模糊、肢体麻木、意识障碍、肢体瘫痪、失语、感觉障碍、抽搐、瞳孔改变等情况，说明出现高血压急症或脑血管意外，应立即送往医院抢救。

4. 用药护理

遵医嘱应用降压药物治疗，测量血压的变化以判断疗效，观察药物不良反应。如钙拮抗药（钙通道阻滞剂）硝苯地平有头痛、面色潮红、下肢浮肿等不良反应，地尔硫䓬可致负性肌力作用和心动过缓。β受体阻滞剂可致心动过缓，冠心病患者不可突然停药，以免诱发心绞痛和心肌梗死。ACEI 可引起刺激性干咳。利尿剂可导致离子紊乱。服用相应药物应注意其不良反应。

强调长期药物治疗的重要性，用降压药物使血压降至理想水平后，应继续服用维持量，以保证血压相对稳定，对无症状者更应强调。不能擅自突然停药，经治疗血压得到满意控制后，可以逐渐减少剂量，不可突然停药，可导致血压突然升高。

(三) 心理疏导

高血压患者有着病程长、见效慢、反复发作的特点，患者长期受疾病的折磨，情绪波动大，身心疲惫，血压恒定性增高，多数患者潜藏着焦虑、紧张、恐惧抑郁的心理。因此护理人员要做好心理疏导，调节情绪，变换心境，安慰鼓励，使之不断振奋精神，与疾病做顽强斗争，同时要取得家庭和社会的配合，这样对治疗可取得一定的“正效应”作用。护理人员对待患者应亲切和蔼、耐心周到，避免言行举止生硬而对患者产生不良影响。应深入了解患者存在的各种思想顾虑，注意患者思想情绪，精神状态，有针对性地进行心理疏导。向患者说明精神因素与本病形成的关系，鼓励患者心胸开朗、乐观。根据患者的性格特点，提出改变不良性格和生活习惯的方法，指导患者训练自我控制的能力，使其保持良好的心理状态，提高战胜疾病的信心，鼓励患者经常参加文娱活动，听听音乐，陶冶情操。

(四) 健康教育

1. 宣传、普及高血压知识

向患者和家属宣传高血压的相关知识和危害性，解释引起高血压的生物、心理、社会因素，使患者和家属重视，了解控制血压的重要性和终身治疗的必要性。教会患者和家属正确的测量血压方法，每天定时监测血压，作为调整药量和选择用药的依据。指导患者调整心态，学会自我心理调节，避免情绪激动，以免诱发血压增高。家属应对患者充分理解、宽容和安慰。

2. 保持生活规律

有规律的生活方式，有利于血压稳定，因此在高血压患者的康复中护理人员应该帮助患者制订切实可行的生活程序表，督促自觉执行，并能做到以下几点。

(1) 作息要定时：早起早睡，生活规律，有利于血压平稳。

(2) 活动要规律：活动要定时，活动方式及活动量要适度并相对固定。

(3) 睡眠要充足：保持充足的睡眠，有利于高血压的恢复，对失眠的高血压者，可以坚持睡前做气功或太极拳，使精神松弛，有利入睡。

(4) 三餐要节制：做到“食欲有节”。

(5) 服药要按时：要按医嘱服药，做到定时规律，长期坚持。

(6) 劳逸结合：高血压患者应避免过于劳累，体力劳动后应注意充分休息，脑力劳动过多后应注意精神松弛。

(7) 测压时间要固定：按时测量血压，做好记录，观察血压动态变化。

(8) 出差、访友时也需坚持生活规律，及时观察血压变化。

3. 指导患者进行自我病情监测

监测血压，一旦发现血压急剧升高、剧烈头痛、呕吐、大汗、视力模糊、面色及神志改变、肢体运动障碍等症状，立即就医。

子情境二　冠状动脉硬化性心脏病的预防与照护

情境导入

患者，男性，65岁。

主诉：反复胸闷、气短10余年，加重伴心前区疼痛1周。

现病史：10余年前劳累后出现胸闷、心悸、气短，活动时症状加重，心电图示心肌缺血，确诊为冠心病，平素常服“复方丹参滴丸”扩冠治疗，病情每因劳累、受凉或情绪激动发病。本次发病于1周前情绪激动后胸闷、心悸、气短加重，伴阵发性心前区疼痛，向后背及左肩部发散，每日发作5～6次，每次约持续10余分钟，休息后含服“速效救心丸”可缓解。一般体力活动即出现胸闷、气短症状。病来无大汗，无濒死感，无呼吸困难。

既往史：高脂血症10余年。高血压病史15年，血压最高达190/100 mmHg。饮酒史20年，每日2两白酒或2瓶啤酒。否认药物过敏史。

体格检查：T 36.1℃，P 76次/分，R 16次/分，BP 160/90 mmHg。

神志清楚，发育正常，精神不振，双肺呼吸音清，双肺未闻及干、湿啰音，心界向左下扩大，心尖搏动呈抬举性，心率76次/分，律齐，主动脉瓣区第二心音亢进，心尖部闻及2/6级收缩期吹风样杂音，腹软，无压痛、反跳痛及肌紧张，肝脾未及，肠鸣音正常，移动性浊音阴性，两下肢无水肿。

心电图检查：窦性心律，左室高电压，胸前导联 $V_1 \sim V_4$ ST段下移0.2mV，T波倒置。

X线检查：动脉硬化，主动脉型心脏。

任务：1. 对该患者制订完善的照护计划。

2. 对该患者及家属做健康教育。

任务描述

冠状动脉粥样硬化性心脏病简称冠心病，是动脉粥样硬化导致器官病变的最常见类型，也是严重危害人类健康的常见病。本病出现症状或致残、致死后果多发生在40岁以后，男性发病早于女性。在我国，本病近年来呈增长趋势。20世纪90年代我国城市男性本病死亡率为49.2/10万，女性为32.2/10万。住院心脏病患者中本病所占比例也逐年增加，20世纪90年代为39.18%。因此，必须做好对老年冠心病的防治和照护工作，了解冠心病的发病因素，掌握临床表现、并发症，了解冠心病的治疗目的和治疗方案，能够对冠心病患者制订合理的照护计划，并能够开展对冠心病的健康教育等。

任务实施

1. 按每5人为一小组对全班同学进行分组。
2. 以小组为单位对老年人冠心病的预防与照护知识进行自学并进行案例讨论。

3. 各小组展示自学结果并汇报案例讨论结果。

任务总结

1. 教师对各小组讨论分析结果进行点评。

2. 教师对任务描述中的知识点进行分析总结。

知识链接

冠状动脉粥样硬化性心脏病指冠状动脉粥样硬化使血管腔狭窄或阻塞,或(和)因冠状动脉功能性改变(痉挛)导致心肌缺血、缺氧或坏死而引起的心脏病,统称冠状动脉性心脏病(coronary heart disease),简称冠心病,亦称缺血性心脏病(ischemic heart disease)。

根据冠状动脉病变的部位、范围、血管阻塞程度和心肌供血不足的发展速度、范围和程度的不同,近年临床医学家趋于将本病分为急性冠状动脉综合征(ACS)和慢性冠状动脉病(CAD,或称慢性缺血综合征 CIS)两大类。前者包括不稳定型心绞痛(UA)、非 ST 段抬高性心肌梗死(NSTEMI)和 ST 段抬高性心肌梗死(STEMI),也有将冠心病猝死包括在内;后者包括稳定型心绞痛、冠状动脉正常的心绞痛(如 X 综合征)、无症状性心肌缺血和缺血性心力衰竭(缺血性心肌病)。

一、发病原因

1. 遗传因素

研究表明,在冠心病的发展过程中存在家族遗传特性。双亲中一人患冠心病,其子女中发病率比正常家族高出 2 倍;双亲二人均患冠心病,其子女中发病率比正常家族高出 5 倍。

2. 年龄、性别

动脉硬化被认为是衰老过程的一种表现形式,50 岁以后,动脉粥样硬化的过程进行性加速。据统计,冠心病的发病率 40 岁以后增加,每增加 10 岁,患病率递增 1 倍。男性与女性相比,女性发病率较低,但在更年期后发病率增加。

3. 吸烟

吸烟可吸入一氧化碳,致血中氧含量减低,由此造成的缺氧,可损伤动脉血管内皮,使血管的通透性增高,从而给血小板的聚集和脂质的沉着提供了机会,促进冠状动脉发生粥样硬化。吸烟还可升高血清胆固醇,因此,吸烟可促进冠心病的发生和发展。

4. 高血压

高血压可以造成血管内壁的机械性损伤,促进血液中的脂质透过血管壁沉积于血管内膜下,引起动脉粥样硬化。

5. 高脂血症

脂质代谢异常是动脉粥样硬化最重要的危险因素。高脂血症是指血中胆固醇和三酰甘油(甘油三酯)含量过高,三酰甘油升高比胆固醇增加更能促使冠状动脉粥样硬化。

6. 糖尿病

糖尿病患者中糖与脂肪代谢发生紊乱,可导致血液中胆固醇含量增加而成为引起冠状动脉粥样硬化的因素。同时,对冠心病患者更应强调预防糖尿病,因为糖尿病也会使冠心病病情加重。

7. 其他因素

肥胖、缺少体力活动、进食过多的动物脂肪、胆固醇、糖和钠盐、酗酒、精神过度紧张、劳累、寒冷、饱餐等均与冠心病发病有关。

二、临床表现

(一) 心绞痛

心绞痛是在弥漫性冠状动脉病变的基础上由于一过性冠状动脉供血不足，使心肌缺血、缺氧所引起的发作性胸骨后疼痛。劳累、情绪激动、饱餐、受寒等常为其发病诱因。疼痛特点为：

(1) 发作诱因多由体力劳动或情绪激动(如愤怒、过度兴奋等)所激发，饱食、寒冷、吸烟亦可诱发。

(2) 疼痛部位主要在胸骨上段或中段之后可波及心前区，不典型者亦可表现在腹上区、左肩、左臂、咽部、颈部等处。

(3) 疼痛常为压榨性、闷胀性或窒息性，也有烧灼感，不尖锐，偶伴濒死感。可放射至左肩、左上肢前内侧达环指(无名指)和小指，而非刀割样锐痛、短促刺痛或昼夜不停的胸闷之感。

(4) 疼痛出现后常逐步加重，在 3～5 min 内经休息或含服硝酸甘油片后渐消失，一般很少超过 15 min，但自发性心绞痛疼痛持续时间较长。

(5) 心绞痛发作时常见心率增快、血压升高、表情焦虑、皮肤发冷或出汗，可有暂时性心尖部收缩期杂音。

部分老年人因痛觉迟钝，劳动时可出现不典型的心绞痛发作，而出现气急、憋闷感或疲倦感，严重时主要表现为呼吸困难而没有任何疼痛的主诉。有时老人虽感疼痛，但疼痛部位很不典型，疼痛发生于牙床时与牙痛相似；发生于上腹部时，类似消化不良、胆囊炎、胆石症。反复性的左肩或腕部疼痛与颈部紧缩感，可误诊为骨关节炎，这些具有不典型症状的老人心绞痛常在心电图检查中被发现。

(二) 心肌梗死

心肌梗死是心肌的缺血性坏死，是指在冠状动脉粥样硬化的基础上，发生冠状动脉血供急剧减少或中断，使相应的心肌严重而持久地急性缺血、缺氧所致局部心肌坏死。这往往在安静或睡眠时、饱餐或用力排便时发生。其发病的危险因素有高血压、高脂血症、糖尿病、吸烟、肥胖等。

1. 心肌梗死先兆

(1) 突然严重的心绞痛发作。

(2) 原有心绞痛性质发生改变(频率、程度、持续时间、含硝酸甘油无效)等。

(3) 疼痛时伴有恶心、呕吐、大汗、明显心动过缓或其他心律失常。

(4) 心绞痛伴有心功能不全或原有心功能不全症状明显加重。

(5) 心绞痛时 ST 段一时性明显抬高或压低，T 波增高或倒置，或出现严重心律失常。

2. 症状表现

(1) 最先出现的症状是疼痛，疼痛部位和性质与心绞痛相同，但多无明显诱因，且常发生于安静时，疼痛剧烈而持续，范围更广，时间可达数小时至整天，休息和含服硝酸甘油等多不能缓解。患者常烦躁不安、出汗、恐惧或有濒死感。部分患者疼痛可向上腹部、下颌、背部放射而被误诊。少数患者无疼痛，一开始即表现为休克或急性心力衰竭，部分患者疼痛位于腹部，被误认为胃穿孔、急性胰腺炎等急腹症。

(2) 疼痛发生后 24～48 小时常出现发热、体温 38℃左右，持续一周。心动过速，白细胞增高，红细胞沉降率增快等，是由于坏死物质吸收所致。

(3) 疼痛剧烈时常伴有频繁的恶心、呕吐、上腹胀痛、肠胀气、呃逆等症状。

(4) 急性心肌梗死可引起急性左心衰竭。可在最初几天内发生或在疼痛、休克好转阶段出现。呼吸困难是其主要表现之一，亦有发绀、咳嗽、乏力甚至肺水肿。

(5) 心律失常多发生在起病 1～2 周内，尤其在 24 h 内，以室性早搏为最常见，是心肌梗死发生猝死的主要原因。

(6) 心肌受到严重损伤后，心脏收缩力下降，心排血量急速减少而引起心源性休克。主要表现为表情淡漠、意识模糊、皮肤苍白或发绀、四肢发冷、大汗、呼吸快、血压低于 80/50 mmHg、少尿或无尿。

老年人脏器老化，储备功能减退，对疼痛的感觉不灵敏，导致老年人心肌梗死常不具备上述典型表现，而以下列各组症状为其一表现。

(1) 呼吸困难：凡老年人突然出现频繁或持续的胸闷憋气，气喘不能平卧，伴剧烈咳嗽、吐泡沫痰、口唇青紫、烦躁、大量出汗，就应怀疑急性心肌梗死。随着年龄的增加，以单一的突然发作的呼吸困难就诊者更为常见。特别是 80 岁以上老人，既往无慢性气管炎史者，突然出现不明诱因的哮喘，要高度警惕急性心肌梗死的可能。

(2) 胃肠道症状：老年急性心肌梗死患者，常以原因不明的上腹不适或上腹痛、食欲减退、腹胀、恶心、呕吐、呃逆等为急性心肌梗死的首先表现。从无消化道疾病的老年人，突然出现上腹痛或下腹痛伴有腹胀、腹泻等，应想到心肌梗死的可能。

(3) 脑循环障碍：可突然出现意识模糊、语言障碍、头晕、头痛、晕厥等症状；偏瘫在老年急性心肌梗死中并不少见。

(4) 猝死：猝死也为老年急性心肌梗死的主要表现形式之一。从发病到死亡不足 6 h 者统称为猝死，是冠心病最严重的表现形式。55～65 岁为其发病年龄的高峰。猝死在每年以 10—12 月和次年 1 月最多，患者表现为突然意识丧失，面色青灰，全身弛缓，口唇、指端渐至周身出现发绀，抽搐，脉搏消失，呼吸断续，瞳孔散大固定。猝死前常有极度疲乏的表现。

三、发作时的治疗原则

(一) 心绞痛发作时的救治

1. 休息

发作时立刻休息。如在室外发病，可立即蹲下或坐下休息，在室内可卧床休息，最好垫高上身。轻症患者经安静休息数分钟后症状可缓解。

2. 止痛、扩冠药物应用

较重的发作，可使用作用较快的硝酸酯类制剂，这类药物除可扩张冠状动脉、降低阻力，增加冠状循环的血流量外，还通过对周围血管的扩张作用，减少静脉回流心脏的血量，降低心室容量、心腔内压、心排血量和血压，减低心脏前后负荷和心肌的需氧量，从而缓解心绞痛。如硝酸甘油，可用0.3～0.6 mg，舌下含化，使其迅速为唾液所溶解而吸收，1～2 min即开始起作用，有降低血压作用，用药时注意不要过量。

3. 中医中药治疗

根据祖国医学辨证论治采用治标和治本两法。治标，主要在疼痛期应用，以通为主，有活血化瘀、理气、通阳、化痰等法；治本，一般在缓解期应用，以调整阴阳、脏腑、气血为主，有补阳、滋阴、补气血、调理脏腑等法。其中以"活血化瘀"法和"芳香温通"法最为常见，此外，针刺或穴位按摩治疗也有一定疗效。

活血化瘀法：常用丹参、红花、川芎、蒲黄、郁金等。

芳香温通法：苏合香丸、苏冰滴丸、宽胸丸、保心丸、麝香保心丸等。

4. 吸氧

吸氧可有效地改善心肌缺血，控制心绞痛。心绞痛频发者，应在家中备用氧气瓶，每次给氧时间一般为30 min。

5. 降低心肌耗氧药物

予美托洛尔(倍他乐克)、呋塞米(速尿)等药物应用，通过降低心率、心肌收缩力，减少血容量以降低心肌耗氧量。

6. 保持镇定

避免紧张，对疾病恢复有好处。若发病时，患者情绪紧张，恐惧不安，可服用地西泮(安定)2.5 mg。

(二) 心肌梗死发作时的救治

心肌梗死的治疗原则是保护和维持心脏功能，挽救濒死的心肌，防止梗死面积的扩大，缩小心肌缺血范围，及时处理严重心律失常和多种并发症，防止猝死，使患者不但能度过急性期，且康复后还能保持尽可能多的有功能的心肌。作为护理人员应做到及早发现病情，及早入院治疗，并加强入院前的救护。

1. 紧急救护

一旦确诊为心肌梗死发作，应让患者静卧于硬板床上，禁止讲话，并立即派人与医生联系或电话呼叫急救站，争取医务人员尽早赶到，积极处理。我国各省市急救站号码均为120。在呼叫时，应向急救站说明发病时间、地点、电话号码、主要症状、暂时处理方法等。

2. 使用止痛、扩冠药

老年心肌梗死多为无痛性，但也有剧烈疼痛者，此时应立即使用止痛药(同心绞痛)。但要注意，老年心肌梗死患者，可出现心源性休克，故切勿用亚硝酸异戊酯吸入，以免因血压下降而导致不良后果，有条件者可肌注哌替啶(杜冷丁)50～100 mg，亦可针刺内关、外关、膻中穴以加强止痛效果。

3. 吸氧

有条件时可给患者吸氧，改善心肌缺血，提高动脉血含氧量，缓解呼吸困难、胸痛、休克等症状。

4. 纠正心源性休克

若患者出现大汗、四肢厥冷、面色苍白等虚脱现象时，可用红参或西洋参10 g，水煎内服。

5. 心理安慰

疼痛可引起患者焦虑和恐惧不安，产生不利的影响。应耐心细致地对患者进行安慰，消除患者的紧张心理，必要时，可口服地西泮片（安定）2.5 mg，保持安静的环境。

四、预防措施

1. 饮食指导

老年人在日常饮食中，应严格控制热量的摄入，避免高胆固醇的饮食，少食多餐，不宜过饱，以低盐、低脂饮食为主。大便干结，用力排便，常可致冠心病患者猝死。建议患者摄取高膳食纤维食物，如新鲜蔬菜、水果，此类食物既可预防便秘，又可减少心绞痛发作。吸烟可增加心肌耗氧量，诱发心绞痛发作，故应戒烟。饮酒可促进肝合成胆固醇，应加以控制。

2. 合理运动

运动锻炼对面临着冠状动脉粥样硬化的老年人来说是非常重要的。通过锻炼，人体的肌肉、内脏器官和神经系统的活动加强，血液循环量加大。在锻炼时应注意每次运动时间不应少于 30 分钟，每周不少于 3 次。对于已患冠心病的老年人，在锻炼时根据情况选择适宜的运动形式，如散步、游泳、骑自行车、打门球、跑步等，避免运动过量或劳累过度诱发心绞痛。

3. 减少精神压力

保持情绪稳定，减少精神压力，对老年冠心病预防非常重要。对焦虑或神经质的老人，应给予精神上的关怀和生活上的照顾，必要时，请临床医生开保健处方或咨询心理医生，以减少老年人的心理压力。

4. 防治诱发病及其他诱发因素

高脂血症、高血压、糖尿病、肥胖症、肾病综合征等与冠心病有着密切关系，因此要预防冠心病的发生和发展，就要积极治疗这些相关疾病。对于有冠心病的老人必须随身携带急救药物，与老人同住的家属或护理人员必须知道急救药放置的位置，以便发病时及时救护。同时，在从事一些能够促使老人发生心绞痛的活动之前，如激烈运动、会餐、情绪激动的场合时，应指导老人先在舌下含服一片硝酸甘油片以预防心绞痛的发作。

五、照护保健

（一）对心绞痛患者的护理

1. 生活照护

（1）给予低热量、低脂肪、低胆固醇和高纤维的食物，避免饱食，禁烟酒。

（2）保持情绪稳定，解除心理压力。

（3）保持排便通畅，切忌用力排便，以免再次诱发心绞痛。

2. 医学护理

心绞痛患者平常口服药物要注意用药原则及不良反应。

（1）硝酸酯类药物：不良反应有头晕、头胀痛、头部跳动感、面红、心悸等，偶有血压下降。第一次用药时患者宜平卧片刻，必要时吸氧。

（2）β 受体阻滞剂：应从小剂量开始，停药时逐渐减量。支气管哮喘、心力衰竭、心动过缓者禁用或慎用。

3. 心绞痛患者常有焦虑不安

在发作时，更会感到无助与彷徨。对易焦虑、紧张的患者给予或协助其获得心理支持，减轻心理负担，减少心绞痛发作次数，必要时可给予镇静剂。

（二）对于心肌梗死患者的护理

1. 心肌梗死急性期的护理

心肌梗死急性期的老人一般都住院治疗，在心电监护下度过危险期。此期的护理非常重要，护理人员应做好护理工作，使患者安全度过危险期。

(1) 休息和活动：心肌梗死患者活动无耐力，护理人员应使患者理解根据病情逐步提高活动耐力的重要性，避免因过度紧张而不敢活动，也应防止盲目乐观、操之过急，根据病情调控患者的活动量。

无并发症的患者一般可参照以下活动计划：心肌梗死后第1～3日，绝对卧床休息，进食、排便、洗漱、翻身等一切活动由护理人员协助完成；第4～6日，卧床休息，可在床上进行肢体的被动和（或）主动活动，或由床上坐起，逐渐过渡坐在床边；第1～2周开始在床边、病室内走动，床边完成洗漱、进食等活动，以不感到疲劳为限，以后视病情和患者对活动的反应，逐渐适当增加活动量和活动时间；第3～4周，在严密观察下可试着进行上下楼梯的活动，病情稳定者可出院疗养。再恢复正常生活一般至少需3个月时间。对病情严重，有并发症的患者卧床休息时间应适当延长，直至并发症得到控制，病情稳定7日后再参照上述计划逐步增加活动量。

当患者出现心前区不适，收缩压下降超过10 mmHg或血压异常增高，脉率增快，心率大于每分钟110次，心电图出现ST段偏移或心律失常等情况之一，表示活动量过大，给予及时调整并做好对症处理。

(2) 饮食：发病第1日进流质饮食，后改为半流质饮食；宜食清淡、易消化食物，少食多餐；有高脂血症、糖尿病者需低脂、低胆固醇、低糖饮食；禁烟酒。

(3) 排便护理：心肌梗死患者由于卧床休息、消化功能减退、哌替啶或吗啡等止痛药的应用等，使胃肠功能抑制，容易发生便秘，尤其是老年患者。不少患者因不习惯床上使用便盆，常引起排便困难或过度用力排便。用力排便可使心率增快、心脏负荷增加而加重心肌缺血和氧耗，并可诱发严重心律失常。护理措施包括：解除患者的紧张情绪；训练患者床上排便，避免过度用力或屏气；饮食宜用易消化，含适量纤维素和维生素的食物，避免辛辣等刺激食物；服用缓泻剂，必要时排便前肛门注入开塞露，以不让患者费力排便为原则。有条件时，排便过程中进行心电监测，一旦出现期前收缩等心律失常，应及时停止排便动作，并做出相应处理。

(4) 吸氧：心肌梗死发生后，动脉血含量减少，给予老人吸氧可以帮助老人缓解呼吸困难、胸痛、休克、发绀以及肺水肿等症状。老人可用鼻导管吸氧，氧流量为每分钟2～3升。吸氧期间应注意因鼻腔分泌物堵塞鼻导管而造成的无效吸氧，同时观察用氧后病情是否好转。

(5) 环境：避免吸烟环境，以免引起心肌梗死复发或梗死范围扩大，甚至引起猝死。

(6) 睡眠：急性期患者必须保证充足的睡眠，做到心理和身体的充分休息和放松。但是，有时老人因对病情感到恐惧或焦虑而达不到心身完全放松的目的。因此，在睡前可按医嘱服镇静剂或安眠药促进睡眠，护理人员应观察老人用药后的反应，如果老人用药后仍达不到良好的睡眠状态，应与医生共同讨论用药剂量。同时尽可能地为老人提供一个舒适、安静、整洁的环境，保证老人睡眠及卧床期间不受任何干扰。

2. 心肌梗死恢复期的护理

心肌梗死的老人无论住院治疗还是在家康复阶段，都要遵循恢复期的护理目标：

(1) 协助老人了解有关冠心病的病因、诱发因素、预防及治疗的内容，提高老人对疾病的认识，积极配合治疗、定期复查。

(2) 协助老人设计一套循序渐进的身体锻炼计划，经 2～4 个月的体力活动锻炼后，酌情恢复部分或较轻工作，再逐渐恢复全天工作，但应避免过重体力劳动或精神过度紧张。

(3) 协助老人接受并适应疾病所造成的限制，改善冠心病康复对老人造成的心理压力。

(4) 协助老人尽可能生活得充实、有意义和有贡献能力。

3. 预防心肌梗死复发

(1) 对患者进行冠状动脉粥样硬化性心脏病有关知识的教育，教会患者在各种情况下调控休息和活动量，协助患者安排合理的生活方式。指导患者家属积极配合和支持，为患者创造良好的身心修养环境。积极配合治疗，定期复查。

(2) 预防心肌梗死复发：

① 摄取低脂肪、低胆固醇、低热量、高纤维食物。

② 维持理想体重。

③ 戒烟。

④ 预防便秘。

⑤ 保持情绪的稳定。

⑥ 适度且规律性的运动。

⑦ 酷冷、炎热的天气避免外出旅游。

⑧ 继续药物治疗。

⑨ 若胸痛不易减轻和消除时，应立刻就医。

(三) 心理疏导

由于心理、社会因素的刺激和疾病本身的影响，冠心病患者常有情绪稳定性差、暗示性高、对自身行为控制能力降低等特点，因而容易出现消极的情绪反应，常有惊恐、忧虑、抑郁、易怒等表现。只有建立良好的生理状态和良好的心理状态，才能造成身心之间的良性循环，身心积极效应互相促进。为了达到有效的心理调适，护理人员应耐心听取患者的诉说，熟知患者的心理活动和病情变化，实施个体化的整体护理。

(四) 健康教育

1. 疾病知识教育

向患者及家属介绍本病的发病诱因、临床类型、发病特点、并发症。教育患者保持良好的心态，平时生活要有规律，合理安排工作和休息时间，注意劳逸结合，积极配合治疗。

2. 指导老年人预防疾病

改变生活方式，指导患者合理膳食、控制体重，适当运动、合理安排生活起居，戒烟限酒、改善不良生活习惯，减轻精神压力、积极控制危险因素、调整日常生活与工作。同时避免诱发因素，告知患者及家属过劳、情绪激动、饱餐、寒冷刺激等都是心绞痛发作的诱因，应注意尽量避免。指导患者遵医嘱服药，不要擅自增减药量，自我监测药物的不良反应。外出时随身携带硝酸甘油以备急需。

3. 指导患者进行自我病情监测

教会患者及家属心绞痛发作时的缓解方法：胸痛发作时应立即停止活动或舌下含服硝酸甘油。如服用硝酸甘油不缓解或心绞痛发作比以往频繁、程度加重、疼痛时间延长，应立即到医院就诊，警惕心肌梗死的发生。不典型心绞痛发作时可能表现为牙痛、上腹痛等，为防止误诊，可先按心绞痛发作处理并及时处理。告知患者应定期复查心电图、血糖、血脂等。

子情境三　心律失常的预防与照护

情境导入

患者，女性，70 岁。

主诉：反复胸闷、心悸、气短 10 余年，加重 1 周。

现病史：10 余年前劳累后出现胸闷、心悸、气短，活动时症状加重，心电图示"心房颤动、心肌缺血"，确诊为"冠心病，心房颤动"，平素常服"美托洛尔(倍他乐克)"对症治疗，病情每因劳累、受凉或情绪激动发病。本次发病于 1 周前情绪激动后胸闷、心悸、气短加重，伴呼吸困难，难以平卧。一般体力活动即出现胸闷、心悸、气短症状。病来无心前区疼痛、无大汗，无濒死感。

既往史：高血压病史 20 年，血压最高达 180/100 mmHg。否认药物过敏史。

体格检查：T 36.2℃，P 100 次/分，R 16 次/分，BP 160/90 mmHg。

神志清楚，发育正常，精神不振，双肺呼吸音清，双肺未闻及干、湿啰音，心界向左下扩大，心率 130 次/分，心律绝对不齐，第一心音强弱不等，心尖部闻及 2/6 级收缩期吹风样杂音，腹软，无压痛、反跳痛及肌紧张，肝脾未及，肠鸣音正常，移动性浊音阴性，两下肢无水肿。

心电图检查：异位心律，心房颤动，心室率 130 次/分，胸前导联 V_1～V_4 ST 段下移 0.2mV，T 波倒置。

任务：1. 对该患者制订完善的照护计划。

2. 对该患者及家属做健康教育。

任务描述

心律失常在老年人中较常见，既可以作为心脏病的一种临床表现出现，反映心脏病的病程发展到一定程度，也可以单独出现，成为唯一的心脏异常。多数研究的结果表明随年龄增长，心律失常的发生也随之增加。心律失常的临床重要性主要取决于对循环系统的血流动力学上的影响，若由于心律失常减少了心输出量，降低血压，影响到心、脑、肾等重要脏器的血液灌注，可产生休克、心力衰竭、肺水肿、心绞痛、晕厥、抽搐等症状，严重时可危及生命。因此心律失常的预防与照护工作非常重要。做好对心律失常老人的照护工作，了解发病因素，掌握临床表现，熟悉治疗方案及预后转归，能够对该病患者制订合理的照护方案，并能够开展预防该疾病的健康教育等。

任务实施

1. 按每5人为一小组对全班同学进行分组。
2. 以小组为单位对心律失常的预防与照护知识进行自学并进行案例讨论。
3. 各小组展示自学结果并汇报案例讨论结果。

任务总结

1. 教师对各小组讨论分析结果进行点评。
2. 教师对任务描述中的知识点进行分析总结。

知识链接

在神经体液的调节下，心脏以一定范围的频率有规律地搏动，正常心脏激动起源于窦房结，然后沿着心房肌和传导组织顺序（结间束、房室结、左右束支及浦肯野纤维）依次传至心房和心室引起相应部位的激动。心律失常（cardiac arrhythmias）是指心脏冲动的频率、节律、起源部位、传导速度或激动次序的异常。

一、发病原因

1. 生理变化

心脏的起搏细胞受自主神经系统和起搏细胞局部化学环境的影响，如交感神经兴奋可引起心动过速，迷走神经兴奋可导致心动过缓。正常人在疲劳、吸烟、饱餐、饮酒等多种情况下可出现心律失常。

2. 病理原因

各种病因的器质性心脏病，如冠状动脉硬化性心脏病、高血压性心脏病、瓣膜病变、心肌病、心包炎等，尤其是发生心力衰竭、急性心肌梗死时，更易发生心律失常。

二、分类

（1）根据心律失常发生的原理，大致分为：

① 冲动形成异常，如窦性心律失常、被动性异位心律和主动性心律失常等。

② 冲动传导异常，如各种传导阻滞、预激综合征等。

（2）根据心律失常发生时心率的快慢，又分为：

① 快速性心律失常，包括期前收缩、心动过速、扑动和颤动等。

② 缓慢性心律失常。

（3）根据心律失常的严重程度，分为：

① 良性心律失常，发生在无器质性心脏病者，病程短，可自行恢复。

② 恶性心律失常，病程较长，有严重血流动力学改变，可诱发心绞痛、休克、心力衰竭、晕厥甚至猝死。

三、临床表现

（一）窦性心律失常

由于窦房结冲动形成失常引起的心律失常称窦性心律失常。

1. 窦性心动过速

心率＞100次/分，暂时性心动过速多为劳累、运动、激动、饱餐、疼痛及吸烟等正常反应；持续性心动过速多为病理性（如发热、出血、贫血、休克、心力衰竭及甲状腺功能亢进症）等引起，患者可无症状或有心悸感。

2. 窦性心动过缓

心率＜60次/分，常见于健康的青年人、运动员、睡眠状态，也可见于青光眼急性发作、窦房结功能低下、甲状腺功能减退、洋地黄或β受体阻滞剂作用等。器质性心脏病中常见于冠心病、心肌炎、心肌病。心率过慢＜40次/分时可引起头晕、乏力、胸痛或心力衰竭等。

（二）期前收缩

期前收缩是指源于窦房结以外的异位起搏点提前发出的冲动使心脏收缩，又称过早搏动，是临床上最常见的心律失常。按其起源部位不同，期前收缩分为房性、房室交界性、室性三类，其中以室性最为常见。此外，根据期前收缩出现的频度不同，分为偶发和频发；如与正常基础心律交替出现，可呈现二联律、三联律。在同一导联的心电图上室性期前收缩的形态不同，称为多源性室性期前收缩。提前出现的异位搏动代替了一个正常的窦性搏动，其后出现的一个较正常的心动周期长的间歇，称为代偿间歇。可发生于健康老人，以及过度吸烟、饮酒、喝茶者，过度劳累、情绪波动等可诱发；患有器质性心脏病以及心脏手术、心导管检查时则更为多见；洋地黄、锑剂等药物毒性、电解质紊乱、甲状腺功能亢进等也可以引起早搏。个别的或偶发的早搏多不引起症状，常在体检时偶然发现，部分比较敏感的患者可有心悸或漏搏感。频发早搏可使心排血量降低和重要脏器的灌注减少，出现乏力、头晕、胸闷、憋气、晕厥或使原有的心绞痛、心力衰竭症状加重。

（三）阵发性心动过速

阵发性心动过速是一种阵发、快速而规律的异位心律，由三个或三个以上连续发生的期前收缩形成，又称异位性心动过速。根据异位起搏点的部位不同，可分为房性、房室交界性和室性阵发性心动过速。由于房性与房室交界性阵发性心动过速在临床上常难以区别，故统称为室上性阵发性心动过速，简称室上速。临床特点为突然发作、突然终止，可持续数秒、数小时甚至数日，自动停止或经治疗后停止。

1. 室上性阵发性心动过速

可发生在无明显器质性心脏病的患者，也可见发生在风湿性心脏病、冠心病、甲状腺功能亢进、洋地黄中毒等患者。室上性阵发性心动过速发作时患者可感心悸、头晕、胸闷、心绞痛等，严重者发生晕厥、心力衰竭、休克。护理体检时听诊心律规则，心率可达150～250次/分，心尖部第一心音强度一致。

2. 室性阵发性心动过速

多见于有器质性心脏病的患者，最常见者为冠心病急性心肌梗死，也见于心肌病、心肌炎、风湿性心脏病、洋地黄中毒、电解质紊乱、奎尼丁或胺碘酮中毒等，少数发生于无器质性心脏病者。室性阵发性心动过速患者多有低血压、心绞痛、呼吸困难、晕厥、抽搐甚至猝死等，护理体检时听诊心律略不规则，心率多在140～220次/分，第一心音强度可不一致。

(四) 扑动与颤动

当自发性异位搏动的频率超过阵发性心动过速的范围时，即形成扑动或颤动，根据异位搏动起源的部位不同，可分心房扑动与颤动、心室扑动与颤动。心房颤动是仅次于期前收缩的常见心率失常，远较心房扑动多见；心室扑动与颤动是极危重的心律失常。

1. 心房扑动与颤动

病因基本相同，绝大多数见于器质性心脏病患者，最常见于风湿性心脏病二尖瓣狭窄患者，也可见于冠心病、心肌病及甲状腺功能亢进、洋地黄中毒等患者。

心房颤动多有心悸、胸闷、乏力，严重者可发生心力衰竭、休克、晕厥及诱发心绞痛发作，心房内附壁血栓脱落可引起脑栓塞、肢体动脉栓塞、视网膜动脉栓塞等而出现相应的临床表现。

护理体检：心房扑动者听诊时心律可规则亦可不规则；心房颤动者查体第一心音强弱不等，心律绝对不规则，有脉搏短绌。

2. 心室扑动与颤动

常为器质性心脏病及其他疾病患者临终前发生的心律失常，临床上多见于急性心肌梗死、心肌病、严重低血钾、洋地黄中毒以及胺碘酮、奎尼丁中毒等患者。

心室扑动与颤动的临床表现无差别，相当于心室停搏。一旦发生，患者立即出现阿-斯综合征，表现为意识丧失、抽搐、呼吸骤停。

护理体检：心室颤动时听诊心音消失，脉搏、血压测不到。

(五) 房室传导阻滞

房室传导阻滞是由于冲动传导异常引起的心律失常。随着年龄的增长，房室传导阻滞的发病率明显增高，可见于迷走神经张力过高、退行性变、心脏纤维化、冠心病、药物作用、电解质紊乱等患者。根据阻滞的程度可分为三度。Ⅰ度房室传导阻滞常无自觉症状。Ⅱ度房室传导阻滞又称为不完全性房室传导阻滞，分为Ⅰ型和Ⅱ型，Ⅰ型可有心悸与心脏停顿感；Ⅱ型心室率较慢时，可有心悸、头晕、乏力、活动后气急、短暂晕厥感等。Ⅲ度房室传导阻滞又称为完全性房室传导阻滞，老年人对Ⅲ度房室传导阻滞的心动过缓耐受力很差，常常由于心率过度缓慢、脑供血不足而发生短暂晕厥发作，即阿-斯综合征或称为心源性晕厥，典型的发作无任何前驱症状，突然晕厥、面色苍白、无脉搏，可有癫痫样抽搐、呼吸暂停、瞳孔散大等。多持续短暂自然恢复，否则造成死亡。

(六) 病态窦房结综合征

病态窦房结综合征多由于心脏窦房结缺血或退行性改变引起。心肌炎、心肌病、洋地黄中毒、奎尼丁中毒等可引起病态窦房结综合征。老年人中常见，其中60～70岁是发病高峰时期。轻者无症状。本病特点是快速心律和慢速心律交替出现。心动过速时间过长，患者可发生休克、心力衰竭；心动过缓可致头昏、心悸、胸闷、心绞痛。当心脏停搏超过

15 s(秒)时,可发生阿-斯综合征。

四、治疗原则

治疗主要包括去除病因和调整心律两部分,积极治疗引起心律失常的心脏病和消除引起心律失常的诱发因素。调整心律失常的目的是制止发作,消除症状,避免由其产生的各种不良后果。采取的方法包括手法、药物、电学、消融与手术等治疗。

1. 兴奋迷走神经的治疗

患者可喝一口冷水(冰水最好)或醋;可屏一口气后用力呼出;用手指或牙刷刺激咽部,引起恶心;可指压一侧颈动脉窦——平颈部喉结两侧波动处,先压右侧 10 s,然后压左侧 10 s,**切勿同时压迫两侧颈动脉窦,否则会导致大脑缺血而发生意外**。还可压迫眼球,压迫时患者闭眼,双眼向下看用手指轻轻压迫眼球上部,先压右眼,后压左眼,不可同时压迫左右眼。压迫时间不宜超过 10 s,否则可导致视网膜剥离。以上方法可通过兴奋迷走神经达到终止心动过速的作用。青光眼和高度近视者禁忌。

2. 药物治疗

(1) 抗快速心律失常药如奎尼丁、利多卡因、美西律(慢心律)、普萘洛尔、胺碘酮等。

(2) 增加心肌自律性与传导性的药物,如阿托品、异丙肾上腺素等。

抗心律失常药物在治疗心律失常的同时,可出现用药前没有的新的更严重的心律失常,或使原有的心律失常恶化或加重,还可导致心力衰竭的恶化。故应遵医嘱给予抗心律失常药物,应注意给药途径、剂量、给药速度,观察药物的作用效果和副作用。

3. 心脏电复律与安装人工心脏起搏器

心脏电复律以瞬间高压电流终止快速异位心律,使转复为窦性心律,又称电除颤。非同步除颤用于心室扑动、心室颤动。同步除颤用于室性心动过速、室上性心动过速和心房扑动、心房颤动。

4. 消融治疗

通过导管应用直流电、射频、激光以及向冠状动脉细小分支内注射无水酒精等技术,治疗房扑、房颤和室性心动过速等。其特点是创伤小、恢复快,能迅速根治心律失常。

五、预防措施

(1) 对原有器质性心脏病的老年人,应积极治疗基础病因,如冠心病、退行性瓣膜病变、高血压心脏病等。

(2) 向患者及家属讲解心律失常的常见病因、诱因及防治知识,指导患者保持乐观稳定的情绪,避免焦虑、烦躁和恐惧等不良影响。

(3) 病情稳定时适当参加体育活动;应予清淡易消化的饮食,避免饱餐,戒烟、戒酒,少饮浓茶、咖啡和进食辛辣等刺激性食物;保持大便通畅;避免发热、寒冷、劳累、睡眠不足等诱发因素。

(4) 在进行心导管检查时,手法要轻柔,操作要熟练,避免硬插、硬顶等对心脏的刺激,并要密切观察心电监护。

(5) 有些药物有致心律失常作用,护理上应密切观察其副作用和毒性反应,如洋地黄可引起室性心律失常和房室传导阻滞，利尿药可引起电解质紊乱而诱发心律失常，普萘洛尔可引起窦性心动过缓等。服药老人应定期检查心电图，及时发现心律失常。

六、照护保健

1. 生活照护

（1）环境：保持病室安静，温度适宜，减少和避免任何不良刺激，协助生活护理，促进身心休息。

（2）饮食：饱餐可诱发室上性心动过速、室性早搏等心律失常，加重冠心病患者的心肌缺血，因此应避免饮食过饱，宜低热量、易消化的饮食，少食多餐，尤其是严重心律失常的老年患者，饮食应给予易咀嚼、易消化的食物，富于营养，并保持适量的热量。嘱患者多食纤维素丰富的食物，保持大便通畅，心动过缓患者避免排便时过度屏气，以免兴奋迷走神经而加重心动过缓。心力衰竭引起的心律失常要限制钠盐的摄入。心动过速的老年患者，避免摄入刺激性食物，如咖啡、烟草、酒等。

（3）休息：轻度心律失常不需卧床，但应建立健康的生活方式，注意劳逸结合，适当休息，避免劳累。严重的快速型或过缓型心律失常，影响血流动力学改变，应卧床休息，直至病情好转后，再逐渐起床活动，如室上性心动过速，频发、多源、连发的室性早搏，Ⅱ度Ⅱ型以上的房室传导阻滞，双束支阻滞，发作频繁的窦性停搏和窦房阻滞等。应为老年患者创造良好的休息环境，协助做好生活护理，关心患者，减少和避免任何不良刺激，促进身心休息，当患者出现心悸、呼吸困难、血压下降、晕厥时应嘱患者绝对卧床休息。患者采取高枕卧位、半坐位或其他舒适体位，尽量避免左侧卧位，以免患者感觉心脏的搏动而加重不适感。

2. 医学护理

（1）生命体征监测：观察体温、呼吸、脉搏、血压等生命体征。

（2）对症护理：

① 吸氧。吸氧可提高血氧的浓度，对治疗心律失常是有益的，尤其是严重心律失常及冠心病引起的心律失常，吸氧是一项不可忽视的治疗、护理措施。可行鼻导管和面罩吸氧。

② 排便的护理。老年人心律失常发生在器质性心脏病的基础上，病情多危重，病程也较长，多需较长时间卧床休息，但长期卧床由于胃肠蠕动减弱等原因往往引起便秘。便秘和用力排便，可增加腹内压，加重心脏负担，诱发严重心律失常甚至发生猝死，应鼓励老年患者做主动和被动的下肢活动，并在病情允许的范围内适当增加活动量，每日顺着肠蠕动方向按摩腹部数次，增加肠蠕动，促进排便。多食水果、蔬菜，应保证充足的液体摄入量。必要时根据医嘱给予酚肽片、清宁丸、番泻叶等缓泻剂，保持大便通畅。

③ 心电监护：对于心律失常患者，采用心电监护，及时发现心搏节律和频率变化。监测有无心律失常及有无致命性心律失常的发生，如室性心动过速、心室颤动、严重心动过缓、传导阻滞等。观察临床症状是否与心律失常的产生有关，如心悸、头晕、晕厥、低血压、严重休克、心绞痛发作、心力衰竭加重。

④ 配合抢救：建立静脉通道，备好抗心律失常药物及其他抢救药物、除颤器、临时起搏器等。及时遵医嘱给予药物治疗，对心率显著缓慢者可先给予阿托品、异丙肾上腺素等药物；对其他快速性心律失常者可予抗心律失常药物。必要时配合临时心脏起搏器或电复律。一旦发生猝死的表现，如意识突然丧失、抽搐、大动脉搏动消失、呼吸停止，立即进行抢救。

(3) 用药护理：观察药物的作用和副作用。抗心律失常药物除有抗心律失常的治疗作用外，亦有一些不可忽视的副作用，因此，护理人员须熟悉抗心律失常药物作用机制、适应证、用法、禁忌证和毒副作用等，严密观察药物的疗效和不良反应。观察用药过程中及用药后的心率、血压、脉搏、呼吸、意识变化，观察疗效和药物不良反应，及时发现用药而引起的不良反应。

① 奎尼丁：对心脏的毒性反应较严重，可致心力衰竭、诱发心动过速甚至心室颤动而发生奎尼丁晕厥。有30%的患者因药物不良反应需要停药。故在给药前需测量患者的血压、心率，如血压低于90/60 mmHg、心率低于60次/分或心律不规则时，须与医生联系，因该药毒性反应较重，故一般应白天给药，避免夜间给药。

② 利多卡因：可引起眩晕、感觉异常、意识模糊、谵妄、昏迷等，大剂量可引起窦房结抑制、室内传导阻滞。

③ β受体阻滞剂：可加重哮喘和慢性阻塞性肺疾病，可影响血糖代谢，引起心动过缓，可出现间歇性跛行、雷诺现象和精神抑郁。

④ 胺碘酮：最严重的心外毒性为肺纤维化，可影响甲状腺功能，导致转氨酶升高，出现胃肠道反应，引起心动过缓，偶有尖端扭转型室性心动过速。

⑤ 维拉帕米：易引起低血压、心动过缓、传导阻滞等，偶有肝毒性。

(4) 并发症监测：心律失常的潜在并发症是心脏骤停、心源性猝死，要及时评估危险因素。评估引起心律失常的原因，如有无冠心病、心力衰竭、心肌病、心肌炎、药物中毒等，有无电解质紊乱和低氧血症、酸碱平衡失调。进行心电监护，出现心脏骤停，及时配合抢救，进行心肺复苏。

3. 心理疏导

心血管是由自主神经系统支配的器官之一，易受心理活动的影响，焦虑、紧张、情绪激动会使交感神经兴奋，儿茶酚胺分泌增加，可诱发和加重心律失常。反之，心律失常又可导致患者焦虑、烦躁和恐惧，甚至对治疗失去信心，故应给予患者必要的解释和安慰，说明心律失常的可治性，消除患者的思想顾虑和悲观情绪，增加治愈的信心。对于功能性心律失常和轻度心律失常应鼓励老人正常的生活，避免过度重视，控制焦虑情绪，指导患者采用放松技术，如全身肌肉放松、缓慢深呼吸；鼓励患者参加力所能及的活动或适当的娱乐，以分散注意力。嘱患者积极配合治疗，尽早控制病情。对过度紧张、精神敏感者可酌情应用镇静剂。

4. 健康教育

(1) 疾病知识教育：向患者及家属讲解心律失常的常见病因、诱因及防治知识。说明继续按医嘱服抗心律失常药物的重要性，不可自行减量、停药或擅自改用其他药物。告诉患者药物可能出现的不良反应，嘱有异常时及时就诊。指导患者积极治疗原发病，避免各种诱发因素，如感染、劳累、情绪激动或紧张等。

(2) 指导老年人预防疾病：嘱患者注意劳逸结合、生活规律，保证充足的休息与睡眠；保持乐观、稳定的情绪；戒烟酒，避免摄入刺激性食物(如咖啡、浓茶等)，避免饱餐。避免劳累、感染，防止诱发心力衰竭。避免剧烈运动，以免诱发心律失常。心动过缓者避免排便时过度屏气，以免兴奋迷走神经加重心动过缓。

(3) 指导患者进行自我病情监测：教会患者自测脉搏的方法以利于自我监测病情，对反复发生严重心律失常，危及生命者，教会家属心肺复苏术以备应急。定期复查心电图，病情发生变化时及时就诊。

子情境四　心力衰竭的预防与照护

情境导入

患者，女性，72岁。

主诉：反复胸闷、气短20余年，加重伴呼吸困难1周。

现病史：20余年前劳累后出现胸闷、心悸、气短，活动时症状加重，偶有心绞痛发作，确诊为“冠心病、心绞痛”，平素常服“复方丹参滴丸”对症治疗，每因劳累、受凉或情绪激动发病。近两年逐渐出现呼吸困难。本次发病于1周前情绪激动后胸闷、心悸、气短加重，伴呼吸困难，难以平卧。常有夜间阵发性呼吸困难，稍事活动即出现胸闷、心悸、气短、呼吸困难症状，伴咳嗽、咳痰，咳粉红色泡沫痰。病来无心前区疼痛、无大汗，无濒死感。

既往史：高血压病史20年，血压最高达180/100 mmHg。否认药物过敏史。

体格检查：T 36.2℃，P 90次/分，R 16次/分，BP 160/90 mmHg。

神志清楚，发育正常，精神不振，双肺呼吸音粗，双肺可闻及干、湿啰音，心界向左下扩大，心率90次/分，律齐，心尖区闻及3/6级收缩期吹风样杂音，腹软，无压痛、反跳痛及肌紧张，肝脾未及，肠鸣音正常，移动性浊音阴性，两下肢无水肿。

心电图检查：窦性心律，心率90次/分，广泛导联ST-T改变。

任务：1. 对该患者制订完善的照护计划。

2. 对该患者及家属做健康教育。

任务描述

心力衰竭（心衰）是一个主要的、不断增长的公共卫生问题。心力衰竭主要是老年人疾病，在超过65岁的人群中，心力衰竭发生率接近1%。慢性心力衰竭是大多数慢性心血管疾病的最终归宿，也是最主要的死亡原因。在我国，如今冠心病和高血压已成为心力衰竭的最常见的原因，瓣膜病和心肌病位于其后。因此心力衰竭的预防与照护工作非常重要。做好对心力衰竭老人的照护工作，了解发病因素，掌握临床表现，熟悉治疗方案及预后转归，能够为该病患者制订合理的照护方案，并能够开展预防该疾病的健康教育等。

任务实施

1. 按每5人为一小组对全班同学进行分组。
2. 以小组为单位对心力衰竭的预防与照护知识进行自学并进行案例讨论。
3. 各小组展示自学结果并汇报案例讨论结果。

任务总结

1. 教师对各小组讨论分析结果进行点评。
2. 教师对任务描述中的知识点进行分析总结。

知识链接

心力衰竭是各种心脏结构或功能性疾病导致心室充盈及(或)射血功能受损而引起的一组综合征。由于心室收缩功能下降,射血功能受损,心排血量不能满足机体代谢的需要,器官、组织血液灌注不足,同时出现肺循环和(或)体循环瘀血,临床表现主要是呼吸困难和无力而致体力活动受限和水肿。各种心血管疾病由于心脏长时间负荷过重,心肌受损及心脏收缩力减弱,都可导致心功能不全。临床表现不一。按心力衰竭发生过程可分为急性和慢性两种,按发生的部位可分为左心衰竭、右心衰竭和全心衰竭。

一、发病原因

各种原因导致心肌收缩力降低或心脏负荷过重均可引起心力衰竭。

老年人常见的心力衰竭诱因如下:

(1) 感染性疾病,其中以呼吸道感染占首位,而老年女性患者泌尿道感染也为常见诱因。

(2) 过度体力劳动或情绪激动。

(3) 心律失常,尤其是快速心律失常,如室上性心动过速、心房颤动、心房扑动等,缓慢性心律失常也不少见,如病态窦房结综合征、高度房室传导阻滞等。

(4) 血容量增加,输液、输血及钠盐摄入过多。

(5) 原有心脏病变加重,冠状动脉供血不足,冠状动脉狭窄和血栓形成,引起心肌的缺血。

(6) 并发其他疾病,如严重的出血、贫血和甲状腺功能亢进。

(7) 电解质紊乱和酸碱平衡失调。

(8) 洋地黄药物应用不当,洋地黄治疗中断、量不足或过量。

(9) 抑制心肌收缩力药物的影响,如β受体阻滞剂、某些抗心律失常药。

(10) 乳头肌功能失调、腱索断裂。

二、临床表现

(一) 急性心力衰竭

急性心力衰竭指心脏在短时间内发生心肌收缩力明显减低或心室负荷加重而导致急性心排出量减低的临床情况。其中以急性左心衰竭为最常见,表现为肺水肿,患者突然出现严重呼吸困难,气急,每分钟呼吸可达30～40次,端坐呼吸,频频咳嗽,常咳出粉红色泡沫痰。发作时患者严重烦躁不安、面色灰白、口唇发绀、大汗淋漓、心率和脉搏增快,血压在起始时可升高,以后可降至正常或低于正常。两肺可布满湿啰音及哮鸣音,颈静脉怒张。

(二) 慢性心力衰竭

慢性心力衰竭是大多数心血管疾病的最终归宿,也是其最主要的死亡原因。早期表现主要是由交感神经兴奋发挥代偿作用的过程中产生的症状,如心动过速,面色苍白、出汗等。心排出量减少致周围循环灌注不足,可引起倦怠、乏力和活动耐量减退等症状。在明显的心功能不全时,常发生循环瘀血。临床上根据病变的心腔和瘀血的部位,可分为左心衰竭、右心衰竭和全心衰竭。其中以左心衰竭开始较多见，以后继发肺动脉高压，导致右心衰竭。单独的右心衰竭较少，见于肺或肺动脉疾病及肺动脉瓣狭窄等。

1. 左心衰竭

左心衰竭主要表现为肺循环瘀血和心排血量降低。

(1) 呼吸困难：这是左心衰竭最常见的症状，最初仅发生在重体力劳动时，休息可缓解，称为"劳力性呼吸困难"。随着病情的发展，呼吸困难出现在较轻的体力活动时，有的则表现为"阵发性夜间呼吸困难"。一般入睡并不困难，但在熟睡后，突然胸闷、气急需被迫坐起。病情严重时，患者即使平卧休息也出现呼吸困难，被迫采取半卧位或坐位，称为端坐呼吸。重者可出现急性肺水肿，表现为极度呼吸困难。

(2) 咳嗽、咳痰、咯血：咳嗽是左心衰竭的主要症状之一，多在劳动时或夜间平卧时加重。因肺泡和支气管黏膜瘀血所致。痰液呈白色泡沫样，有时带血而呈粉红色泡沫痰。

(3) 其他症状：左心衰竭可出现发绀、夜尿增多、声音嘶哑等症状。脑缺氧时，还会出现倦怠、乏力，严重时有嗜睡、烦躁，甚至精神错乱等精神症状，严重病例可发生昏迷。

(4) 检查体征：肺部出现湿啰音，心脏扩大，肺动脉瓣第二心音亢进，舒张期奔马律。

2. 右心衰竭

右心衰竭主要表现为体循环瘀血。

(1) 主要为多脏器持续充血而发生的功能改变，如食欲不振、恶心、呕吐、腹胀、便秘、尿少、肝区胀痛或出现黄疸等。

(2) 因为心排出量减少、缺氧，会引起呼吸困难，常伴有乏力、疲乏、头昏、心慌等。

(3) 颈静脉怒张：是右心功能不全的较早期表现，肝颈静脉回流征阳性。

(4) 水肿：为下垂性凹陷性水肿，发生在身体下垂部位，严重者可发展为全身水肿。

(5) 胸水和腹水：胸水以右侧胸多见，腹水大多发生于晚期。

(6) 肝大：肝大常伴压痛，质地中等。持续性右心衰竭可致心源性肝硬化，晚期可出现黄疸、肝功能受损及大量腹水。

(7) 发绀：见于长期右心衰竭者，为静脉压增高，静脉血氧降低所致。

(8) 晚期患者可发生营养不良、消瘦，表现出恶病质。

3. 全心功能不全

此时左右心功能不全的临床表现同时存在。但因有右心功能不全，右心排血量减少，左心功能不全所致的肺瘀血的表现反而有可能减轻或不明显。

4. 心功能分级

心功能状态可根据患者的临床表现分为 4 级。

Ⅰ级：患者患有心脏病，但日常活动量不受限制，一般活动不引起疲乏、心悸、呼吸困难或心绞痛。

Ⅱ级：心脏病患者的体力活动受到轻度的限制，休息时无自觉症状，但平时一般活动下可出现疲乏、心悸和呼吸困难或心绞痛。

Ⅲ级：心脏病患者体力活动明显受限，小于平时一般活动即引起上述症状。

Ⅳ级：心脏病患者不能从事任何体力活动，休息状态下也出现心衰的症状，体力活动后加重。

三、治疗原则

（一）病因治疗

这包括基本疾病的治疗，如心肌梗死、心肌炎、高血压、先天性心脏病、甲状腺功能亢进、心包积液等应进行积极治疗。

（二）一般治疗

患者应注意休息，可取半卧位、双下肢下垂、予高流量吸氧、保持大便通畅。另外，要防止情绪激动，控制输液速度及输液量，控制体重，预防钠盐摄入量等，对治疗和缓解心功能不全有重要意义。

（三）药物治疗

1. 利尿剂

通过排钠、排水减轻心脏的容量负荷，对缓解瘀血症状、减轻水肿有十分显著的效果。对于慢性心衰患者，原则上利尿剂应长期维持，水肿消失后，应以最小剂量无限期使用。主要用呋塞米（速尿）、螺内酯（安体舒通）、氢氯噻嗪、氨苯蝶啶。应用利尿剂时应注意电解质变化，以免引起低钾或诱发痛风。

2. 血管紧张素转化酶抑制剂（ACEI）和血管紧张素Ⅱ受体拮抗剂（ARB）

其作用是抑制肾素血管紧张素系统，扩冠，改善心肌重塑。从小量开始应用，至慢性期长期维持终生用药。主要有贝那普利、赖诺普利、依那普利、培哚普利、坎地沙坦、缬沙坦、氯沙坦、替米沙坦等。双侧肾动脉狭窄、高血钾、低血压、血肌酐水平明显升高者不宜应用。

3. β受体阻滞剂

病情稳定患者均应适用，可明显提高运动耐量降低死亡率。心力衰竭情况稳定已无体液潴留后从小剂量开始，逐渐增加剂量，适量长期维持。主要有美托洛尔、比索洛尔、卡维地洛等。禁忌证为支气管痉挛性疾病、心动过缓、Ⅱ度或Ⅱ度以上房室传导阻滞。

4. 血管扩张剂

通过降低心脏前后负荷，以缓解心功能不全，常用有钙拮抗剂，如尼莫地平、尼群地平、硝普钠、硝酸甘油、硝酸异山梨酯（消心痛）等。

5. 强心剂应用

增强心肌收缩力，改善心脏功能应根据病情选用强心剂，如充血性心力衰竭应首选洋地黄类。常用地高辛 0.25 mg 每日 1 次口服；紧急时可用毛花苷 C（西地兰）0.2～0.4 mg 加 5%葡萄糖 20 mL 缓慢静脉注射。此外可选用卡托普利 25 mg 每日 3 次口服；多巴胺、多巴酚丁胺 20～40 mg，静脉点滴等。

6. 镇静剂应用

对于心力衰竭烦躁的患者，可肌注吗啡 10 mg 或地西泮（安定）10 mg 每日 1～2 次，以保持镇定，减轻心脏的负担。

四、预防措施

1. 病因预防

病因预防是预防心力衰竭的关键，对原有心脏病患者，应积极进行治疗。对老年患者积极开展高血压、冠心病的防治，如加强体育锻炼，合理饮食，戒烟，预防肥胖，防止糖尿病等发生。老年性退行性心脏瓣膜病是引起老年患者心力衰竭的重要原因之一，应注意劳逸结合，预防感染性疾病。如感染性心内膜炎、风湿性心脏病（风心病）的风湿活动等，应及时应用有效的抗生素控制感染。

2. 诱因预防

治疗病因的同时，要积极预防心力衰竭的诱因。心脏病患者发生心力衰竭常常有明显的诱因，避免及去除诱发因素，是预防发生心力衰竭的关键。

(1) 预防感染：上呼吸道感染是诱发心衰的常见病因，护理老年患者时，应特别注意受凉感冒，长期卧床的老年患者，要做好皮肤护理，防止坠积性肺炎、褥疮。平时要做好口腔护理，女性患者要预防泌尿系统感染。

(2) 劳逸结合：适当休息可降低新陈代谢，减轻心脏负担，要建立有规律的生活制度，作息要有规律，保证充足的睡眠时间。每天做一些轻度的体力活动和体育锻炼可增强体质，提高抗病能力。平时防止急躁和发怒，消除有害的精神刺激，避免一切过度劳累的体力劳动。

(3) 合理饮食：应摄入低热量、低盐、清淡、易消化、不胀气的饮食，每日少食多餐，不宜过饱，保证足量的蛋白质及钾的摄入。适当多食粗纤维食物以利通便，并应禁烟酒及刺激性食物。

(4) 避免液体输入过多、过快：严格限制输入量，量出为入，液体滴速要慢，一般小于 30 滴/分钟。

(5) 迅速纠正心律失常：老年患者发生心律失常时，应积极配合医生密切观察药物疗效，使之恢复正常的窦性心律，心率控制在正常范围内。

(6) 纠正电解质紊乱和酸碱平衡：老年患者因食欲不振或进食少，易发生低血钾、低血钠等电解质紊乱，故限制钠盐也不必太严格，以免影响食欲，造成脱水和低钠血症。

(7) 病情观察：除了观察血压、呼吸、心率外，还要经常询问患者的自觉症状，有无心悸、咳嗽、劳力性呼吸困难、夜间阵发性呼吸困难、食欲减退、腹胀、水肿和尿量减少等症状并定期进行血、尿及生化检查。

五、照护保健

1. 生活照护

(1) 环境：保持病室安静，温度适宜，减少和避免任何不良刺激，协助生活护理，促进身心休息。

(2) 饮食：应进食易消化、清淡食品、要少量多餐、对营养缺乏的患者，应给予高蛋白、高维生素饮食，应限制热量、钠盐的摄入，多食富含纤维食物，以利通便，戒烟酒，可适当使用醋、胡椒、葱姜、咖喱等调味品以改善食欲。

(3) 休息：心衰患者应注意休息，休息可使身体各部分需要的血流量减少，心脏负荷大为减轻，可使心率减慢，冠状动脉供血增强。有利于心功能改善。心功能Ⅱ级，应限制体力活动，尤其应停止比较强的运动。心功能Ⅲ级，要严格限制一般体力活动，每天需有充分的时间休息，进食、大小便等一般日常生活要自理，夜间睡眠应予高枕。心功能Ⅳ级，应绝对卧床休息，体位以半卧位为宜，对严重的心力衰竭患者，应同时使双下肢下垂，减少静脉血回流。日常生活应有专人辅助及护理。但一般在心功能逐步改善过程中，应鼓励患者早期下床活动。

2. 医学护理

(1) 病情监测：监测血压、呼吸、血氧饱和度、心率、心电图，检查电解质、血气分析等，记24 h液体出入量，观察呼吸频率和深度、意识、精神状态、皮肤颜色及温度、肺部啰音的变化。

(2) 对症护理。

① 吸氧：对有缺氧表现或伴有肺炎、急性心肌梗死等所致的心衰应给予氧气吸入治疗。一般吸氧流量为2～4 L/min，可改善患者的缺氧状况。

② 排便的护理：用力排便时腹压骤增，大量静脉血液回到心脏使心脏负荷增加。所以，应保持大便通畅，防止诱发心力衰竭或使心衰加重。通常可给轻泻剂，如硫酸镁；如果需要灌肠，可给予小量灌肠，使用细肛管，插入7～10 cm。患者不习惯在床上使用便盆时，可允许使用床边便椅。

③ 难治性终末期心力衰竭患者的护理：鼓励患者表达内心感受，针对患者的实际情况提出护理建议，并且适当地与患者及家属交流。视患者情况遵医嘱随时使用利尿剂，连续静滴正性肌力药，甚至使用抗焦虑药、催眠药物等，尽力减轻患者的呼吸困难和临终前的痛苦。

(3) 用药护理：严密观察药物的疗效和不良反应。观察用药过程中及用药后的心率、血压、脉搏、呼吸、意识变化，观察疗效和药物不良反应，及时发现用药而引起的心律失常。

① 血管紧张素转化酶抑制剂：主要不良反应包括咳嗽、低血压和头晕、肾损害、高钾血症、血管和神经性水肿等。在用药期间监测血压，避免体位的突然改变，监测血钾水平和肾功能。若患者出现不能耐受的咳嗽或血管神经性水肿应停止用药。

② 利尿剂：遵医嘱正确使用利尿剂，注意药物不良反应的观察和预防。如袢利尿剂和噻嗪类利尿剂最主要的不良反应是低钾血症，从而诱发心律失常或洋地黄中毒。故应监测血钾及观察有无乏力、腹胀、肠鸣音减弱等低钾血症的表现，同时多补充含钾丰富的食物，如鲜橙汁、西红柿汁、香蕉、枣、杏、无花果、葡萄干、马铃薯、菠菜、花菜等，必要时遵医嘱补充钾盐。口服补钾宜在饭后或将水剂与果汁同饮，以减轻胃肠道不适；外周静脉补钾时每500 mL液体中KCl含量不宜超过1.5 g。噻嗪类的其他不良反应有胃部不适、呕吐、腹泻、高血糖、高尿酸血症等。氨苯蝶啶的不良反应有胃肠道反应、嗜睡、乏力、皮疹，长期用药可产生高钾血症，尤其是伴肾功能减退、少尿或无尿者应慎用。螺内酯的不良反应有嗜睡、运动失调、男性乳房发育、面部多毛等，肾功能不全及高钾血症者禁用。另外，非紧急情况下，利尿剂的应用时间选择早晨或日间为宜，避免夜间排尿过频而影响患者的休息。

③ β受体阻滞剂：主要不良反应有负性肌力作用、心动过缓和心脏传导阻滞、低血压等，应监测心率和血压，当心率低于50次/分时，暂停给药。

④ 洋地黄：洋地黄用量个体差异很大，老年人、心肌缺血缺氧、重度心力衰竭、低钾低镁血症、肾功能减退等情况对洋地黄较敏感，使用时应严密观察患者用药后的反应。与奎尼丁、胺碘酮、维拉帕米、阿司匹林等药物合用，可增加中毒机会，在给药前应询问有无上述药物及洋地黄用药史。必要时监测血清地高辛浓度。严格按时、按医嘱给药，给药前数脉搏，当脉搏<60次/分或节律不规则则应暂停服药。洋地黄中毒最重要的不良反应是各类心律失常，最常见者为室性期前收缩，多呈二联律或三联律，其他如房性期前收缩、心房颤动、房室传导阻滞等。胃肠道反应(如食欲下降、恶心、呕吐)和神经精神症状(如头痛、倦怠及视力模糊、黄视、绿视等)在用维持量给药时则相对少见。

(4) 并发症监测：预防肺部感染，鼓励患者有效咳嗽，久卧或体格虚弱者应协助其翻身、叩背，保持呼吸道通畅，以防肺部感染。注意有无洋地黄中毒。发现后立即停用洋地黄，低血钾者可口服或静脉补钾，停用排钾利尿剂，纠正心律失常。

3. 心理疏导

教育家属给予患者积极的支持，帮助患者树立战胜疾病的信心，保持情绪稳定，积极配合治疗。患者精神上的放松也很重要，引导患者保持平静乐观的态度，正确对待自身的疾病，可以通过谈话、看报、听音乐等方式转移患者注意力，调节情绪，避免不良刺激与诱因。

4. 健康教育

(1) 疾病知识教育：向患者及家属介绍心力衰竭的相关知识，如发病原因、临床表现、诱因、治疗和护理措施及预后，使患者及家属对疾病有正确认识，积极配合治疗，控制疾病发展。指导患者积极治疗各种心脏病，避免呼吸道感染等各种诱发因素。

(2) 指导老年人预防疾病：对心力衰竭患者应强调控制血压、血糖、血脂异常，积极治疗原发病。避免可导致增加心力衰竭危险的行为，如吸烟、饮酒，注意避免各种诱发因素，如感染，尤其是呼吸道感染，过度劳累、情绪激动、输液过快过多等。强调低钠饮食对控制心衰病情的重要性。指导患者及家属依据心功能状态制订活动目标和计划，维持心脏功能。即使心功能恢复，也应尽量从事轻体力工作，避免重体力活动和过度疲劳。建议患者进行有利于提高心脏储备力的活动，如平地散步、打太极拳、练气功等，避免精神紧张、兴奋，保证足够的睡眠。

(3) 指导患者进行自我病情监测：教会患者及家属观察判断病情，及时发现病情变化。每周测量体重，如体重增加，即使无水肿也应警惕心衰。每日检查踝部有无水肿。若出现活动后气短或食欲减退、夜尿增多等，常提示心衰复发。夜间平卧位出现气短、咳嗽，表明心衰加重，应立即就医。教会患者自测脉搏，当脉搏在60次/分以下时暂停服用β受体阻滞剂和地高辛，当发现体重或症状有变化时应及时就诊。嘱患者定期随诊，根据病情及时调整药物剂量并及早发现病情变化，防止病情进展。

子情境五　老年人心脏瓣膜病的预防与照护

情境导入

患者，男性，66岁。

主诉：反复胸闷、气短20余年，加重伴发热、咳嗽、呼吸困难1周。

现病史：20余年前患急性咽炎治愈后出现胸闷、心悸、气短，活动时症状加重，确诊为风湿性心脏病，未予重视，病情每因感染、劳累、受凉或情绪激动发病。近5年逐渐出现活动后呼吸困难。本次发病于1周前感冒后胸闷、心悸、气短加重，伴发热，体温最高达39.2℃，咳嗽、咳痰，痰中带血丝，呼吸困难，不能平卧，端坐呼吸，稍事活动即出现胸闷、心悸、气短、呼吸困难症状，自服“阿莫西林”症状无明显好转。病来无心前区疼痛、无大汗，无濒死感。

既往史：否认慢性支气管炎病史，否认药物过敏史。

体格检查：T 38.2℃，P 90次/分，R 20次/分，BP 130/80 mmHg。

神志清楚，发育正常，精神不振，二尖瓣面容，双肺呼吸音粗，双肺可闻及干、湿啰音，心尖搏动弥散，心率90次/分，律齐，心尖部第一心音亢进，可闻及隆隆样舒张中晚期杂音，可触及舒张期震颤，腹软，无压痛、反跳痛及肌紧张，肝脾未及，肠鸣音正常，移动性浊音阴性，两下肢无水肿。

心电图检查：窦性心律，电轴右偏，心率90次/分，二尖瓣型P波。

超声心动图：二尖瓣狭窄。

实验室检查：血WBC 13.5×10^9/L，N 90%。

任务：1. 对该患者制订完善的照护计划。
2. 对该患者及家属做健康教育。

任务描述

老年心脏瓣膜病变是随着年龄增长，心脏瓣膜结缔组织发生病变从而使瓣膜和/或其支架的功能异常引起的一组心脏病。风湿热所致的风湿性心脏瓣膜病（风心病）较常见。风心病主要累及40岁以下人群，女性多于男性。我国风心病的人群患病率已有所下降，但仍是常见的心脏病之一。而老年人的瓣膜钙化和瓣膜黏液瘤样变性在我国日益增多。本病从发生症状到完全致残平均7.3年。死亡原因为心力衰竭、血栓栓塞和感染性心内膜炎。如未及时治疗，死亡率很高。因此做好对老年心脏瓣膜病老人的照护工作，了解发病因素，掌握临床表现，熟悉治疗方案及预后转归，能够为该病患者制订合理的照护方案，并能够开展预防该疾病的健康教育等。

任务实施

1. 按每5人为一小组对全班同学进行分组。
2. 以小组为单位对老年心脏瓣膜病的预防与照护知识进行自学并进行案例讨论。
3. 各小组展示自学结果并汇报案例讨论结果。

任务总结

1. 教师对各小组讨论分析结果进行点评。
2. 教师对任务描述中的知识点进行分析总结。

知识链接

心脏瓣膜病是由于炎症、黏液样变性、退行性改变、先天性畸形、缺血性坏死、创伤等原因引起的单个或多个瓣膜（包括瓣环、瓣叶、腱索、乳头肌等）的功能或结构异常，导致瓣口狭窄及（或）关闭不全。二尖瓣最常受累，约占70%，二尖瓣并主动脉瓣病变者占20%～30%，单纯主动脉瓣病变约占2%～5%，而三尖瓣或肺动脉瓣病变则少见或较轻微。风心病是心脏瓣膜病中最常见的心脏病原因。心脏瓣膜病是引起老年人心力衰竭和猝死的重要原因之一。

一、发病原因

1. 二尖瓣疾病

风湿热是最常见的病因。先天性畸形或结缔组织病，如系统性红斑狼疮心内膜炎为二尖瓣狭窄的罕见病因。二尖瓣脱垂、感染、肥厚性心肌病、左心衰竭、二尖瓣退行性变、瓣膜钙化均可导致二尖瓣关闭不全。

2. 主动脉瓣疾病

退行性老年钙化性主动脉瓣狭窄为65岁以上老人单纯型主动脉狭窄的常见原因。先天畸形、创伤、主动脉夹层、人工瓣撕裂和主动脉根部扩张均可导致主动脉瓣疾病。

3. 三尖瓣疾病

最常见病因是风心病。

4. 肺动脉瓣疾病

最常见病因为先天性畸形。

二、临床表现

(一) 二尖瓣狭窄

1. 症状

(1) 呼吸困难：早期仅在劳动、剧烈活动或用力时出现，稍事休息后可以缓解，常不引起患者注意。随着二尖瓣膜狭窄程度加重，日常生活甚至静息时也感胸闷、心悸、气促、常不能平卧，需采取半坐位或端坐位。上述症状常因用力、情绪激动、呼吸道感染、妊娠、心房颤动而诱发或加剧。

(2) 咯血：可为阵发性夜间呼吸困难或咳嗽时痰中带血；支气管静脉曲张破裂，可引起大咯血，出鲜红色血；急性肺水肿时可咳出或自口鼻涌出大量粉红色泡沫状痰。

(3) 咳嗽：常见，尤其在冬季明显。

(4) 声音嘶哑：系肺动脉扩张和左房扩大压迫喉返神经所致。

2. 体征

二尖瓣面容，两颧绀红。

(1) 听诊心尖部舒张期杂音是最重要体征。

(2) 心尖部第一心音亢进和二尖瓣开放拍击音。

(3) 肺动脉瓣区第二心音亢进，分裂。

(二) 二尖瓣关闭不全

1. 症状

(1) 劳力后气促和呼吸困难：呼吸困难程度不一，症状出现较晚。

(2) 疲乏：活动后疲劳，与心输出量低有关。

2. 体征

心尖部收缩期杂音，第一心音减弱甚至消失。

（三）主动脉瓣关闭不全

1. 症状

早期可无症状或仅有心悸，头部动脉搏动明显，病情严重时可出现劳力性呼吸困难等左心衰的表现，亦可出现头晕、心悸、疲乏无力及心绞痛症状。

2. 体征

主动脉瓣区可闻及吹风样舒张期杂音呈递减性，严重主动脉关闭不全者可出现外周血管征，如颈动脉搏动明显、脉压增大、毛细血管搏动征、水冲脉、枪击音等。

（四）主动脉瓣狭窄

1. 症状

狭窄程度轻者多无症状。中度、重度狭窄可有乏力、劳力后呼吸困难、眩晕和顽固性心绞痛表现，个别出现急性左心功能不全，甚至死亡。呼吸困难、心绞痛和晕厥为典型主动脉狭窄常见的三联征。

2. 体征

主动脉听诊区可闻及喷射性收缩期吹风样杂音，主动脉瓣区第二心音减弱，脉压缩小，血压偏低。

三、治疗原则

（1）老年非炎症性瓣膜损害是一种退行性疾病，不可能治愈。无症状者是否用药尚无资料。

（2）发生心力衰竭时可用洋地黄和利尿剂治疗。

（3）二尖瓣病变严重影响正常血流动力学可做二尖瓣置换术。能使心功能降低一级。年龄较大者术后残疾率和病死率较高，有症状的重度主动脉瓣病变是瓣膜致残致死的明确指征。手术疗效取决于术前左心功能。

（4）重度主动脉瓣狭窄患者应进行心内膜炎预防。

（5）针对不同的心律失常予以及时处理。

四、预防措施

1. 预防风湿热

这对于风心病患者可防止瓣膜损害的加剧。患者应尽可能改善居住环境中潮湿、寒冷等不利条件，以免诱发风湿热发作。风湿热引起的瓣膜损害与链球菌感染密切相关，患者应避免与上呼吸道感染、咽炎患者接触，在做拔牙、手术操作和内窥镜检查前后预防性应用抗生素，注意口腔卫生及时清除感染病灶，避免并发感染性心内膜炎。一旦发生上呼吸道感染、咽扁桃体炎、咽炎，应立即治疗。

2. 增强机体抵抗力

风心病患者易并发感染，尤其是肺部感染，而感染又可诱发心力衰竭。应通过饮食、营养、锻炼等方面增强机体抵抗力，预防感冒。

3. 注意休息与活动

心功能代偿期可适当活动，以不感心悸、气急为度，可以散步，做些力所能及的工作，保证充足睡眠、精神愉快。心功能不全时不宜参加运动和体力劳动，增加卧床时间，避免情绪激动。

4. 合理饮食

饮食宜清淡富含维生素、蛋白质，不宜过饱，限盐，多食蔬菜、水果，保持大便通畅。

5. 按医嘱及时服药

风心病患者服用的药物，如地高辛、呋塞米等主要用于控制心力衰竭。心力衰竭是风心病的主要死亡原因，应告诉患者坚持服药的重要性。

6. 家庭关爱

心脏瓣膜的损害影响心脏功能，使患者活动耐力下降，日常活动受到限制，且风心病患者中约 2/3 为女性患者，容易因家务劳动过多而导致病情加重，所以应帮助患者协调好家务劳动与休息，并教育家庭成员，使他们理解和关爱患者。

五、照护保健

1. 生活照护

(1) 环境：尽可能改善居住环境中潮湿、阴暗等不良条件，保持室内空气流通、温暖、干燥、阳光充足。

(2) 饮食：给予高热量、高蛋白、高维生素易消化饮食，少食多餐，避免过饱，有心力衰竭者应低盐饮食，多食新鲜蔬菜、水果，保持大便通畅，以促进机体恢复。

(3) 休息：病情平稳患者日常生活中可适当锻炼，提高机体抵抗力。并发感染发热时应卧床休息，限制活动量，以减少机体消耗。待病情好转后再逐渐增加活动。左心房有巨大附壁血栓者应绝对卧床休息，以防脱落造成其他部位栓塞。病情许可时应鼓励并协助患者翻身、活动下肢、按摩及用温水泡脚或下床活动，防止下肢深静脉血栓形成。

2. 医学护理

(1) 生命体征监测：对于已患病老人，要细心观察体温、呼吸、脉搏、血压等生命体征。

(2) 对症护理。

① 发热护理：测量体温，每 4 h 1 次，注意热型，以协助诊断。观察有无风湿活动的表现，如皮肤环形红斑、皮下结节、关节红肿及疼痛不适等。体温超过 38.5℃时，给予物理降温或遵医嘱给予药物降温，半小时后测量体温并记录降温效果。协助生活护理，出汗多的患者应勤换衣裤、被褥，防止受凉。

② 一旦发生心力衰竭，按照心力衰竭护理。

(3) 用药护理：风心病急性发作时应遵医嘱给予抗生素及抗风湿药物治疗。抗生素的应用要注意皮试药物的使用，药物的过敏反应及不良反应。阿司匹林可导致胃肠道反应、牙龈出血、血尿、柏油样便等不良反应，应饭后服药并观察有无出血。

(4) 并发症监测。

① 心力衰竭：监测体温和生命体征，评估患者有无呼吸困难、乏力、食欲减退、少尿等症状，检查有无肺部湿啰音、肝大、下肢水肿等体征，观察有无心力衰竭发生。

② 栓塞：评估栓塞的危险因素，阅读超声心动图、心电图报告，注意有无心房、心室扩大及附壁血栓，心电图有无异常，尤其是有无心房颤动，是否因心力衰竭而活动减少、长期卧床。密切观察有无栓塞征象，一旦发生，及时就医。

3. 心理疏导

本病病程长，预后欠佳。患者往往担心疾病预后，担心疾病影响生活能力，产生焦虑情绪。其家属长期照顾患者，导致体力、精神、经济上负担过重。因此要鼓励患者及家属树立信心，做好长期与疾病做斗争以控制病情进展的思想准备，积极配合治疗，坚持长期用药，定期随诊。

4. 健康教育

(1) 疾病知识教育：向患者及家属介绍本病的病因和病程进展特点，鼓励患者树立信心，告诉患者坚持按医嘱服药的重要性，并定期门诊复查。有手术适应证者劝患者尽早择期手术，提高生活质量，避免失去最佳手术时机。

(2) 指导老年人预防疾病：预防感染，保证居住环境温暖，适当锻炼，加强营养，提高机体抵抗力。注意防寒保暖、避免感冒，避免与上呼吸道感染、咽炎患者接触，一旦发生感染应立即用药治疗。在拔牙、内镜检查、导尿术等手术操作前应告诉医生自己有风心病史，以便预防性使用抗生素，劝告反复发生扁桃体炎者在风湿活动控制后2～4个月手术摘除扁桃体。告知患者长期坚持使用青霉素能控制链球菌感染、预防风湿活动。避免诱因，避免重体力劳动、剧烈运动或情绪激动。女患者注意不要因家务劳动过重而加重病情。

(3) 指导患者进行自我病情监测：监测生命体征，尤其是体温、心率变化，病情变化应及时就医。观察有无风湿活动的表现，如皮肤环形红斑、皮下结节、关节红肿及疼痛不适等。

思考与训练

问答题

1. 试分析高血压的危害，说明如何预防高血压。
2. 说明心绞痛的发病特点及发作时的救护。
3. 心律失常健康教育内容包括哪些？
4. 说明慢性左心衰竭的表现及预防。
5. 试述心脏瓣膜病的照护保健内容。

案例分析

病历摘要一

刘某，61岁，退休在家。一直服用高血压药物。因家里装修房子，劳累过度，且不能按时服药，3 h前突然发生剧烈头痛、头晕、呕吐、视力模糊，由家人送入医院。近来食欲减退，喜食腌制品。夜间睡眠差，生活基本能自理，但是感到疲劳。

既往史：高血压史5年，无其他慢性疾病史，吸烟史25年，10～20支/天。

家族史：父亲患有冠心病，已去世两年。

心理、社会评估：患者担心疾病，害怕脑卒中偏瘫。平时能很好地处理各种问题，家庭关系和睦，人际关系良好。当身体感到不适时，能及时就医，家庭经济条件一般。

体格检查：神志清楚，痛苦面容，T 36.9℃，P 103次/分，R 24次/分，BP 205/160 mmHg，体重85 kg，身高172 cm。心尖部闻及收缩期杂音，肺、腹部检查未发现异常。

心电图检查：提示左心室肥厚。

实验室检查：报告未回。

眼底检查：视网膜动脉狭窄，眼底有出血。

思考题：

1. 该患者目前可能患有哪些疾病？
2. 对患者应如何护理？
3. 如何对该患者及家属进行健康教育？

病历摘要二

黄某，女性，68岁，农民，因“反复胸闷气促、心前区疼痛2年，加重1周”入院。2年前在无明显诱因下反复出现胸闷、气促，进行性加重，并出现心前区疼痛，以活动后明显，一般经休息或含服硝酸甘油5 min后症状可缓解。1月前患者因胸闷、气促加重，心前区疼痛反复发作，时间不超过15 min，伴夜间阵发性呼吸困难，到医院就诊，住院治疗，出院后自服“地高辛、利尿剂”等药物，半月前胸闷及心前区疼痛再发，近1周来症状加重，夜间不能平卧，伴咳嗽，咳白色黏痰，经治疗未见明显好转，今再次入院治疗。

体格检查：T 36.5℃，P 76次/分，R 22次/分，BP 105/76 mmHg，慢性病容，口唇发绀，颈静脉怒张。双肺可闻及少量湿啰音，心律96次/分，心律不齐，心尖区可闻及3/6级收缩期吹风样杂音。腹软，无压痛和反跳痛，肠鸣音3～5次/分，双下肢无水肿。

既往有关节炎病史30余年，有烟酒嗜好20余年。育有两子一女，对其比较照顾，家庭条件一般。

实验室及其他检查：心电图示心房扑动、心肌缺血。血常规示Hb 96.0 g/L，WBC 10.2×10^9/L，N 86%。

予一级护理，吸氧，心电监护，抗炎，呋塞米（速尿）、螺内酯（安体舒通）利尿，参脉注射液营养心脏，改善心功能，硝酸甘油扩张冠状动脉等治疗。

思考题：

1. 根据上述资料，该患者患有哪些疾病？
2. 制订对患者的护理措施。
3. 提出健康教育的内容。

病历摘要三

张某，男性，50岁，厂长。因心前区剧烈疼痛12 h，急诊入冠心病监护病房（CCU）。患者于2005年1月30日上午10时正在开会时，突然感到胸骨后刀割样疼痛，并向左肩部放射，经休息和舌下含服硝酸甘油不能缓解，夜间疼痛加剧，并伴全身无力、恶心、呕吐、大汗淋漓。急送入院。患者感到很累，改变体位时感到头晕。近期食欲减退，夜间睡眠差。

既往史：身体健康，无糖尿病、高血压等慢性疾病史。无饮酒嗜好，吸烟20年，15～20支/天。其母患有冠心病20余年。

心理、社会评估：患者很担心疾病，焦虑，害怕死亡。平时能很好地处理生活和工作中的各种问题，家庭关系和睦，且与同事、朋友有良好的人际关系。但工作压力较大，当身体感到不适时，能及时就医，并能坚持每年1次体检。享受公费医疗，家庭经济条件宽裕。

体格检查：神志清楚，痛苦面容，T 38.9℃，P 110次/分，R 24次/分，BP 130/75 mmHg。心、肺、腹部及神经系统检查未发现异常。

心电图检查：提示心肌梗死。

实验室检查：心肌酶谱示肌酸激酶(CPK)为 1340 U/L(正常值 25～200 U/L)，及其同工异构酶 CPK-MB 为 133U/L(正常值 0～16 U/L)；天冬氨酸基转移酶(AST)为 68 U/L(正常值 6～45 U/L)；乳酸脱氢酶(LDH)为 380 U/L(正常值 114～240 U/L)，及其同工异构酶 LDH-1 为 73 U/L(正常值 18～3 073 U/L)。WBC 12×10^9/L。其他指标正常。血清电解质正常范围。二便常规均正常。

目前患者主要治疗为卧床休息，心电监护，吸氧，镇痛，预防感染，硝酸酯类药物和β受体阻滞剂。

思考题：

1. 提出主要疾病诊断。
2. 对患者病情发作时的急救护理有哪些内容？
3. 针对该患者应如何进行健康教育？

学习情境三　消化系统常见病的预防与照护

学习目标

知识目标

1. 熟悉消化系统老年常见病的病因、临床表现、并发症。
2. 掌握老年人消化系统常见病的预防与照护保健知识。
3. 掌握老年人腹痛的正确辨别、判断及急救护理。
4. 了解消化系统老年常见病的治疗原则，正确指导患病老年人用药。

能力目标

1. 能够做好预防老年人消化系统常见病的工作。
2. 能够对患有消化系统疾病的老年人制订合理的照护计划。
3. 能够根据病情选择合理的护理技术并正确实施。
4. 能够对老年人进行消化系统常见病的健康教育。
5. 具有关爱、尊重患病老人的职业素养和团队协作精神。

概述

消化系统包括口腔、咽、食管、胃、小肠(十二指肠、空肠和回肠)、大肠(盲肠、阑尾、结肠、直肠和肛管)、肝、胆、胰以及腹膜、肠系膜、网膜等脏器，主要生理功能是摄取和消化食物、吸收营养和排泄废物。肝是体内物质代谢最重要的器官，胃肠道的运动、分泌功能受神经内分泌调节。此外，消化系统还具有免疫功能。

消化系统的疾病为器质性或功能性疾病，病变可局限于消化系统或累及其他系统。属于常见病。其发病病因复杂，包括感染、外伤、理化因素、大脑皮质功能失调、营养缺乏、代谢紊乱、吸收障碍、肿瘤、自身免疫、遗传和医源性因素等。其疾病容易发生感染、炎症和损伤，尤其是肿瘤的发病率较高。

消化系统疾病的症状包括恶心、呕吐、腹痛、腹泻、吞咽困难、嗳气、反酸、灼热感或烧心感、厌食或食欲不振、腹胀、便秘、黄疸、呕血与黑便。体征因不同的病变性质和部位而有差别，主要以腹部体征为主。查体重点进行腹部检查。辅助检查包括血液检查、内镜、超声、X线检查、脏器功能检查、胃肠动力学检查、活组织检查和脱落细胞检查，必要时可行剖腹探查。治疗有饮食治疗、药物治疗和手术治疗。

老年人由于消化器官的老化，日常活动减少，基础代谢率低，使消化功能减退，吸收和排泄功能障碍，使老年人的消化系统受到损害，发生消化系统疾病，直接影响老年人的生活质量和健康长寿。

子情境一　慢性胃炎的预防与照护

情境导入

患者，男性，64岁。

主诉：反复上腹部胀痛、不适、嗳气、反酸、嗝逆、恶心5年，加重1周。

现病史：5年前饮酒后出现上腹部疼痛、恶心、反酸，予"胃苏冲剂"口服后好转，此后病情反复发作，多与饮酒，过食辛辣、刺激、寒冷食物及受凉有关，1周前再次饮酒后上腹部疼痛加重，以胀痛为主，伴恶心未吐、反酸、嗝逆、嗳气、食欲不振，无腹泻，无便血。

既往史：体健，无肝炎病史。饮酒史20年，每日3两白酒或2瓶啤酒。否认药物过敏史。

体格检查：T 36.2℃，P 74次/分，R 16次/分，BP 130/80 mmHg。

神志清楚，发育正常，精神不振，双肺呼吸音清，双肺未闻及干、湿啰音，心律齐，心率74次/分，腹软，上腹部正中轻压痛，无反跳痛及肌紧张，麦氏点无压痛，莫氏征阴性，肝脾未及，肠鸣音正常，移动性浊音阴性，两下肢无水肿。

胃镜检查：胃小弯黏膜粗糙不平，可见点状红斑，黏膜水肿，局部有渗出。幽门螺杆菌检测阳性。

任务：1. 对该患者制订完善的照护计划。

2. 对该患者及家属做健康教育。

任务描述

慢性胃炎是一种常见病、多发病，且年龄越大，发病率越高，据胃镜普查，50岁以上的人有50%患有慢性胃炎，其发病率位居各种胃病之首，是老年病的常见疾病之一。慢性胃炎可长期持续存在，控制不好，可急性发作，引起溃疡，发生上消化道出血，甚至进展为胃癌。因此慢性胃炎的预防与照护工作非常重要。做好对慢性胃炎老人的照护工作，了解发病因素，掌握临床表现，熟悉治疗方案及预后转归，能够对该病患者制订合理的照护方案，并能够开展预防该疾病的健康教育等。

任务实施

1. 按每5人为一小组对全班同学进行分组。

2. 以小组为单位对案例进行讨论分析。

3. 各小组汇报、分享讨论结果。

任务总结

1. 教师对各小组讨论分析结果进行点评。

2. 教师对任务描述中的知识进行分析总结。

知识链接

慢性胃炎是由多种原因引起慢性胃黏膜的炎性病变，临床一般分为慢性浅表性胃炎、慢性萎缩性胃炎、慢性糜烂性胃炎、慢性肥厚性胃炎 4 种类型。

一、发病原因

1. 幽门螺杆菌感染

幽门螺杆菌感染是引发慢性胃炎最主要的病因。其长期存在可引起细胞损坏，产生强烈的炎症反应，还可诱导免疫反应，最终导致胃黏膜的慢性炎症。

2. 饮食和环境因素

饮食中高盐和缺乏新鲜蔬菜、水果与胃黏膜萎缩、肠上皮化生以及胃癌的发生密切相关。

3. 自身免疫

自身免疫性胃炎以富含壁细胞的胃体黏膜萎缩为主，患者血液中存在自身抗体，可伴有其他自身免疫病，可导致恶性贫血。

4. 其他因素

(1) 胆汁和十二指肠液反流：幽门松弛，胆汁反流入胃内，破坏胃黏膜屏障，长期胆汁反流，导致慢性胃炎。

(2) 药物和食物的刺激：长期服用对胃黏膜有刺激的药物或食物，如阿司匹林类药，过度饮酒或饮烈性酒，喝浓茶、咖啡，过度吸烟，饮食过冷或过热等均可引起胃黏膜的慢性损害。

(3) 急性胃炎演变而致：患急性胃炎之后，没有得到很好的调治，以致胃黏膜病变持续不愈演变而来。

(4) 细菌及其毒素侵入：口腔、鼻、咽等局部的细菌或其毒素侵吞入胃，可以长期刺激胃黏膜引起慢性炎变。特别是幽门螺杆菌感染，可导致胃黏膜的慢性炎症。

(5) 胃酸缺乏：由于胃酸分泌不足，细菌很容易在胃内繁殖引起本病。

(6) 营养不良：长期缺乏蛋白质、B 族维生素等引起营养不良，最终亦可导致慢性胃炎。

二、分类

根据病理组织学改变和病变在胃的分布部位，结合可能病因，将慢性胃炎分为慢性浅表性胃炎、慢性萎缩性胃炎及特殊类型胃炎。

1. 慢性浅表性胃炎

慢性浅表性胃炎是指不伴有胃黏膜萎缩性改变、胃黏膜层见以淋巴细胞和浆细胞为主的慢性炎症细胞浸润的慢性胃炎，幽门螺杆菌感染是这类慢性胃炎的主要病因。

2. 慢性萎缩性胃炎

慢性萎缩性胃炎是指胃黏膜已发生了萎缩性改变的慢性胃炎，常伴有肠上皮化生。慢性萎缩性胃炎又可再分为多灶萎缩性胃炎和自身免疫性胃炎两大类。

（1）多灶萎缩性胃炎：萎缩性改变在胃内呈多灶性分布，以胃窦为主，多由幽门螺旋杆菌感染引起的慢性浅表性胃炎发展而来。

（2）自身免疫性胃炎：萎缩性改变主要位于胃体部，由自身免疫引起。

3. 特殊类型胃炎

种类很多，由不同病因所致，临床上较少见。

三、临床表现

大多数患者可无明显的不适，一般情况下只表现为胃脘饱胀或隐痛、反酸、嗳气、食欲不振，食后饱胀或疼痛加重。如有胆汁反流时，可见持久的上腹部不适或疼痛，尤以进餐后为甚。慢性萎缩性胃炎患者常表现为上腹部烧灼样疼痛，严重时有缺铁性贫血、消瘦、舌炎和腹泻等。体格检查部分患者上腹部有压痛。

四、治疗原则

1. 饮食治疗

患有慢性胃炎者，饮食宜软、易消化、低盐。吃饭时宜细嚼慢咽，饮食要有规律，勿吃辛辣刺激之物，戒烟忌酒。慢性萎缩性胃炎胃酸缺乏者，可食用少量米醋以助消化，亦可在炒菜时适量放些食醋。如患者无症状或症状轻微者，只需饮食治疗即可。

2. 根除幽门螺杆菌

具有杀灭幽门螺杆菌作用的抗生素有克拉霉素、阿莫西林、甲硝唑（或替硝唑）、四环素、呋喃唑酮、某些喹诺酮类（如左氧氟沙星）等。质子泵抑制剂（如奥美拉唑）PPI及胶体果胶铋能抑制幽门螺杆菌，与上述抗生素有协同杀菌作用。以PPI加克拉霉素再加阿莫西林或甲硝唑的三联疗法方案根除率最高。

3. 消化不良症状的治疗

抑酸或抗酸药、促胃肠动力药、胃黏膜保护药、中药均可适用。

4. 对症治疗

有胆汁反流者，口服甲氧氯普胺（胃复安）；胃酸过多者，可给予法莫替丁、奥美拉唑、丙谷胺、硫糖铝片；胃酸偏低或胃酸缺乏的慢性萎缩性胃炎，可给予1%稀盐酸、胃蛋白酶合剂口服以补充胃酸和胃蛋白酶的不足；有明显胃痛症状者，可给予解痉剂，如莨菪片、颠茄合剂、普鲁苯辛等；嗳气、腹胀等胃动力代谢障碍者，可口服多潘立酮（吗叮啉）。

5. 自身免疫性胃炎的治疗

目前尚无特异治疗，对有营养不良和缺铁性贫血者，应及时补充铁剂及维生素B_6、维生素B_{12}等。

6. 异型增生的治疗

异型增生是胃癌的癌前病变，应予高度重视。对轻度异型增生除给予上述积极治疗外，关键在于定期随访。对肯定的重度异型增生则应予预防性手术，目前多采用内镜下胃黏膜切除术。

五、预防措施

1. 积极治疗急性胃炎

患有急性胃炎者应积极治疗，且应尽量彻底治愈，以防其向慢性胃炎转化。

2. 忌食辛辣刺激之物

平素应少食或不食对胃黏膜有刺激的食物和药物，养成良好的饮食卫生习惯，如勿饮烈性白酒或长期饮酒，不空腹饮酒，不抽烟，少喝浓茶、咖啡，饮食冷热适度，避免过饱过饥，做到饮食定时、定量，这些均是老年人平常饮食生活中必须注意的问题。此外，在治疗其他病的过程中，如需服用对胃有刺激的药物，如水杨酸盐类、皮质激素、吲哚美辛（消炎痛）等，宜饭后服，能用其他药物代替者，尽量少用或不用此类药物。

3. 保持良好的心理状态

平素宜避免抑郁、动怒，以免肝气犯胃，心胸宜豁达开朗，多参加一些有益的社会活动。

六、照护保健

1. 生活照护

（1）环境：保持室内适宜的温度。

（2）饮食：急性发作期给予半流质温热饮食，若患者有少量出血可给予米汤等中和胃酸，利于黏膜修复。剧烈呕吐、呕血时应禁食，进行静脉补充营养。恢复期需要摄取足够营养素，鼓励患者少量多餐进食，以摄入高蛋白、高热量、高维生素、易消化的饮食为原则，养成细嚼慢咽的习惯。避免摄入过咸、过甜、过辣等刺激性食物及不易消化的食物，忌暴饮暴食和饮烈酒。胃酸低的患者可给刺激胃酸分泌的食物，如浓肉汤、鸡汤、山楂、食醋等，对胃酸多的患者应避免酸性、多脂肪食物。餐后不要立即从事重体力活动。

（3）休息：急性发作时应卧床休息，并可用转移注意力、做深呼吸等方法来减轻焦虑，缓解疼痛。疼痛缓解时，适当休息。恢复期，生活要有规律，促进食欲，不要过于劳累，可进行适当的锻炼，以增强机体抗病力。

2. 医学护理

（1）生命体征监测：对于已患病老人，要细心观察体温、呼吸、脉搏、血压等生命体征。

（2）对症护理：腹痛时可予针灸和热敷。可用针灸内关、合谷、足三里等穴位来缓解疼痛，也可用热水袋热敷胃部，以解除胃痉挛，减轻腹痛。

（3）用药护理：

① 胃酸缺乏的患者配合给予1%稀盐酸、胃蛋白酶合剂。服用时宜养成习惯送至舌根部咽下，避免接触牙齿，服后用温开水漱口。

② 有胆汁反流的患者可服用硫糖铝以中和胆盐，防止反流。硫糖铝在餐前1 h与睡前服用效果最好，用药时应将药片嚼碎或研成粉末服用。如患者需同时服用制酸药，制酸药应在硫糖铝服前0.5 h或服后1 h给予。

③ 甲氧氯普胺及多潘立酮具有刺激胃窦蠕动，促进胃排空的作用。药物应在饭前服用，不宜与阿托品等解痉剂合用。

④ 抗菌药物用以治疗幽门螺杆菌感染。目前最有效的三联治疗方案是：奥美拉唑、阿莫西林、甲硝唑，2 周为一疗程。也可以用胶体枸橼酸铋剂，铋剂应在餐前 0.5 h 用温水溶解后服下，铋剂可能引起便秘，使大便和舌苔呈灰黑色，口中带有氨味等，停药后自行消失，应予以说明。服用阿莫西林和甲硝唑会有全身乏力，胃肠道反应，如恶心、呕吐和腹泻等，甲硝唑还可引起口腔金属味、舌炎和排尿困难等不良反应，应密切观察，并劝导患者按疗程坚持治疗。

3. 心理疏导

注意加强对患者的心理护理，慢性胃炎病情反复、病程迁延，患者往往产生焦虑情绪。因此要通过交谈和细致入微的关怀，向患者宣讲疾病的有关知识，进行心理疏导，使患者了解自己的病情，掌握疾病的基本常识，减轻患者的心理压力，树立治疗的信心，积极主动地参与预防和治疗。

4. 健康教育

(1) 疾病知识教育：向患者及家属介绍本病的有关病因，指导患者避免诱发因素。教育患者保持良好的心态，平时生活要有规律，合理安排工作和休息时间，注意劳逸结合，积极配合治疗。

(2) 指导老年人预防疾病：指导患者加强饮食卫生和饮食营养，养成有规律的饮食习惯；避免过冷、过热、辛辣等刺激性食物及浓茶、咖啡等饮料；嗜酒者应戒酒，防止乙醇损伤胃黏膜；注意饮食卫生。避免使用对胃黏膜有刺激的药物，必须使用时应同时服用制酸剂或胃黏膜保护剂。

(3) 指导患者进行自我病情监测：观察并记录每天进餐次数、量、品种，了解其摄入的营养素能否满足机体需要。定期测量体重，监测有关营养指标的变化，如血红蛋白浓度、血清白蛋白等。防治胃炎恶变。萎缩性胃炎、肠上皮化生及腺瘤样息肉均认为是癌前期病变，所以必须积极防治浅表性胃炎向萎缩性胃炎、肠上皮化生发展。如有反复发作溃疡、出血或多发性息肉者，必须定期到医院检查，必要时可考虑手术治疗以防恶变。

子情境二　消化性溃疡的预防与照护

情境导入

患者，女性，68 岁。

主诉：反复上腹部疼痛伴嗳气、反酸、恶心 10 余年，加重 1 周。

现病史：10 余年前进食过冷饮食后出现上腹部疼痛伴嗳气、恶心、反酸，此后病情反复发作，多与过食辛辣、刺激、寒冷食物及精神紧张有关，1 周前与人生气吵架后上腹部疼痛加重，以胀痛为主，进餐后约半小时出现腹痛，持续约 1 h 左右缓解，伴恶心、反酸、嗳气、食欲不振。无腹泻，无便血。

既往史：体健，无肝炎病史，无饮酒史。否认药物过敏史。

体格检查：T 36.0℃，P 68 次/分，R 17 次/分，BP 120/80 mmHg。

神志清楚，发育正常，精神不振，双肺呼吸音清，双肺未闻及干、湿啰音，心律齐，心率68次/分，腹软，上腹部正中轻压痛，无反跳痛及肌紧张，麦氏点无压痛，莫氏征阴性，肝脾未及，肠鸣音正常，移动性浊音阴性，两下肢无水肿。

胃镜检查：胃体上部可见椭圆形溃疡，大小约1.2 cm×1.9 cm，边缘光整，底部覆有灰白色渗出物，周围黏膜充血、水肿，皱襞向溃疡集中。幽门螺杆菌检测阳性。

任务：1. 对该患者制订完善的照护计划。

2. 对该患者及家属做健康教育。

任务描述

消化性溃疡是全球常见病、多发病。有资料统计，其发病率约占人口的10%～20%，虽然在任何年龄均可发病，但中年最为常见，十二指肠溃疡多见于青壮年，胃溃疡多见于中老年，男性患病比女性多见。秋冬和冬春之交是本病的好发季节。其并发症包括出血、穿孔、幽门梗阻和癌变。严重危害老年人的身体健康。因此要做好对消化性溃疡老人的照护工作，了解发病因素，掌握临床表现，熟悉治疗方案及预后转归，能够对该病患者制订合理的照护方案，并能够开展预防该疾病的健康教育等。

任务实施

1. 按每5人为一小组对全班同学进行分组。
2. 以小组为单位对案例进行讨论分析。
3. 各小组汇报、分享讨论结果。

任务总结

1. 教师对各小组讨论分析结果进行点评。
2. 教师对任务描述中的知识进行分析总结。

知识链接

消化性溃疡是指发生于胃肠道与胃液接触部位的溃疡，主要发生于胃和十二指肠，即胃溃疡(GU)和十二指肠溃疡(DU)，因溃疡形成与胃酸-胃蛋白酶的消化作用有关而得名。溃疡的黏膜缺损超过黏膜基层，不同于糜烂。

一、发病原因

1. 幽门螺杆菌

幽门螺杆菌是引发消化性溃疡的重要病因。作用于胃黏膜，导致促胃液素和胃酸分泌增多，刺激胃黏膜；可导致十二指肠上皮化生，引起十二指肠炎症；可减少十二指肠碳酸氢盐分泌，导致溃疡发生；可削弱胃黏膜的屏障作用，使胃酸对屏障受损的胃黏膜侵蚀，导致胃溃疡发生。

2. 非甾体抗炎药

非甾体抗炎药是引起消化性溃疡的另一个常见病因。引起的溃疡以胃溃疡多见。溃疡形成及其并发症发生的危险性除与服用非甾体消炎药种类、剂量、疗程有关外，尚与高龄、同时服用抗凝药、糖皮质激素等因素有关。

3. 胃酶和胃蛋白酶

消化性溃疡的最终形成是由于胃酸-胃蛋白酶对胃黏膜的自身消化所致。

4. 其他因素

其他因素包括吸烟、遗传、急性应激和胃十二指肠运动异常。在吸烟人群中，本病的发病率明显高于不吸烟的人群，二者比例约为2∶1，而且吸烟者溃疡愈合率亦显著低于不吸烟者。本病是一种多基因遗传性疾病，20%～50%的患者有家族史。暴饮暴食、进食无规律、进食过快、饭菜过烫、过冷以及常饮浓茶、咖啡、烈性酒或进食辛辣调料、泡菜等均可对胃黏膜形成物理性或化学性的损害，以致发生本病。长期过度的精神紧张、压抑、忧虑、怨恨等精神刺激，可引发和加重消化性溃疡。

二、临床表现

老年人消化性溃疡中胃溃疡多于十二指肠溃疡。胃溃疡多位于胃体部，十二指肠溃疡多位于球部前壁，且以小弯部多见。发生于球部以后的十二指肠溃疡称十二指肠球后溃疡。多发性胃溃疡和复合性溃疡在老年人均较为多见。当胃溃疡大于2.5 cm，十二指肠溃疡大于2.0 cm时称巨大溃疡。老年人胃溃疡直径常可大于2.5 cm。十二指肠溃疡及胃小弯溃疡易累及血管而引起大出血。

1. 上腹部疼痛

疼痛病史可长达数年或数十年，并有反复发作过程。胃溃疡的疼痛部位常在剑突下或上腹部中线偏左，十二指肠溃疡则在剑突下偏右。疼痛性质可为灼痛、隐痛、胀痛、饥饿感或剧痛。部分老年患者可为上腹部钝痛。疼痛的发生和消失与进食有一定的关系，胃溃疡常在餐后0.5～2 h内发作，其规律为进食→疼痛→舒适；十二指肠溃疡多为空腹痛，一般在餐后3～4 h发生，可有夜间痛，其规律为进食→舒适→疼痛；老年患者因其胃酸分泌功能的减退也可无此典型的规律。溃疡的发作多与季节因素有关，气温剧变的气候引起复发，因此秋末冬初或冬春交际是发病最多的季节。

2. 其他症状

有反酸、嗳气、恶心、呕吐等胃肠道症状，老年患者因疼痛不明显而常可单独出现上述症状。影响进食者可有消瘦、营养不良和贫血，亦可直接出现上消化道出血、穿孔或幽门梗阻，而无其他症状。

3. 查体

发作期若无并发症，可有剑突下固定而局限压痛点。如合并急性穿孔可发现腹式呼吸消失，腹壁僵直，有压痛和反跳痛，肠鸣音减弱或消失。发生幽门梗阻则可在上腹部观察到有胃蠕动波和听到振水音。

三、并发症

随着年龄的增长，并发症的发生率也增加。主要并发症如下。

1. 出血

大量出血是消化性溃疡最常见的并发症，其发生率占本病患者的20%～25%，十二指肠溃疡多于胃溃疡。出血前溃疡症状可加重，出血后减轻。临床表现取决于出血部位、速度和量。出血量超过1 000 mL时，发生眩晕、出汗、血压下降和心率加快，在0.5 h内超过1 500 mL会发生休克。

2. 穿孔

溃疡穿透浆膜层而达游离腹腔即可致急性穿孔；消化性溃疡穿孔时，胃内容物进入腹腔引起弥漫性腹膜炎，同时出现腹膜刺激体征，肠鸣音减低或消失，肝浊音界缩小或消失。

3. 幽门梗阻

幽门梗阻主要由十二指肠溃疡和幽门管溃疡引起。临床表现为餐后上腹饱胀不适、上腹疼痛加重，伴有恶心、呕吐。呕吐常在餐后发生，大量呕吐后症状可以改善，呕吐物含发酵酸性宿食。严重呕吐可致失水和低氯低钾性碱中毒。由溃疡急性发作引起的幽门痉挛和水肿可形成暂时性幽门梗阻，溃疡愈合后瘢痕形成则可引起永久性梗阻。

4. 癌变

少数胃溃疡可癌变。症状顽固，疼痛持久失去原来的节律性，厌食，消瘦，大便隐血试验持续阳性，应警惕。

四、治疗原则

治疗目的：消除病因、缓解症状、愈合溃疡、防止复发和防治并发症。针对病因的治疗，如根除幽门螺旋杆菌，有可能彻底治愈溃疡病，是消化性溃疡治疗的一大进展。

1. 一般治疗

生活要有规律，避免过度劳累和精神紧张。注意饮食规律，戒烟、酒。

2. 治疗消化性溃疡的药物及其应用

(1) 抑制胃酸药物：这类药物可选用组胺 H_2 受体拮抗剂，如雷尼替丁、法莫替丁等，质子泵抑制剂(PPI)抑酸作用更强更持久，如奥美拉唑，特别适用于难治性溃疡和非甾体消炎药引起的溃疡。

(2) 保护胃黏膜药物：硫糖铝和胶体铋可以选用。枸橼酸铋钾因兼有较强抑制幽门螺杆菌作用，可作为治疗方案的组成部分。米索前列醇主要用于非甾体消炎药溃疡的预防。

3. 根除幽门螺杆菌治疗

这与慢性胃炎治疗中根除幽门螺杆菌治疗用药相同。但疗程长，根除幽门螺杆菌治疗结束后需要PPI或 H_2 受体拮抗剂进行抗溃疡治疗，定期复查幽门螺杆菌。

4. 非甾体类消炎药溃疡的治疗

对服用非甾体类消炎药后出现的溃疡，如情况允许应立即停用，如病情不允许可换用塞来昔布。对于停用者，治疗可予PPI或 H_2 受体拮抗剂；对不能停用者，应用PPI治疗。

5. 溃疡复发的预防

有效根除幽门螺杆菌及彻底停服非甾体类消炎药，可清除消化性溃疡的两大常见病因，因而能大大减少溃疡复发。对复发者同时伴幽门螺杆菌感染复发者可根除幽门螺杆菌后再治疗。

6. 中医辨证论治

本病可分为肝胃不和、脾胃虚寒、湿热中阻、胃阴不足、瘀血阻滞等证型，根据不同病况，可选用成药，如丽珠得乐、胃得乐、快胃片、温胃舒、养胃舒等。脾胃虚弱可选用香砂养胃丸、香砂六君子丸，脾胃虚寒可选用附子理中丸，肝胃不和可选用逍遥丸、香砂养胃丸、气滞胃痛冲剂等，这些药物均有服用方便、疗效显著的特点。

7. 外科手术治疗

目前外科手术主要限于少数有并发症者，包括：大量出血经内科治疗无效、急性穿孔、瘢痕性幽门梗阻、胃溃疡癌变、严格内科治疗无效的顽固性溃疡。

五、预防措施

(1) 精神因素在本病的发病过程中起重要作用，所以平时应注意避免精神刺激，性格宜开朗；不宜过度疲劳，合理安排工作、生活，生活起居有规律；不吸烟或少吸烟；加强体育锻炼，如慢跑、打太极拳、练气功等以增强体质，减少本病的发生。在秋冬季节最好穿棉肚兜或背心，对防止发病大有好处。

(2) 平素饮食宜定时、定量，少吃或不吃对胃有刺激的食物、药物或饮料，如辛辣食物、油煎食物、腐乳、浓茶、咖啡等，不酗酒，不空腹饮酒，不饮烈性酒。

(3) 有溃疡病的老年人为了预防其复发，除注意饮食、精神生活外，继续维持治疗一段时间相当重要，必要时应用胃黏膜保护剂。

六、照护保健

1. 生活照护

(1) 环境：保持室内适宜的温度。

(2) 饮食：已患本病者必须注意自己的食谱，宜吃软性食物，如面条、馒头、稀粥类，适量喝牛奶、吃瘦猪肉、菜叶、菜泥等营养丰富、高能量、清淡、易消化的食物，加速溃疡愈合。避免粗糙、过冷、过热、过酸等刺激性食物或饮料。因豆浆、牛奶含钙和蛋白较高，可刺激胃酸分泌增加，不宜多饮。不宜多食高脂肪食物，如红烧肉、猪蹄等，以免食物在胃内停留时间过长，使胃过度扩张，胃酸分泌增加。指导患者有规律地定时进食，以维持正常消化活动的节律。溃疡活动期，以少食多餐为宜，每天进餐4～5顿，避免餐间零食和睡前进食，使胃酸分泌有规律。一旦症状得到控制，应尽快恢复正常的饮食规律。饮食不宜过饱，以免胃窦部过度扩张而增加促胃液素的分泌。进餐时注意细嚼慢咽，避免急食，咀嚼可增加唾液分泌，后者具有稀释和中和胃酸的作用。十二指肠溃疡患者随身携带苏打饼干等碱性食物，以便腹痛时食用。

(3) 休息：保持情绪稳定，生活有规律，注意劳逸结合，避免过度紧张和劳累。病情较轻的患者可以边工作边治疗，活动性溃疡患者或大便隐血试验阳性患者应卧床休息。

2. 医学护理

(1) 病情观察：对于已患病老人，要细心观察体温、呼吸、脉搏、血压等生命体征。尤其要观察腹痛部位、性质、程度、开始时间、持续时间、诱发因素、与饮食关系、有无放射痛、有无恶心、呕吐等伴随症状。

(2) 对症护理：向患者家属讲解疼痛原因，以及驱除加重或诱发疼痛的各种因素；指导患者使用松弛术、局部热敷、针灸、理疗等方法，以减轻腹痛；十二指肠溃疡表现空腹痛或午夜痛，指导患者准备碱性食物(如苏打饼干)在疼痛前进食或服用抗酸药以防疼痛发生。

(3) 用药护理：鼓励患者遵医嘱坚持用药，提高患者服药依从性是避免幽门螺杆菌根除失败的重要手段。告知患者根除幽门螺杆菌治疗结束后还要再进行 4～6 周的抗溃疡治疗。抗溃疡治疗结束 4 周后要常规复查幽门螺杆菌是否已被根除，且在检查前停用 PPI 或胶体铋 2 周，以免假阴性。同时根据医嘱给予药物治疗，并注意观察药效及不良反应。

① 抗酸药：如氢氧化铝凝胶等，应在饭后 1 h 和睡前服用。避免与奶制品同时服用，也不宜与酸性食物和饮料同服。长期大量服用可引起严重便秘、代谢性碱中毒与钠潴留，甚至造成肾损害，若服用镁制剂则易引起腹泻。

② H_2 受体拮抗剂：药物应在餐中和餐后即刻服用，也可把 1 天的剂量在睡前服用。若需同时服用抗酸药，则两药应间隔 1 h 以上。若静脉给药应注意控制速度，速度过快可引起低血压和心律失常。哺乳期应停用。

③ PPI：奥美拉唑可引起头晕，特别是用药初期，应嘱患者用药期间避免开车或做其他必须高度集中注意力的工作。

④ 其他药物：硫糖铝片宜在进餐前 1 h 服用，可有便秘、口干、皮疹、眩晕、嗜睡等不良反应，不能与多酶片同服；米索前列醇与抗酸药合用会加重本药所致的腹泻、腹痛等不良反应；服用胶体铋前后 1 h 内不宜进食(尤其是牛奶)，不宜与抗酸药同服，服药过程中易使齿、舌变黑，可用吸管直接吸入。部分患者服药后出现便秘和粪便变黑，停药后可自行消失，少数患者有恶心，一过性血清转氨酶升高等；多潘立酮、西沙必利等应在餐前 1 h 及睡前 1 h 服用；其他抗菌药物详见“慢性胃炎”。

(4) 并发症预防与护理：老年人溃疡长期得不到愈合易引起上消化道出血、穿孔、幽门梗阻等严重的并发症，必须积极预防。对并发症要早发现、早诊断、早治疗。如长期大便潜血试验阳性者应注意并发消化道出血，必须引起足够的重视。对长期患有本病突然出现剧烈腹痛，很快蔓延至脐周，有压痛及反跳痛，伴恶心、呕吐者，提示可能并发穿孔，应急送医院诊治。患有本病而空腹即出现上腹部饱胀，频频呕吐、嗳气、反酸者，应考虑并发有幽门梗阻，应急送医院诊疗。

胃溃疡的癌变率一般在 2%～3%，但十二指肠溃疡一般不引起癌变。预防的方法是积极治疗原发病灶，对中老年胃溃疡患者，如经严格内科治疗 4～6 周症状无改善，疼痛节律消失或改变，食欲减退，消瘦乏力，体重急剧减轻，大便隐血持续阳性者，应考虑有癌变的可能。必须定期、重复作 X 线钡餐、胃镜检查，必要时可剖腹探查，以便早发现、早治疗，防微杜渐。

上消化道出血患者绝对卧床、禁食，需要迅速补充血容量，纠正水、电解质平衡，预防和治疗失血性休克，同时积极进行病因治疗，密切观察生命体征，必要时手术治疗。

穿孔患者应禁食，建立静脉通路，抬高床头，胃肠减压，密切观察生命体征、尿量、肢体温度、腹痛变化等情况，必要时做好术前准备。

幽门梗阻患者病情轻者进流食，重者禁食、胃肠减压、静脉补充营养，防止水、电解质、酸碱平衡紊乱，记录呕吐物量、性状、气味，内科治疗无效者积极做好术前准备。

3. 心理疏导

注意加强对患者的心理护理。消化性溃疡病情反复、病程迁延，可出现多种并发症，患者往往产生焦虑、急躁、紧张、恐惧等情绪，常有长期精神紧张、争强好胜、情绪不稳定、易激动或惯于自我克制、性格内向、事无巨细、井井有条等特点。因此要通过交谈和细致入微的关怀，鼓励患者说出心中的顾虑和疑问，引导患者正确面对现实和挫折，减少人际冲突，用适当的方式宣泄不良情绪。避免紧张和劳累，调整工作和生活方式，减轻或消除来自工作、家庭等各方面的不良刺激，使患者心情放松、情绪稳定。向患者宣讲疾病的有关知识，进行心理疏导，使患者了解自己的病情，掌握疾病的基本常识，减轻患者的心理压力，树立治疗的信心，积极主动地参与预防和治疗。

4. 健康教育

(1) 疾病知识教育：向患者及家属讲解引起和加重溃疡病的相关因素，指导患者保持乐观情绪，规律生活，避免过度紧张和劳累，选择合适的锻炼方式，提高机体抵抗力。指导患者建立合理的饮食习惯和结构，戒除烟酒，避免摄入刺激性食物。

(2) 指导老年人预防疾病：指导患者加强饮食卫生和饮食营养，养成有规律的饮食习惯。选择营养丰富、易消化的食物。除并发出血或症状较重外，一般无须规定特殊食谱。症状较重的患者以面食为主，因面食柔软易消化，且其含碱，能有效中和胃酸，若不习惯于面食，则以软米饭或米粥替代。由于蛋白质类食物具有中和胃酸的作用，可适量摄取脱脂牛奶，宜安排在两餐之间饮用，但牛奶中的钙质吸收有刺激胃酸分泌的作用，故不宜多饮。脂肪到达十二指肠时虽能刺激小肠分泌抑促胃液素，抑制胃酸分泌，但同时又可引起胃排空减慢，胃窦扩张，致胃酸分泌增多，故脂肪摄取应适量。应避免食用机械性和化学性刺激性强的食物。机械性刺激强的食物指生、冷、硬、粗、纤维多的蔬菜、水果，如洋葱、韭菜、芹菜等。化学性刺激强的食物有浓肉汤、咖啡、浓茶和辣椒、醋等调味品等。忌用或慎用对胃黏膜有损害的药物，如阿司匹林、吲哚美辛、糖皮质激素等。

(3) 指导患者进行自我病情监测：监督患者采取合理的饮食方式和结构，定期测量体重、监测血红蛋白浓度、血清白蛋白等营养指标。教育患者按医嘱正确服药，学会观察药效及不良反应，不随便停药或减量，防止溃疡复发。指导患者慎用或勿用致溃疡药物，如阿司匹林、咖啡因、泼尼松等。若上腹疼痛节律发生变化或加剧，或者出现呕血、黑便时，应立即就医。对于年龄偏大的胃溃疡患者，应定期到门诊复查，及早发现癌变。

子情境三　乙型肝炎的预防与照护

情境导入

患者，女性，66 岁。

主诉：乏力、食欲不振、厌油、恶心、腹胀伴肝区疼痛半年。

现病史：半年前于外地旅游后逐渐出现乏力、食欲不振、厌油、恶心、呕吐、腹胀伴肝区疼痛，无发热，无黄疸，无腹泻，无便血，无呕吐咖啡色物。未予诊治，症状逐渐加重。

既往史：体健，无输血史，无饮酒史。否认药物过敏史。

体格检查：T 36.1℃，P 78 次/分，R 17 次/分，BP 120/70 mmHg。

神志清楚，发育正常，精神不振，双肺呼吸音清，双肺未闻及干、湿啰音，心律齐，心率77次/分，腹软，右上腹轻压痛，无反跳痛及肌紧张，麦氏点无压痛，莫氏征阴性，肝脾未及，肠鸣音正常，移动性浊音阴性，两下肢无水肿。

实验室检查：乙肝病毒检测 HBsAg(+)，HBeAg(+)，HBcAg(+)。

肝功：ALT 122U/L，AST 325U/L。

任务：1. 对该患者制订完善的照护计划。

2. 对该患者及家属做健康教育。

任务描述

乙型病毒性肝炎是世界性的传染病，我国是乙型肝炎的高发区。一般人群无症状，HBsAg携带者占10%～15%。本病具有传染性强、传播途径复杂、流行面广、发病率高、隐性感染多见等特点，男女老幼皆可患病，老年人由于身体免疫功能低下，感染发病者较多见。年龄较大、有并发症的重型肝炎患者病死率高。因此做好对乙型肝炎老人的照护工作非常重要，了解发病因素，掌握临床表现，熟悉治疗方案及预后转归，能够对该病患者制订合理的照护方案，并能够开展预防该疾病的健康教育等。

任务实施

1. 按每5人为一小组对全班同学进行分组。
2. 以小组为单位对案例进行讨论分析。
3. 各小组汇报、分享讨论结果。

任务总结

1. 教师对各小组讨论分析结果进行点评。
2. 教师对任务描述中的知识进行分析总结。

知识链接

乙型病毒性肝炎(以下简称乙肝)是由乙肝病毒(HBV)引起的世界性传染病。其病变以肝为主，亦可侵犯多种器官。有健康带菌者，亦有转化为慢性肝炎、肝硬化甚至肝癌者。临床上以疲乏、食欲减退、肝大、肝功能异常为主要表现，部分病例出现黄疸。

一、发病原因

乙肝发病原因主要是传染。人类是乙肝的传染源，急慢性乙肝患者、乙肝病毒亚临床感染者、乙肝病毒健康带菌者均是传染源。

传播途径非常广泛，主要有：经注射传播，即用了被病毒污染的注射器针头；通过输血传播，即输入了被病毒污染的血液、血浆、血制品等；医源性传播，即使用被乙肝病毒污染了的医疗器械，如针灸针、采血针、针管等；接触传播，乙肝病毒广泛存在于血液、唾液、尿液、胆汁、乳汁、汗液、羊水、月经、精液、阴道分泌物、胸水、腹水等血液和体液中，可经损伤的黏膜、皮肤侵入而感染，如共用牙刷、剃须刀，与患者共同进餐，有口腔溃疡、胃和十二指肠溃疡、食管炎等消化道黏膜破溃面的人使用了被乙肝病毒污染了的餐具等均可感染。此外还有母婴传播、吸血昆虫叮咬传播等。

我国乙肝发病高峰在30～40岁组，老年人发病有逐年上升趋势，男多于女，男女之比约为2.56∶1，农村高于城市，有家庭聚集趋势，一个家庭的乙肝病毒总感染率可达70%，甚或达80%以上。

二、临床表现

乙型肝炎的潜伏期为42～180天，大多起病缓慢，前驱症状不明显，主要症状表现为乏力、食欲不振、厌油、恶心、呕吐、腹胀、肝区疼痛，无发热，部分患者有皮疹、关节炎、肾炎表现，转氨酶缓慢上升，持续时间较长。约有1%～5%的患者发展为急性重型肝炎，10%～15%的患者发展为慢性肝炎，老年人由于免疫功能低下尤易发展成慢性肝炎。约有13%的病例常累及其他器官，尤以皮肤改变最明显，如皮疹、瘀点、毛细血管扩张、蜘蛛痣；其次可见关节痛、心律失常、肾炎、肺炎、白细胞减少或反应性网状细胞增多、再生障碍性贫血；老年人患乙肝可合并有白塞氏病、干燥综合征、糖尿病、甲状腺功能异常等。

判断有无乙型肝炎病毒感染，临床上最常用的是检测乙肝病毒(HBV)感染标志物，即通常所说的“二对半”等。

三、治疗原则

本病尚缺乏特效治疗。治疗原则为综合性治疗，以休息、营养为主，辅以适当药物治疗，避免使用损害肝的药物。老年人乙型肝炎的治疗应注意以下几个方面：

1. 一般治疗

注意调整饮食，合理营养，以高蛋白、低脂肪、低热量与富含维生素的饮食为主。禁食肥、甘、辛辣滋腻之品，多吃蔬菜、水果、瘦肉、豆制品等食物，避免饮酒，不要使用对肝有损害的药物。适当休息，避免过度劳累。控制体重，减轻体重，有助于转氨酶下降。

2. 抗病毒治疗

主要是控制病毒复制，干扰素与阿糖腺苷合用有效。

3. 调整免疫功能

常用免疫核糖核酸、胸腺肽、转移因子、香菇多糖、猪苓多糖、辅酶等，能提高免疫功能。

4. 改善肝细胞功能

适量补充多种维生素，如复合B族维生素、维生素B_1、维生素C、维生素K等，可促进消化功能，提高食欲，对促进肝细胞恢复有效。

5. 中医辨证论治

湿热内蕴，表现为胁痛口苦、胸闷腹胀、目黄尿黄者，可选用甘露消毒丹加减，以清利湿热；肝郁脾虚，表现为胁胀痛、腹胀纳呆、乏力、便溏者，可选用逍遥散加减，以疏肝健脾；肝阴亏损，表现为胁肋隐痛、口燥心烦者，可选用一贯煎加减，以养阴柔肝。

四、预防措施

1. 控制传染源

肝炎患者和病毒携带者是本病的传染源，急性患者应隔离治疗至病毒消失，日常用品如剃刀、梳子、牙刷等应专用，不外借他人，在家庭中最好用专碗专筷，隔离清洗消毒。隔离期间避免与儿童、孕妇及抵抗力差者接触。被污染(尤其是血液污染)的物品最好弃掉，若是有价值的东西，可以进行清洗消毒处理。慢性肝炎患者和病毒携带者应根据病毒复制指标评估传染性的大小，符合抗病毒治疗的患者尽可能进行抗病毒治疗。现症感染者应禁止献血或从事餐饮服务、食品加工、托幼保育工作。

2. 切断传播途径

患者应自觉注意卫生，养成良好卫生习惯，注意饮食、饮水卫生，不食生菜，不饮生水，防止唾液、血液及其他排泄物污染环境。接触患者后用肥皂和流动水洗手。表面抗原和表面抗体均阳性的人不要接触老年人的食具和食品。一旦接触应使用消毒液清洗或浸泡。推广一次性注射用具，重复使用的医疗器械要严格实行一对一消毒措施。加强血制品管理，为了防止通过血液感染，应慎用血液制品，如血液、血浆、白蛋白等。目前认为不能排除乙型肝炎通过蚊虫传播的可能，因此注意防止蚊虫等昆虫叮咬。

3. 保护易感人群

乙型肝炎疫苗有一定的预防作用。对接触乙型肝炎者，注射乙肝疫苗或高效免疫球蛋白。

五、照护保健

1. 生活照护

(1) 环境：保持室内整洁。实施适当的家庭隔离，如患者的食具、用具和洗漱用品应专用，患者的排泄物、分泌物可用3%消毒粉消毒后弃去。患者应自觉注意卫生，养成良好的卫生习惯，防止唾液、血液及其他排泄物污染环境。家中密切接触者，可行预防接种。

(2) 饮食：急性期不宜强调“高营养”或强迫进食，宜进食清淡、易消化、富含维生素的流质。如进食量太少，不能满足生理需要，可遵医嘱静脉补充葡萄糖、脂肪乳和维生素。食欲好转后，可逐渐增加饮食，少食多餐，应避免暴饮暴食。注意调节饮食的色、香、味，保证营养摄入。不宜长期摄入高糖、高热量饮食，尤其有糖尿病倾向和肥胖者，以防诱发糖尿病和脂肪肝。腹胀者可减少产气食品(牛奶、豆制品)的摄入。应戒烟酒。

(3) 休息：急性肝炎、慢性肝炎活动期、重型肝炎患者应卧床休息，以降低机体代谢率，增加肝脏的血流量，利于肝细胞恢复。待症状好转、黄疸减轻、肝功能改善后，逐渐增加活动量，以不感疲劳为度。肝功能正常1～3个月后可恢复日常活动，可参加散步、体操、打太极拳等轻微体力活动，但仍应避免过度劳累和重体力活动。

2. 医学护理

(1) 生命体征监测：观察体温、呼吸、脉搏、血压等生命体征。

(2) 对症护理：肝炎急性期合并黄疸者注意观察黄疸消退情况，如黄疸减轻后再次加重提示病情反复或有淤胆型肝炎，注意肝硬化的发生。观察胃肠道症状，观察患者的食欲，有无恶心、呕吐、反酸等症状，观察消化道症状与饮食关系，及时对饮食进行调整。

(3) 用药护理：病毒性肝炎临床类型不同，选用的药物不同。一般急性肝炎可选用改善和恢复肝功能的药物。慢性肝炎综合用药，既要改善和恢复肝功能，又要调节免疫、抗病毒和抗纤维化；重型肝炎以促进肝细胞再生药物为主。注意剂量和疗程，观察疗效和不良反应，向患者解释目的和注意事项。

抗病毒治疗以干扰素为主，使用干扰素进行抗病毒治疗时，应该在用药前向患者说明干扰素治疗的目的、意义和可能出现的不良反应，以及反应可能持续的时间，使患者有心理准备，便于坚持治疗。干扰素的不良反应与剂量有密切关系，常见的不良反应及处理措施如下。

① 发热反应：应嘱患者多饮水，卧床休息，必要时对症处理。

② 胃肠道反应：对症处理，严重者应停用。

③ 脱发：治疗中后期可出现，停药后可恢复。

④ 肝功能损害：出现黄疸、转氨酶增高等，酌情继续治疗或停药。

⑤ 神经精神症状：极少数治疗后期可出现忧郁、焦虑等，严重者应减药量或者停药。

⑥ 周围血象改变：白细胞总数降低较常见，可予升白细胞的药物。当白细胞总数显著减少，低于 $3.0\times10^9/L$ 或中性粒细胞低于 $1.5\times10^9/L$、血小板低于 $40\times10^9/L$ 时，可减少干扰素的剂量甚至停药。

(4) 并发症监测：如果进行性腹胀加重，提示伴有中毒性肠麻痹发生。如有呕血、黑便，要注意消化道出血情况。观察患者神志，如有神志模糊、嗜睡或精神神经症状，要注意是否发生肝性脑病。

3. 心理疏导

慢性肝炎反复发作，迁延不愈，临床症状多，自觉症状差，预后不好，并发症多，患者因长期社交受限而饱受身体和精神的双重折磨，导致患者情绪低落、封闭或易激惹。长期高昂的医疗费用常使患者家庭陷入经济危机，影响家庭和社会的稳定，患者及家属常出现悲观的情绪。

因此，对慢性肝炎患者的心理护理，须紧紧围绕慢性疾病病程长、见效慢、易反复等特点，了解患者的处境，多与患者沟通交流，进行疏导和劝解，调整患者的情绪、变换心境、鼓励安慰；此外，还需与患者的家属取得联系，了解肝病患者易生气、易急躁的性格特点，使其对患者多加宽容和理解，保持患者生活和心理上的愉快。使患者产生信心，感到温暖，能够积极配合治疗和护理，安心养病，自觉遵守并愉快接受相关的隔离制度和护理措施。

4. 健康教育

(1) 疾病知识教育：告知患者及家属慢性乙型肝炎可反复发作，诱因常为过度劳累、暴饮暴食、酗酒、不合理用药、感染、不良情绪等。应向患者及家属宣传病毒性肝炎的家庭护理和自我保健知识。介绍合理饮食的重要性，告知肝是营养代谢的重要器官，因此合理饮食可以改善患者的营养状况，促进肝细胞再生和修复，有利于肝功能再生和修复。

(2) 指导老年人预防疾病：乙型肝炎的预防重点在于防止通过血液和体液传播。接受输血、大手术及应用血制品的患者，要定期检测肝功能和肝炎病毒标志物，以便早期发现由血液和血制品所致的肝炎。治疗时应用一次性注射用具。生活用品要专用，接触患者后用肥皂和流动水洗手。与 HBsAg 阳性者密切接触者应进行预防接种。

(3) 指导患者进行自我病情监测：急性肝炎患者出院后第一个月复查1次，以后每1～2个月复查1次，半年后每3个月复查1次，定期复查1～2年。慢性肝炎患者出院后遵医嘱定期复查肝功能、病毒的血清学指标、肝B超和与肝纤维化有关的指标，以指导治疗方案。

应用干扰素抗病毒治疗时，嘱患者一定要在医生的指导下用药，不要自行决定停药或加量，用药不当易引起病毒变异或药物不良反应增加。嘱患者定期复查肝功能、血常规及测量病毒的血清学指标，以指导调整治疗方案。

每周测量体重，最好维持体重在病前水平或略有增加。评估每天进食量，监测有关的指标，如红细胞计数、血红蛋白水平等。随着病情好转，休息好，食欲改善，食量增加，应防止肥胖和脂肪肝。

子情境四　胆石症的预防与照护

情境导入

患者，女性，62岁。

主诉：反复右上腹痛2年余，加重伴恶心、呕吐1天。

现病史：2年前进食油腻食物后出现右上腹痛，伴恶心，于医院确诊为胆结石、胆囊炎，予抗炎对症治疗后好转。此后病情反复发作，多与进食高脂饮食有关，有时在夜间睡眠时发病。昨日进食油腻饮食后再发右上腹疼痛加剧，疼痛性质为绞痛，向后背部反射，伴恶心呕吐，无发热恶寒，无皮肤黄染。

既往史：体健，无肝炎病史，无输血史，无饮酒史。否认药物过敏史。

体格检查：T 36.5℃，P 82次/分，R 17次/分，BP 120/70 mmHg。

神志清楚，发育正常，精神不振，双肺呼吸音清，双肺未闻及干、湿啰音，心律齐，心率82次/分，腹软，右上腹明显压痛，无反跳痛及肌紧张，麦氏点无压痛，莫氏征阳性，肝脾未及，肠鸣音正常，移动性浊音阴性，两下肢无水肿。

腹部B超提示：胆囊内强回声团，大小约5 mm×6 mm，随体位改变而移动，其后有声影。胆囊增大，囊壁增厚，约5 mm，可见明显水肿。提示胆囊结石、胆囊炎。

任务：1. 对该患者制订完善的照护计划。

2. 对该患者及家属做健康教育。

任务描述

胆石症是老年胆道系统的常见病和多发病，并随着年龄的增加而有增多的趋势。据1992年全国调查结果显示，自然人群中的患病率约为5.6%。近年来，胆囊结石的发病率高于胆管结石，胆固醇结石多于胆色素结石，女性发病率高于男性，老年男、女发病率基本相等。临床可见腹痛、黄疸和消化道症状，治疗不及时可引起感染、梗阻，危害老年人的身体健康。因此要做好对胆石症老人的照护工作，了解发病因素，掌握临床表现，熟悉治疗方案及预后转归，能够对该病患者制订合理的照护方案，并能够开展预防该疾病的健康教育等。

任务实施

1. 按每5人为一小组对全班同学进行分组。

2. 以小组为单位对案例进行讨论分析。

3. 各小组汇报、分享讨论结果。

任务总结

1. 教师对各小组讨论分析结果进行点评。

2. 教师对任务描述中的知识进行分析总结。

知识链接

胆石症是老年人的常见病,包括发生在胆囊和胆管的结石。老年人胆结石以胆色素结石为主,这是因为老年人胆道感染机会较多。从发病部位来看,老年人的胆管结石比胆囊结石多,并容易引起反流性胰腺炎。

一、发病原因

胆石的成因十分复杂,是多因素综合作用的结果,主要与代谢异常、胆道感染、致石基因等因素有关。

1. 胆道感染

细菌侵入或随寄生虫进入胆道,其中大肠埃希菌产生β-葡萄糖醛酸酶,使可溶性结合胆红素水解为难溶性游离性胆红素,与钙离子结合形成胆红素钙,促发胆红素结石形成,此类结石又称感染性结石。

2. 胆管异物

虫卵(蛔虫、华支睾吸虫)或成虫的尸体可成为结石的核心,促发结石形成;胆道手术后的手术线结或Oddi括约肌功能紊乱时食物残渣随肠内容物反流入胆道,成为结石形成的核心。

3. 胆道梗阻

可引起胆汁滞留,滞留于胆汁中的胆色素在细菌的作用下分解为非结合胆红素,形成胆色素结石。

4. 代谢因素

代谢因素主要与脂质代谢有关。胆汁的成分和理化性质发生改变,将导致胆汁中的胆固醇沉淀析出和结晶形成胆固醇结石。

5. 胆囊功能异常

胆囊收缩功能减退,胆囊内胆汁淤滞亦有利于结石形成。胃大部或全胃切除、迷走神经干切断术后、长期禁食或完全胃肠外营养治疗的患者,可因胆囊收缩减少,胆汁排空延迟而增加发生结石的可能。

6. 致石基因及其他因素

胆囊结石的发生可由多种未确定的基因及环境因素相互作用而致。肥胖、短期内体重迅速下降、妊娠期、生长抑素、高三酰甘油血症、克罗恩病、肝硬化及糖尿病等均为结石的危险因素。此外,在性别差异中,雌激素的水平及其作用可能与胆囊结石形成有关。

二、临床表现

1. 胆囊结石

约半数以上患者可无症状，仅在体检或手术时偶然发现，称为静止性胆囊结石。较大结石的长期刺激引起慢性胆囊炎，致右上腹闷胀不适或轻度的胃肠道症状。较小的结石，常在高脂餐后或夜间睡眠时由于结石嵌顿于胆囊颈部而突发右上腹阵发性绞痛，可向肩背部放射，多伴有恶心、呕吐。胆囊结石继发感染时出现急性胆囊炎的表现，胆囊结石阻塞胆囊管而无感染时，发生胆囊积液，仅触及右上腹有囊性包块，而无其他症状。

2. 肝外胆管结石

平时无症状。有梗阻时皮肤、巩膜黄染，上腹部闷胀不适，粪便颜色变浅，甚至呈陶土色，此时肝区可能有叩击痛。胆管梗阻继发胆管炎时，出现夏柯三联征，即腹痛、寒战高热、黄疸。腹痛多为绞痛或持续性疼痛阵发性加剧，可向右肩背部放射；细菌及毒素经胆管毛细血管至肝静脉出现全身感染，出现寒战、高热；梗阻后出现程度不等的黄疸。体检时剑突下和右上腹部可有深压痛，感染严重者有不同范围的腹膜刺激征和肝区叩痛，胆囊可肿大并有触痛。

3. 肝内胆管结石

肝内胆管结石是指左右肝管汇合部以上的胆管内广泛结石。可继发肝内胆管狭窄和扩张，患者肝区和胸背部持续性胀痛，肝不对称肿大、触痛、叩痛，可有黄疸。如发生梗阻和感染后出现寒战、高热，甚至发生急性梗阻性化脓性胆管炎。晚期因胆汁淤积性肝硬化致门静脉高压症。

三、治疗原则

1. 手术治疗

对于有症状和(或)并发症的胆囊结石，首选腹腔镜胆囊切除治疗，与经典的开腹胆囊切除相比同样效果确切，但损伤小。无症状的胆囊结石一般不需积极手术治疗，可观察和随诊。

肝外胆管结石仍以手术治疗为主，术中应尽量取尽结石、解除胆道梗阻、术后保持胆汁引流通畅。肝内胆管结石也主要采用手术治疗，原则为尽可能取尽结石，解除胆道狭窄和梗阻，去除结石部位和感染病灶，恢复和建立通畅的胆汁引流，防止结石的复发。

2. 非手术治疗

非手术治疗也可以作为手术前的准备治疗。治疗措施包括以下几点。

(1) 抗生素：应根据敏感细菌选药。

(2) 解痉。

(3) 利胆：包括一些中药和中成药，如消炎利胆片、胆石通等。

(4) 纠正水、电解质及酸碱平衡紊乱。

(5) 加强营养支持和补充维生素，禁食患者应使用肠外营养。

(6) 护肝及纠正凝血功能异常的治疗。

3. 择期手术

有条件的患者应尽可能在不发作时手术，即所谓“择期手术”。因为急性发作时，胆囊及周围组织水肿粘连较严重，手术效果较差。

4. 采用溶石疗法

部分结石患者可采用熊去氧胆酸作溶石治疗。

5. 采用碎石疗法

此即采用体外冲击波进行碎石。

四、预防措施

(1) 随着生活水平的不断提高，人们对营养的要求越来越高，由于对饮食结构的调整缺乏一定的知识，使胆石病发病率有所增加，因此合理安排一日三餐，用低脂、低胆固醇、高维生素、适宜蛋白饮食及多饮水，是预防胆石病发病的一项简便而有效的措施。

(2) 多参加体育活动，增强体质，提高机体抵抗力，减少疾病发病率。

(3) 注意饮食卫生，防止肠道寄生虫发生。

(4) 患有胆囊炎者应注意服用消炎利胆药，控制胆囊炎的发病。

五、照护保健

1. 生活照护

(1) 环境：保持室内干净整洁，温度、湿度适宜，环境安静。

(2) 饮食：根据病情指导患者进食清淡饮食，忌油腻食物，宜低脂、高糖和高维生素、易消化饮食，肝功能较好的给高蛋白饮食；病情严重者予以禁食、胃肠减压，以减轻腹胀和腹痛，注意静脉补液或完全胃肠外营养支持。

(3) 休息：急性发作时应卧床休息，协助患者采取舒适体位，指导其有节律地深呼吸，达到放松和减轻疼痛的效果，改善睡眠。

2. 医学护理

(1) 病情观察：观察体温、呼吸、脉搏、血压、出入量等生命体征。观察疼痛的性质、程度；发作的时间、诱因及缓解的相关因素；与饮食、体位、睡眠的关系；腹膜刺激征及莫氏征是否阳性；观察患者有无恶心、呕吐、黄疸，有无急性腹痛，警惕胆囊穿孔；观察有无休克表现，为进一步治疗和护理提供依据。

(2) 对症护理：对于诊断明确的剧烈疼痛患者，可予止痛治疗；发热患者根据其体温情况，采取物理降温和(或)药物降温的方法尽快降低患者的体温；予以营养支持；维持水、电解质、酸碱平衡；保持皮肤清洁，防止皮肤破损；加强术后出血、胆漏和感染的护理。

(3) 用药护理：遵医嘱准确用药。

① 解痉止痛：腹痛主要由于结石引起胆总管平滑肌及 Oddi 括约肌痉挛，应使用阿托品等解痉止痛药或与哌替啶合用。单独使用吗啡类药物会引起括约肌痉挛，故不宜使用。

② 应用抗生素：胆石病因结石或损伤胆囊、胆管均可诱发细菌感染，故应常规应用抗生素，尤应选择胆汁中浓度较高的抗生素，使用中注意观察抗生素的不良反应以及治疗效果。

③ 改善凝血机制：胆道疾病患者多脂溶性维生素 K 吸收障碍，致血中凝血酶原减少而影响凝血功能，故应经静脉或肌内注射维生素 K 10 mg，每日 2 次。

(4) 并发症预防与护理。

① 出血：术后早期出血的原因多由于术中结扎血管线脱落、断面渗血及凝血功能障碍所致，应加强预防和观察。术后要卧床休息，改善和纠正凝血功能，加强观察引流液，注意生命体征，及早发现腹腔内出血可能。

② 胆漏：胆管损伤、胆总管下端梗阻、T管引流不畅等均可引起胆漏。术后患者如出现发热、腹胀和腹痛等腹膜炎表现或引流液呈黄绿色胆汁样，常提示患者发生胆漏，要及时处理。妥善固定引流管，保持引流通畅，定期观察并记录引流管引出胆汁的量、颜色及性质。

③ 感染：采取合适体位，病情允许可以采取半卧位或斜坡卧位，以利于引流，预防感染。加强皮肤护理，加强引流管的护理，保持引流通畅。

(5) 术后护理：胆囊切除术后，在短期内胆总管未建立胆囊的浓缩功能，胆汁直接进入十二指肠，如进食大量油腻食物，容易引起消化不良，而出现腹泻。因此在术后3～6个月内仍以少油饮食为主，忌食含钙质多的食物，例如豆制品、海带等。注意锻炼及参加一些力所能及的家务劳动，作息要有规律。长期服用消炎利胆药；对带有“T”管者应保持引流通畅，防止脱落；注意皮肤清洁，每日定时更换引流袋；注意无菌操作防止逆行感染，记录引流液的颜色、量和性状，发现异常或不适随时就诊。

3. 心理疏导

关心患者，适当讲解有关胆石病的知识和手术效果，使之树立信心，主动接受术前检查，积极配合手术治疗。积极与患者沟通，稳定情绪，减轻焦虑，增强对疼痛的耐受性。

4. 健康教育

(1) 疾病知识教育：向患者及家属介绍胆石症及腹腔镜手术相关的知识，如疾病的发生、发展，手术的适应证、术前准备、手术的基本过程等，让患者了解相关知识，更好地配合治疗和护理。

(2) 指导老年人预防疾病：选择低脂、高糖、高蛋白、高维生素、易消化饮食，忌油腻食物，避免暴饮暴食，要少量多餐。养成良好的饮食和休息习惯，避免过度劳累及精神高度紧张。培养良好的卫生习惯，保持口腔卫生，做到餐前、便后洗手，水果等彻底清洗后再食用。有排虫史者，及时驱虫或秋末预防性驱虫，驱虫时宜于清晨空腹或睡前服药。

(3) 指导患者进行自我病情监测：定期门诊随诊，观察生命体征变化，观察疼痛的部位、性质及程度，观察黄疸情况及二便情况，出现发热、腹痛、黄疸等症状时，应及时就医。告知带T形管出院的患者出院后的注意事项，妥善固定引流管，按时更换引流袋，注意观察引流液的颜色、量和性质，发现异常及时就诊。

思考与训练

问答题

1. 分析胃炎患者的饮食护理。
2. 试述消化性溃疡的分类、发病特点。
3. 乙型肝炎的传播途径有哪些？如何控制乙型肝炎？
4. 对胆石症患者的健康教育内容包括哪些方面？

案例分析

病历摘要一

陈某，43岁，因反复上腹部疼痛10余年，加重2天入院。

患者10余年前，患有上腹部疼痛，呈烧灼样疼痛，有饥饿感，多为空腹痛，夜间疼痛加重，进食后可缓解，曾经治疗，症状时好时坏，每于秋冬季节好发病，近2天，因劳累、饮食不规律，上腹部再次疼痛，并伴有恶心、反酸等症状。

入院查体：T 37.1℃，P 88次/分，BP 100/65 mmHg。神志清，面色苍白，巩膜无黄染，皮肤黏膜无出血点，颈软，两肺听诊无异常，心律齐，无病理性杂音，腹软，肝脾未及，下肢无水肿，神经系统检查无异常发现。

入院后予保护胃黏膜、制酸、止痛对症治疗。

思考题：

1. 患者患有什么疾病？该疾病好发哪些并发症？如何控制并发症发生？
2. 如何预防该病反复发作？

病历摘要二

患者，男性，54岁，司机。因间断上腹胀痛5年，加重3天而来院就诊。病人于5年前无明显诱因上腹痛，偶尔有反酸、嗳气，自认为消化不良，未予以重视。此后上腹痛时有发作，且常于进餐后加重，以冬春为重，自行禁食或服用颠茄片后症状可缓解。3天前病人再次腹部胀痛，伴反酸、嗳气，来院就诊。

思考题：

1. 患者诊断是什么病？
2. 如何对患者制订护理计划？

学习情境四　内分泌系统常见病的预防与照护

学习目标

知识目标

1. 了解内分泌系统老年常见病的病因及发病机制。
2. 掌握内分泌系统老年常见病的临床表现、预防与照护保健知识。
3. 了解内分泌系统老年常见病的治疗原则，能够正确指导患病老年人用药。
4. 掌握内分泌性昏迷的鉴别诊断及急救护理。

能力目标

1. 能够做好预防内分泌系统老年常见疾病的工作。
2. 能够对患有内分泌系统常见疾病的老年人制订合理的照护计划。
3. 能够根据病情选择合理的护理技术并正确实施。
4. 能够对老年人进行内分泌系统常见病的健康教育。
5. 具有关爱、尊重患病老人的职业素养和团队协作精神。

概述

内分泌系统是由内分泌腺（垂体、甲状腺、甲状旁腺、肾上腺、性腺和胰岛）和分布在心血管、胃肠、肾、脂肪组织、脑（尤其是下丘脑）具有内分泌功能的组织和细胞组成。内分泌系统和神经系统、免疫系统相互配合调控，使人体各器官系统的活动协调一致，共同担负起机体的代谢、生长、发育、生殖、运动、衰老和病态等生命现象。内分泌器官以其分泌的激素通过血循环与靶细胞上的相应受体结合，调节机体的新陈代谢，控制机体生长、发育和衰变的过程，维持机体内环境的稳定。内分泌系统的活动一旦发生失调，将意味着衰老的发生。

内分泌代谢疾病相当常见，可因多种原因引起病理生理改变，表现为功能亢进、功能减退或功能正常。根据其病变发生在下丘脑、垂体或周围靶腺而有原发性和继发性之分。内分泌腺或靶组织对激素的敏感性或应答反应降低可导致疾病。非内分泌组织恶性肿瘤可异常地产生过多激素。此外，因医疗而应用药物或激素可以导致医源性内分泌疾病。常见疾病有糖尿病、甲状腺功能亢进症、甲状腺功能减退症、痛风、高脂血症、更年期综合征等。治疗原则：对于功能亢进者采用手术切除、放射治疗和药物治疗；对于功能减退者主要为相关缺乏激素的替代治疗和补充治疗，必要时可采用内分泌腺组织移植治疗。

子情境一　糖尿病的预防与照护

情境导入

患者，男，72岁。

主诉：口干、多饮、多尿10余年，双手足麻木2年，加重1周。

现病史：10余年前无明显诱因出现口干、多饮，日饮水约4 000 mL，多尿，尿量与饮水量相当，夜尿5～6次，多食易饥，病初1个月体重下降约10 kg，多次查空腹静脉血糖均高于7.0 mmol/L，确诊为糖尿病，一直口服二甲双胍、格列吡嗪降糖治疗。近两年逐渐出现双手足麻木，症状逐渐加重。近1年应用门冬30胰岛素降糖。1周前劳累后症状加重，伴明显乏力。

既往史：平素喜甜食。否认高血压、冠心病史。否认药物过敏史。

查体：T 36.8℃，P 80次/分，R 18次/分，BP 135/85 mmHg。

神志清楚，营养一般，双肺呼吸音清，心率80次/分，律齐，腹软，无压痛，肝脾未及，两下肢无水肿，双手足痛、触觉减退。

实验室检查：空腹血糖13.2 mmol/L，餐后血糖18.6 mmol/L。

尿常规：尿糖＋＋＋，蛋白－，酮体－。

任务：1. 对该患者制订完善的照护计划。

　　　2. 对该患者及家属做健康教育。

任务描述

糖尿病正肆虐全球，其患病率之高及其对人类健康的危害仅次于心血管病和肿瘤而位居第三。糖尿病的发病率越来越高，对人类健康的威胁也逐步升级。糖尿病的预防与照护工作已成当务之急。做好对糖尿病老人的照护工作，需要了解糖尿病的发病因素，掌握糖尿病的临床表现、并发症，熟悉糖尿病的治疗方案，能够对糖尿病患者制订合理的照护方案，并能够开展糖尿病的健康教育等。

任务实施

1. 按每5人为一小组对全班同学进行分组。
2. 以小组为单位对案例进行讨论分析。
3. 各小组汇报、分享讨论结果。

任务总结

1. 教师对各小组讨论分析结果进行点评。
2. 教师对任务描述中的知识进行分析总结。

知识链接

糖尿病是一组以慢性血葡萄糖(简称血糖)水平增高为特征的代谢性疾病,是由于胰岛素分泌和(或)作用缺陷所引起。长期碳水化合物、脂肪及蛋白质代谢紊乱可引起多系统损害,导致眼、肾、神经、心脏、血管等组织器官的慢性进行性病变、功能减退及衰竭;病情严重或应激时可发生急性代谢紊乱,如糖尿病酮症酸中毒(DKA)、高血糖高渗状态(HHS)等。老年人糖尿病是指 60 岁以后发病,或青年、中年发病而延续到老年的糖尿病患者。本病使患者生活质量降低,寿命缩短,病死率增高,应积极防治。

一、流行趋势

1997 年 WHO 报告全世界约有 1.35 亿糖尿病患者,我国约有 2 000 万以上。2012 年我国糖尿病患者已逾 9 240 万人,占全球 1/4,且快速增长的势头令人非常担忧。中国已成为世界第一糖尿病大国。国际糖尿病同盟(IDF)公布了 2011 年全球糖尿病患病率及 2030 年估算糖尿病患病率。2011 年全球糖尿病患者 3.66 亿,2030 年估计将达到 5.52 亿,增幅达 50.7%。

糖尿病可发生于所有年龄的人群,老年人群更高,呈现随年龄增长而增高的趋势。40 岁以上者明显上升,平均每增长 10 岁,患病率约上升 1%,60~70 岁达高峰。据统计,糖尿病在 50 岁以上人群中平均患病率较 50 岁以下者高 4 倍。在所有糖尿病患者中,50 岁以上者约占 2/3,60 岁以上者约占 1/3,老年糖尿病患者占 40%以上。因此,糖尿病将成为老年社会中公共卫生和公共健康问题。

二、发病原因

糖尿病的病因和发病机制复杂,至今尚未完全阐明。目前公认糖尿病不是唯一病因所致的单一疾病,而是复合病因的综合征,是遗传、自身免疫及环境因素共同参与的结果。

糖尿病是一组以高血糖为特征的综合征,本病的发生可能和下述因素有关:老年人体力活动减少,影响组织对糖的利用,所以逐渐肥胖,而肥胖者往往胰岛素受体数量下降,并且对胰岛素不敏感,从而使血糖利用率减少,发生高血糖;老年人新陈代谢减慢,碳水化合物的代谢也减慢,使糖耐量减退;人体组织的改变,由于年老体弱、运动减少,使体内储藏糖的组织减少,致葡萄糖被肌肉摄取和储存与代谢均减少,且老年胰岛 B 细胞分泌比年轻人相对减少,同时老年胰岛 B 细胞分泌物中的胰岛素原比例增多,其活性只有胰岛素的 1/10;老年人拮抗胰岛素的激素分泌增多,而导致高血糖。

据国内外的学者研究认为,糖尿病还与以下因素有关:

1. 遗传因素

据对 6 351 例糖尿病患者进行调查,其中 24.5%有阳性家族史,还有调查发现,单卵双生子常可同时或先后发病,提示遗传因素在糖尿病的病因中占重要地位。

2. 饮食习惯

饮食习惯与糖尿病的发病也有一定的关系。摄入能量超标、少动肥胖与之关系密切。

3. 感染等应激因素

皮肤化脓性感染、泌尿系统感染、肺结核、心肌梗死、脑卒中、创伤、麻醉、外科手术甚至精神创伤或长期精神紧张等应激因素，在糖尿病遗传因素存在的条件下，都是糖尿病常见的诱发因素。

三、临床分类

随着对糖尿病认识的逐渐深入，它的分型亦在不断改进，但各个地区或国家对糖尿病的分型意见不完全一致。现在 WHO 最新的临床分类法如下。

1. 1 型糖尿病

此型由于胰岛 B 细胞大量破坏，导致胰岛素绝对缺乏，患者血糖持续升高。发生糖尿病多为自身免疫机制引起的细胞破坏。主要特点是发病以青少年为主，患者较瘦，特征性的症状较重，需要用胰岛素治疗。

2. 2 型糖尿病

此型属于胰岛素抵抗和胰岛素分泌缺陷，患者体内可产生一定量的胰岛素，但数量不够或产生的胰岛素不能有效发挥作用，因而血液内葡萄糖聚集，水平升高。主要特点是发病以中老年为主，遗传性较强，患者偏胖，特征性的症状较轻，有的甚至无症状，大多数患者饮食调整或加用口服降糖药即能控制。少数患者亦需要用胰岛素治疗。

3. 其他类型的糖尿病

(1) 胰腺疾病：如胰腺炎、胰腺肿瘤等继发糖尿病。

(2) 内分泌疾病：如甲状腺功能亢进、肢端肥大症、肾上腺皮质功能亢进等可继发糖尿病。

(3) 某些药品所致糖尿病：如利尿药、泼尼松(强的松)、异丙嗪(冬眠灵)、苯妥英钠、吲哚美辛(消炎痛)、异烟肼(雷米封)等可能会引起血糖升高。

4. 葡萄糖耐量异常

这是指空腹血糖、餐后血糖还够不上诊断为糖尿病，但血糖已超过正常人的标准。由于葡萄糖耐量异常，患者发展为糖尿病的危险较一般人群高，故可认为葡萄糖耐量异常为糖尿病发展过程中的一个阶段。注意饮食控制、加强体育锻炼和适当的药物治疗可防止发展为糖尿病。

5. 妊娠期糖尿病

妊娠时有的孕妇出现糖耐量异常，分娩后糖耐量应恢复正常，如不恢复，则有可能发展为糖尿病。

四、诊断标准

(一) 国内诊断标准

凡符合以下情况者可诊断为糖尿病：

(1) 有典型的临床表现(“三多一少”)，餐后任何时候血糖≥11.1 mmol/L(1 mmol/L=18 mg/dL)，经重复一次检查证实无误者，可诊断为糖尿病，不必再做葡萄糖耐量试验。

(2) 无论有或无糖尿病典型症状，空腹血糖≥7.0 mmol/L，经重复一次检查，证实无误者，可诊断为糖尿病，不必再做葡萄糖耐量试验。

(3) 对于没有明显症状空腹血糖或餐后任何时候血糖都未达到上述标准的可疑糖尿病

患者应做葡萄糖耐量试验。

口服葡萄糖耐量试验(OGTT)：本试验用于空腹血糖高出正常范围，但未达到诊断糖尿病标准者。WHO 推荐成人口服 75 g 无水葡萄糖，溶于 250～300 mL 水中，5 min 内饮完，2 h 后测血糖。OGTT 2hPG≥11.1 mmol/L(≥200 mg/dL)为诊断糖尿病的主要指标之一。

(二) 必须注意的问题

(1) 尿常规检查中尿糖阳性者必须排除其他原因，不能只依据尿糖阳性而判断为糖尿病，从而进行药物治疗。

(2) 可疑为糖尿病患者，如尿常规检查中尿糖阴性，还必须检查血糖，对照上述的血糖值，作为诊断标准。

五、临床表现

糖尿病患者由于胰岛素绝对或相对不足，摄入的葡萄糖不能完全利用，出现以高血糖为主的一系列代谢紊乱。典型临床表现为多尿、多饮、多食、消瘦，称之为“三多一少”表现。常伴有乏力、女性外阴瘙痒等症状。

1. 多尿

因血糖经肾小球滤出，而不能完全被肾小管再吸收，形成渗透性利尿。排糖越多，尿量越多。每日尿量可达 3 000～6 000 mL。

2. 多饮

由于多尿，水分丢失过多，发生体内(主要是细胞内)脱水，因而产生口腔干燥，甚至舌红而痛，排尿越多越口渴，饮水也越多。

3. 多食

由于葡萄糖不能完全被机体利用，而从尿中排出，致使机体常处于“半饥饿”状态，能量缺乏引起食欲亢进。

4. 乏力

人体不能正常利用葡萄糖和有效地释放出能量，同时组织失水，电解质代谢失衡，因而感到全身乏力，精神萎靡。

5. 消瘦

机体不能充分利用葡萄糖，使脂肪、蛋白质合成减少，分解增加，消耗过多，人体逐渐消瘦、体重减轻。

70%老年糖尿病患者中典型症状不明显，甚至毫无表现，主要是因为老年人肾糖阈升高，多尿不明显；渴感随年龄增长而受损，多饮也不明显。更多患者典型症状可能被其他疾病所遮盖，只在常规体检或因其他疾病检查时发现有糖尿病。有的老人可因并发症突出而就诊。因此，老年人每年做一次健康体检是很有必要的。

六、并发症

糖尿病慢性并发症可累及全身各系统和(或)器官，早期发现，才能防治，一旦发展到后期则难以逆转而严重影响预后。老年糖尿病患者常表现出心、脑、肾、眼、血管、神经、皮肤等病变的并发症。

（一）大血管病变

大血管病变主要是动脉粥样硬化和继发于高血压的中小动脉硬化，这种病变也可见于非糖尿病患者，而不具特异性。主要侵犯主动脉、冠状动脉、大动脉、肾动脉和肢体动脉等部位，引起冠心病（心肌梗死）、脑卒中、肾动脉硬化、肢体动脉硬化，严重供血不足可导致肢端坏疽（糖尿病足）等。

（二）微血管病变

1. 糖尿病肾病

毛细血管间肾小球硬化症是主要的糖尿病微血管病变之一，常见于糖尿病病史超过10年的患者，是1型糖尿病患者的主要死亡原因。典型表现为蛋白尿、水肿和高血压，晚期伴氮质血症，最终发生肾衰竭。

2. 眼部病变

病程超过10年的，多数患者可出现不同程度的视网膜病变，是糖尿病患者失明的主要原因之一。早期为视网膜小静脉扩张和微血管瘤，随后可出现视网膜出血、水肿、微血管渗出等病变，后期因玻璃体积血和视网膜剥离而失明。此外，还可以引起白内障、青光眼、屈光改变、虹膜睫状体病变等。

（三）神经病变

神经病变累及神经系统，以多发性周围神经病变最常见，病情进展缓慢，常为对称性，下肢重于上肢。临床上常先出现袜套或手套状的肢端感觉异常，以及麻木、针刺、灼热或如踏棉花感，继之痛觉过敏，出现下肢或上肢隐痛或烧灼样痛，夜间或寒冷季节加重。后期可有运动神经受累表现，如肌张力减弱、肌力减弱，以至于肌萎缩和瘫痪。检查有早期腱反射亢进，后期减弱或消失，触觉和温度觉也不同程度降低。临床症状出现前，电生理（肌电图）检查可发现感觉和运动神经传导速度减慢。

单一周围神经损害不常见，主要累及动眼神经，其次为外展神经麻痹。

自主神经损害较常见，且可较早发生，影响胃肠、心血管、泌尿系统和性器官功能。临床有瞳孔改变（不规则缩小、光反射消失，调节反射存在）；泌汗异常（无汗、少汗或多汗）；胃排空延迟（胃轻瘫）、腹泻（饭后或午夜稀水样便）、便秘等胃肠功能失调；体位性低血压、持续性心动过速，心搏间距延长等心血管自主神经功能失调。此外，还可有残余尿量增加、尿潴留、尿失禁、逆向射精、阳痿等泌尿生殖系统功能异常的表现。

（四）感染性并发症

糖尿病患者常反复发生皮肤疖、痈等化脓性感染，甚至引起败血症或脓血症。足癣、甲癣、体癣等皮肤真菌感染也较常见，女性患者常合并真菌性阴道炎。肺结核发病率高，进展快，易形成空洞。肾盂肾炎和膀胱炎为泌尿系最常见的感染，尤其多见于女性，常反复发作，易转为慢性肾盂肾炎。此外，糖尿病患者伴发脂肪肝、肝硬化、胆囊炎、牙周病等也较多。

（五）糖尿病足

因末梢神经病变、下肢动脉供血不足、细菌感染等多种因素，引起足感觉异常、溃疡、肢端坏疽等病变，称为糖尿病足。足部溃疡多见，溃疡常较深，无痛，不易愈合。

(六) 糖尿病急性并发症

1. 低血糖

低血糖是老年糖尿病患者治疗中最严重的急性并发症，很多研究发现，与口服降糖药或胰岛素有关的致命性低血糖的危险性随年龄增长呈指数性增加。主要是由于胰高血糖素的分泌降低，对低血糖的自主警觉症状的知觉性下降。而且低血糖期间精神运动性速度反应的改变妨碍患者采取措施缓解低血糖。

2. 酮症酸中毒

糖尿病病情加重时产生大量脂肪分解代谢产物——酮体(包括乙酰乙酸、β-羟丁酸、丙酮酸)，当酮体超过外周组织所能利用的量时，血中酮体升高、尿中出现酮体，临床上称为酮症。这些酮体均为较强的有机酸，大量消耗体内的储备碱，若代谢紊乱进一步加剧，血酮体浓度继续升高，超过体内酸碱平衡调节能力时，便产生代谢性酸中毒。

引起糖尿病酮症酸中毒的诱因有感染(以呼吸道、泌尿道感染最多见)，胰岛素治疗中断或剂量不足、饮食不当、创伤、手术、妊娠和分娩等，多发生于1型糖尿病。早期酮症阶段为原来糖尿病症状加重；当酸中毒出现时则表现为食欲减退、恶心、呕吐、极度口渴、尿量显著增多，常伴头痛、嗜睡或烦躁，呼吸深快有烂苹果味(丙酮味)；病情进一步发展出现严重脱水、尿量减少、皮肤黏膜干燥、眼球下陷、脉细速、血压下降、四肢厥冷，最终各种反射迟钝或消失，患者昏迷，甚至死亡。

3. 高血糖高渗状态

高血糖高渗状态简称高渗性昏迷，多见于老年2型糖尿病患者，发病前多无糖尿病史或症状轻微，是糖尿病急性代谢紊乱的另一种临床类型。常见诱因有感染、急性胃肠炎、胰腺炎、脑血管意外、严重肾疾患、血液或腹膜透析治疗，以及某些药物的使用(如糖皮质激素、免疫抑制剂、噻嗪类利尿剂等)所致。患者有严重高血糖、脱水及血浆渗透压增高而无显著的酮症酸中毒。起病时先有多尿、多饮，但多食不明显或反而食欲减退，失水随病程进展逐渐加重，出现精神神经症状，表现为嗜睡、幻觉、定向障碍、抽搐、偏瘫等，甚至昏迷。病死率高达40%。

七、治疗

(一) 治疗目的

(1) 消除糖尿病“三多一少”的症状。

(2) 控制高血糖，使血糖降到正常或接近正常水平。

(3) 纠正脂肪代谢紊乱，把胆固醇和三酰甘油纠正到正常或接近正常的水平。

(4) 防治各种急性、慢性并发症的发生和发展，减轻患者痛苦，减少致残、致死的发生率。

(5) 保证儿童、青少年的正常生长发育。

(6) 通过科学教育，使患者掌握并能运用防治糖尿病的基本知识，从而进行必要的自我监测和自我保健(如血糖和尿糖的监测，胰岛素的注射和低血糖的处理等)。

(7) 改善糖尿病患者的生活质量，增强体质，以达到延年益寿的目的。

（二）治疗原则

（1）本病暂时尚不能根治，但可“控制达标”，使患者成为“条件健康人”。

（2）“治疗达标”的保证是实施糖尿病教育，医患长期密切合作，抵消对糖尿病无知的代价。

（3）“治疗达标”的方法是现代综合疗法，其核心主要是控制高血糖，同时兼顾防治并发症。其措施包括5个方面，即：

① 饮食疗法为基础，终生如日。

② 运动疗法宜适当，贵在坚持。

③ 药物疗法求效果，治必达标。

④ 教育疗法宜普及，助患成医。

⑤ 血糖监测常应用，适时调整。

（4）坚持个体治疗方案，按糖尿病类型不同，履行科学疗法。如1型与2型治疗方法不同，2型肥胖者与非肥胖者的治疗又不同，等等。

① 1型糖尿病的治疗：一旦确诊，早用胰岛素，且要求一步到位。

② 2型糖尿病：则宜采取综合治疗(饮食—运动—口服降糖药物—胰岛素应用)，阶段式实施，逐步到位。

（5）正确处理坚持常年治疗与盲目从医的关系。

（三）治疗方法

1. 糖尿病的饮食疗法

饮食、运动、药物疗法是治疗糖尿病的三大法宝。其中饮食是治疗所有糖尿病患者的基础疗法，不论糖尿病类型，病情轻重，有无并发症，是否口服降糖药物或注射胰岛素等，都要严格和长期执行，以利血糖的控制和理想的治疗达标。

饮食疗法主要是指饮食总量及结构的控制。饮食总量及结构指的是饮食摄入的总热量及其来源的分配比例。安排饮食量的原则是充分考虑减轻胰岛负担，又要保证机体正常生活和工作的需要，尽可能使体重恢复到标准体重±5%的范围内。肥胖者饮食总热量要少些，消瘦者总热量可适当放宽些。

糖尿病的饮食控制是一个非常复杂、艰难而又漫长的过程，但又是必不可少的基本手段。得了糖尿病，就要从饮食总量上、结构上得到限制。应合理饮食，不能用饥饿疗法来降低血糖，每日主食量应不少于300 g(6两)，不超过400 g(8两)，不能多吃水果来充饥。糖尿病患者必须清醒地认识到饮食控制的重要性。

2. 糖尿病的运动疗法

（1）运动疗法在糖尿病治疗中的价值：增强周围组织对胰岛素的敏感性，改善糖代谢，使血糖下降；加速脂肪分解，减少脂肪堆积；增强心肺功能，促进全身代谢旺盛；增强体质和运动能力；使患者精神上有爽快感、充实感，消除应激，提高精神耐受力，改善脑神经功能；预防或控制并发症的发生、发展。

（2）适应证：大多数轻型糖尿病，尤其是血糖在16.7 mmol/L以下的肥胖者为首选适应证；1型糖尿病患者，病情控制稳定者也可与其他治疗同时应用。

（3）不适应证：1型糖尿病血糖控制不稳定者；伴肾病、心功能不全、冠心病、冠状动脉及脑供血不足、严重眼底病变、严重神经病变等糖尿病慢性并发症者；伴急性代谢紊乱并发症者；伴急性感染者；运动后心律不齐加重或不耐受者等。

(4) 运动方式：步行、慢跑、骑自行车、跳健身操、打太极拳、打球及家务劳动等有氧运动，对糖尿病患者均较适合，其中步行活动较安全，容易坚持，可作为首选方式。此外应结合一定抗阻力训练。

(5) 注意事项：最重要的是掌握适应证和制订合理的运动处方；运动前，尤其是老年人应做必要的医学检查，包括糖尿病有关检查及心、肺、肝、肾功能、眼底等，根据有无心肺功能异常，得到专科医师、护士的指导；运动前先做准备运动，防止骨骼、肌肉及软组织损伤；运动中观察运动的反应，必要时监护心率、血压、心电图或在医师指导下进行，防止糖尿病各种并发症的发生。

3. 药物疗法

(1) 口服降糖药：包括胰岛素促泌剂、双胍类、噻唑烷二酮类和 α 葡萄糖苷酶抑制剂。

① 胰岛素促泌剂：包括磺脲类、格列奈类和 DPP-4 抑制剂。

磺脲类：主要作用机制是刺激胰岛 β 细胞分泌胰岛素，从而降低血糖，适用于新诊断的 2 型糖尿病非肥胖患者用饮食和运动治疗血糖控制不理想时。年龄＞40 岁、病程＜5 年、空腹血糖＜10 mmol/L 时效果较好。不宜同时与其他类型胰岛素促泌剂合用。代表药物格列吡嗪、格列喹酮、格列美脲。

格列奈类：同样刺激胰岛 β 细胞分泌胰岛素，从而降低血糖，是一类快速作用的胰岛素促分泌剂。降血糖作用快而短，主要用于控制餐后高血糖。较适用于 2 型糖尿病早期餐后高血糖阶段或以餐后高血糖为主的老年患者。代表药物为瑞格列奈、那格列奈。

DPP-4 抑制剂：肠促胰素是一类由肠道分泌的可促进葡萄糖刺激的胰岛素分泌作用的因子。二肽基肽酶Ⅵ抑制剂(DPP-4 抑制剂)可升高活性肠促胰岛激素水平，从而增加和延长其活性作用，是一种新型的降糖药物。实现全面的血糖控制；具有良好的安全性和耐受性，低血糖风险发生率低且体重无或轻微改变。为血糖不达标的 2 型糖尿病患者提供了具有良好的受益、风险比的治疗选择。代表药物为西格列汀、维格列汀、沙格列汀和林格列汀。

② 双胍类：其作用机制可能为促进肌肉等外周组织摄取葡萄糖，加速无氧糖酵解和抑制葡萄糖异生。适用于症状轻、体型肥胖的 2 型糖尿病患者，与胰岛素促泌剂合用可增加降血糖作用。也可与胰岛素联合应用于 1 型糖尿病患者。代表药物为二甲双胍。

③ 噻唑烷二酮类：主要作用机制是通过激活过氧化物酶体增殖物激活受体 γ 起作用。被称为胰岛素增敏剂，可明显减轻胰岛素抵抗，刺激外击组织的葡萄糖代谢，降低血糖。适用于肥胖、胰岛素抵抗明显的 2 型糖尿病患者。代表药物为罗格列酮、吡格列酮。

④ α-糖苷酶抑制剂：主要作用机制是延缓碳水化合物的吸收，降低餐后血糖。适用于空腹血糖正常或不太高而餐后血糖明显升高的 1 型糖尿病和 2 型糖尿病患者。代表药物阿卡波糖(拜糖平)。

(2) 胰岛素治疗：适用于 1 型糖尿病患者和 2 型糖尿病患者经口服降糖药治疗未获得良好控制者以及各种急性并发症及应激状态的糖尿病患者，是糖尿病重要的治疗方法。无论是哪种类型糖尿病，胰岛素的治疗都应在一般治疗和饮食治疗的基础上进行。开始治疗时一般使用速效胰岛素，从小剂量开始，并需要按患者反应情况作适当调整。2 型糖尿病患者选用预混胰岛素，早晚餐前皮下注射，根据患者血糖测定结果进行调整，直至达到满意控制。

八、预防措施

1. 定期检查

糖尿病是老年人的常见病，由于糖尿病在老年人中常出现非典型症状，而有些症状又易与其他症状相混淆，如多尿常与尿失禁混淆，口渴常表现不明显，因而容易造成脱水及电解质紊乱；饥饿常被认为是药物的副作用或是由胃肠疾病所导致；糖尿病患者另一症状——疲劳，也因年老被忽略，体重减轻也未引起注意。所以，应加强老年人糖尿病知识的宣传，40岁以上应定期体检。

2. 坚持锻炼

老年人体力活动减少，影响组织对糖的利用，可逐渐肥胖；若碳水化合物摄入过多，则葡萄糖可转化变成脂肪储存起来，又可导致肥胖。而肥胖者脂肪组织等细胞膜上胰岛素受体数及亲和力下降，对胰岛素不敏感，从而使血糖利用减少，发生高血糖。所以老年人必须保持健康、乐观情绪，每日坚持锻炼，如散步、慢跑、打拳等运动，可促进葡萄糖的利用，减少胰岛素需要量。

3. 注意饮食

老年人适宜低糖饮食，食物含一定量的粗纤维，控制总热量及脂肪，限制高胆固醇类食物，调整理想体重防止肥胖，预防糖尿病的发生。但也应注意，由于老年人牙齿脱落，食欲下降及消化功能减退，均容易引起营养不良，应根据情况合理调配饮食。

九、照护保健

（一）生活照护

1. 饮食护理

饮食疗法是糖尿病的基础治疗方法，是控制血糖和减轻症状的重要途径，应贯穿于糖尿病患者健康的全过程。护理人员应对患者及家属进行正确的饮食指导，维持合理体重和营养状态，防止血糖过高，预防或推迟并发症的发生。

饮食治疗的关键在于控制饮食总热量。提倡食用粗谷类和适量杂粮、绿叶蔬菜、豆类及含糖成分低的蔬菜水果等；限制饮酒及进食甜食，包括各种食糖及糖果、甜点心、冷饮、含糖饮料等；忌食油炸、油煎食物。每日摄取的蛋白质中，动物蛋白应占总量的1/3，以保证必需氨基酸的供给。炒菜宜用植物油，每日摄取食盐应限制在6 g以下，少食动物内脏、蟹黄、鱼子、虾子等含胆固醇高的食物，以免促进和加重心、肾血管并发症的产生。饮食中应增加纤维的含量，纤维素可促进肠蠕动，防止便秘，同时可延缓食物的消化吸收，降低餐后血糖高峰，每日饮食中纤维素的含量不宜低于40 g。以上的饮食治疗方案仅是原则估算，在治疗护理过程中应观察患者并按实际效果作必要调整。如肥胖患者在治疗措施适当的前提下，体重不下降，应进一步减少饮食总热量。又如体型消瘦的患者，在疗程中体重有所恢复，其饮食方案也应作适当调整，以避免体重继续增加。

糖尿病患者的进食方法：宜少食多餐，一日不少于3餐，一日3餐的食物分配为1/5、2/5、2/5或1/3、1/3、1/3；最好一日6餐，即除3餐外，上午、下午安排间食及睡前进食（保证总量不变）；进餐时间要有规律；少吃或不吃零食；严格执行，长期坚持。

2. 运动护理

强调老年糖尿病患者进行适度的运动，在帮助患者制订运动方案时，应根据老年患者的身体状况、病情程度及有无并发症等而选择运动量和运动方式，不必强求一致。一般从短时间、小运动量开始，循序渐进。剧烈运动或不运动对老年糖尿病患者不利。通常选择餐后1～1.5 h进行运动，运动前或运动中可适量加餐（如3～4块苏打饼干或1个水果）。运动后测血糖观察是否稳定。可随身携带糖果，以防低血糖发生。如呼吸费力、头晕、眼花、大汗、面色苍白、胸前有压迫感等现象应立即停止运动。随身携带糖尿病信息卡，便于意外时急救。运动时要注意双足的保护，鞋袜要宽松柔软、合脚，每次运动前要仔细检查双足皮肤有无破损、溃疡，鞋内有无异物，避免不必要的痛苦。避免在恶劣天气中运动。老年患者运动时，最好由护理人员监测，以防意外，便于急救。

（二）医学护理

1. 病情观察和对症处理

（1）定时监测尿糖及血糖，随时掌握病情。糖尿病患者的尿糖及血糖测定十分重要，测尿糖方法简便易行，可每天测量，分析病情。但老年糖尿病患者不能仅看尿糖测试结果来调整治疗，因尿糖无法准确定量，也不能真实反映血糖的实际水平，因此应以血糖监测为主。测血糖法：测量早、中、晚三餐前和三餐后2 h及睡前的血糖，并正确记录。血糖是采患者静脉血或指血而进行的一种检测方法。有条件的患者可购买血糖仪。测量指尖血糖的方法简单且易操作。应定期测量血糖并做好记录。无条件购买血糖仪的患者可定期门诊随访。

（2）观察代谢改变的症状、体征及处理方法。

① 低血糖反应：疲乏、饥饿、出汗、恶心、呕吐、脉速、面色苍白、发抖、嗜睡、烦躁、唇舌麻木、视物模糊或复视、反应迟钝、行为改变、进行性躯体移动不协调或缓慢。处理：神志不清醒者口服含15～20 g糖的食物，如糖水、果汁或其他易吸收的碳水化合物。每15 min监测血糖1次，如治疗无效，再次口服糖，必要时可考虑静脉注射50%葡萄糖20～60 mL。也可应用胰高血糖素1 mg肌注，适用于一时难以建立静脉通道的院外急救或患者自救。

② 高血糖反应：多饮、多食、多尿、恶心、呕吐、视物模糊或复视、头痛、腹痛、嗜睡、虚弱、皮肤潮红、呼吸深快、脉搏细数、体温升高、丙酮味呼吸、低血压、进行性昏迷。处理：及时留取血尿标本，如患者处于清醒状态，可以喝不含糖饮料，饮水可降低高渗状态，并及时请示医生给予相应处理。

2. 做好糖尿病患者足部的护理

糖尿病足是一种常见并非常棘手的并发症，特别是老年患者伴有进行性动脉血管硬化症，发生末梢神经障碍，容易发生足部溃疡或坏疽等。因此，应特别预防糖尿病足。应经常进行足部运动，改善下肢血液循环。做好足部保健，预防因血管或神经障碍引起的小腿、足趾感染。每天温水洗脚、按摩、剪趾甲，注意勿将趾甲剪得过深，不要用锐器抠老茧和鸡眼。穿合脚、舒适的鞋袜。若发现疼痛，颜色和温度变化或有感染症状，及时就医。

3. 定期复查

每1～2个月定期复查，带好糖尿病治疗卡及糖尿病记录表，以供医生参考。及时调整治疗方案。每1～2年全面复查，并着重了解血脂水平，心、肾、神经功能和眼底情况，以便尽早发现并发症，给予相应的治疗。当身体状况不佳时及时就诊。

4. 口服药物的方法及注意事项

(1) 胰岛素促泌剂：均应在饭前服用，两种胰岛素促泌剂合用无意义。使用胰岛素促泌剂的主要不良反应是低血糖反应，特别是肝、肾功能不全者和老年患者容易发生，其他不良反应有胃肠道反应，偶有药物过敏，如皮肤瘙痒和皮疹。

(2) 双胍类药(二甲双胍)：双胍类药物主要副作用为食欲减退、恶心、呕吐、口干苦、金属味，偶有过敏反应。因双胍类药物促进无氧糖酵解，产生乳酸，在肝、肾功能不全、休克或心力衰竭者可诱发乳酸性酸中毒。宜餐中服用。

(3) α-糖苷酶抑制剂(阿卡波糖)：饭前 1 min 或吃第 1 口饭后服，单独用不会引起低血糖反应，但与磺脲类药物或胰岛素合用发生低血糖时，进食淀粉类食物无效，应服用糖水，重者应立即静注 50%葡萄糖注射液 60～100 mL。

5. 胰岛素注射技术及注意事项

根据胰岛素作用起始时间、作用高峰和持续时间的不同，胰岛素可分为短(速)效、中效和长(慢)效。

使用胰岛素时需注意以下几点：

(1) 准确执行医嘱，做到制剂种类正确，剂量准确，按时注射。

(2) 胰岛素多采用皮下注射方法，注射部位以皮肤松弛处为宜，一般在上臂三角肌、臀部、腹壁、大腿等处，患者自己注射以臀部或腹部比较方便；注射部位应经常替换以免形成局部硬结和皮下脂肪萎缩，影响药物吸收及疗效；原则上 2 周内不要在同一点上注射 2 次以上。

(3) 注射胰岛素的时间，普通胰岛素在餐前 30 min 皮下注射，低精蛋白锌胰岛素或精蛋白锌胰岛素一般餐前 1 h 注射；

(4) 应用预混胰岛素时，应早、晚餐前 30 min 皮下注射，血糖控制不理想可在中餐前 30 min 少量注射。胰岛素类似物应早餐、晚餐前 5 min 皮下注射，血糖控制不理想可在中餐前 5 min 少量注射，对于血糖控制效果更理想。

(5) 胰岛素储存的温度不可＜2℃或＞30℃，避免剧烈晃动。

6. 胰岛素治疗不良反应的观察与处理

(1) 低血糖反应：主要与胰岛素使用剂量过大有关，表现为头昏、心悸、多汗、饥饿甚至昏迷；对低血糖反应者，及时检测血糖，根据病情进食糖类或碳水化合物类食物或静脉推注 50%葡萄糖 20～60 mL；按时进餐及适量运动是预防低血糖反应的关键，患者应学会按规定的时间和量进餐并合理安排每日的运动时间和运动量，若就餐时间推迟，可先食用饼干等。

(2) 胰岛素过敏：主要表现为注射局部瘙痒、荨麻疹，全身性皮疹少见，严重过敏反应(如血清病、过敏性休克)罕见；对过敏反应者，立即更换胰岛素制剂种类，使用抗组胺药、糖皮质激素等脱敏治疗，严重者需停止或中断胰岛素治疗。

(3) 注射部位皮下脂肪萎缩或增生：临床少见，可使胰岛素吸收不良，停止该部位注射后可缓慢恢复；故应经常更换注射部位，避免 2 周内在同一部位注射 2 次，可防止注射部位组织萎缩或增生。

(三) 心理疏导

糖尿病是一种慢性病，随着病情的发展出现多脏器功能受损及各种并发症，给患者及家属带来很大的经济及心理上的压力。患者由于控制饮食、长期服药或注射胰岛素带来的烦恼，对合并症的忧虑，对低血糖症状及各种合并症防治措施所致副作用的恐惧等不良心理，使他们对今后的生活失去信心；患者又因内分泌紊乱易于烦躁、激怒、情绪激动等引起应激激素的分泌，引起血糖波动及其他异常。因此，在临床护理工作中，要评估患者对疾病的反应，对健康和生活的信心。要求护理人员关心、鼓励患者及家属讲出自己的感受，耐心听取其提出的问题，指导最佳心理状态。关心和理解患者，及时将糖尿病的基本知识和预后告知患者和家属，使他们了解糖尿病虽不能根治，但可通过饮食控制、终生治疗、规律生活和适当体育锻炼而避免并发症的发生，可以和正常人一样生活和长寿；与患者及家属共同商讨饮食、运动计划，鼓励亲属和朋友多给予亲情和温暖，使其获得感情上的支持；鼓励患者参加各种糖尿病病友团体活动，增加战胜疾病的信心，使患者以良好的心理状态配合治疗和护理工作的进行。

(四) 健康教育

1. 疾病知识教育

帮助糖尿病患者及家属了解有关糖尿病的知识，关心和帮助患者，对患者给予精神支持和生活照顾。使患者了解糖尿病发病的高危因素，明确糖尿病对身体的损害，指导糖尿病的饮食运动疗法。

2. 指导老年人预防疾病

未得糖尿病老年人宜饮食清淡，少食甜食，根据身体情况适量运动定期体检。对已患病老人要指导其掌握定期监测血糖、尿糖的重要性及测定技术，了解糖尿病控制良好的标准。掌握口服降糖药的应用方法和不良反应，注射胰岛素的方法及低血糖的反应判断和应对措施。了解饮食控制在控制病情、防治并发症中的重要作用，掌握饮食治疗的具体要求和措施，学会自己计算，长期坚持。掌握体育锻炼的具体方法及注意事项。生活规律，戒烟酒，注意个人卫生，做好足部护理；了解情绪、精神压力对疾病的影响，指导患者正确处理疾病所致的生活压力。

3. 指导患者进行自我病情监测

经常复查空腹血糖及餐后血糖，每 2～3 个月复查糖化血红蛋白，以了解病情控制情况，及时调整用药剂量。明确定时监测血糖的重要性，并学会自测血糖。了解低血糖发生的时间和症状，了解低血糖危害，明确低血糖急救措施。每年定期全身检查，以便尽早防治慢性并发症。教导患者外出时随身携带识别卡，以便发生紧急情况时及时获得处理。

子情境二　甲状腺功能亢进症的预防与照护

情境导入

患者，女，45 岁。

主诉：怕热、多汗、乏力、手颤半年，突眼 1 个月。

现病史：半年前无明显诱因出现怕热、多汗、乏力、心悸、多食善饥、烦躁易怒、失眠、手颤、腹泻，近半年体重下降约 15 kg，伴颈部肿大，未予诊治，近 1 月出现双眼突出。

既往史：否认高血压、冠心病、糖尿病史。否认药物过敏史。

查体：T 36.8℃，P 110 次/分，R 20 次/分，BP 135/85 mmHg。

神志清楚，营养一般，双眼轻度突出，突眼度左眼 19 mm，右眼 20 mm，颈软，甲状腺Ⅱ度肿大，质软，无压痛，无结节，可随吞咽上下活动。口唇不绀，双肺呼吸音清，心率 110 次/分，律齐，腹软、肝脾未及，两下肢无水肿，双手震颤(+)。

实验室检查：FT_3 22.26 pmol/L、FT_4 54.05 pmol/L、TSH<0.005 mIU/L。

甲状腺超声：双侧甲状腺弥漫性肿大，回声欠均匀。

任务：1. 对该患者制订完善的照护计划。

2. 对该患者及家属做健康教育。

任务描述

甲状腺功能亢进症简称甲亢，是一种顽固性、难治性内分泌疾病，甲亢长期不治疗或防治、护理不当或反复复发，最终会导致全身多系统严重损害。要做好对甲亢患者的照护工作，需要了解甲亢的发病因素，掌握甲亢的临床表现、护理措施，熟悉甲亢的治疗方案，能够对甲亢患者制订合理的照护方案，并能够开展甲亢的健康教育等。

任务实施

1. 按每 5 人为一小组对全班同学进行分组。
2. 以小组为单位对案例进行讨论分析。
3. 各小组汇报、展示讨论结果，体现团队协作精神。

任务总结

1. 教师对各小组讨论分析结果进行点评。
2. 教师对任务描述中的知识进行分析总结。

知识链接

甲状腺功能亢进症简称甲亢，是由于多种病因引起的血液循环中甲状腺激素，包括甲状腺素和三碘甲状腺原氨酸水平增高，作用于全身组织所致的一组内分泌疾病。常见类型有格雷夫斯病(Graves)、高功能腺瘤、多结节性毒性甲状腺肿、垂体性甲亢等。我们主要介绍 Graves 病。Graves 病一般起病缓慢，不易确定发病日期，少数在精神刺激或感染等应激后急性起病。

一、发病原因

(1) 自体免疫反应，属刺激性系统细胞功能缺陷。

(2) 与遗传因素有关。

(3) 精神刺激、感染、创伤、过度劳累、含碘食物过多等常为本病的诱发因素，但发病机制尚未阐明。

总之，本病的发病主要是在遗传基础上，因精神刺激等因素诱发自体免疫反应所致。

二、临床表现

(一) 甲状腺激素分泌过多所致的临床表现

1. 精神神经系统的表现

甲状腺激素分泌过多时，可使中枢神经系统兴奋性增高，表现为神经过敏、多言善虑、精神紧张、情绪激动、思想不集中、行动多急躁、失眠不安等；个别病例可出现忧郁、躁狂等严重精神症状；由于神经—肌肉兴奋性增高，故双手平行伸出而手指分开平举时常出现细震颤，伸舌动作时亦可伴细震颤，有膝反射亢进等表现。

2. 代谢率增高的表现

甲状腺激素分泌增多，基础代谢率增高，产热增加，出现喜凉怕热，皮肤温暖潮湿，可有低热、多汗，尤以手脚为甚，面颈及胸部皮肤多红润，由于甲状腺激素分泌过多，组织中碳水化合物、脂肪及蛋白质分解代谢加速，为补偿这些物质的消耗，出现食欲亢进，虽进食多，但往往仍不能代偿巨大的消耗，导致体重锐减、乏力、工作效率减低。

3. 心血管系统的表现

这可为本病重要的早期症状之一。系由于机体代谢率亢进，耗氧量增高所致，轻者有胸闷、脉速，重者可心律失常、心脏扩大、心功能不全。临床上可表现如下。

(1) 心动过速：心率常在 90～120 次/分，一般为窦性，也可有阵发性心动过速、心房颤动等，休息时心率仍快，与代谢率增高成正比，是本病的特征之一。

(2) 心音增强、亢进：以心尖部第一心音为著，常有收缩期杂音。

(3) 心律失常：以期前收缩为最常见，少数可见阵发性或持久性心房颤动、心房扑动，个别可见房室传导阻滞。

(4) 血压的变化：由于心排血量增加，收缩压增高，舒张压正常或稍低，脉压增宽。

(5) 心脏功能：在心脏负荷过重的基础上，加上心肌变性，常出现心脏增大，久病年长的严重病例则可出现心力衰竭。

4. 消化系统的表现

多食消瘦是甲亢的另一特征性表现。由于本病患者体内分解代谢旺盛，患者胃肠蠕动增强，消化吸收不良而使排便次数增多或腹泻。重者可有肝大、肝功能异常，偶有黄疸。

5. 肌肉骨骼系统的表现

此表现主要是甲状腺毒性周期性瘫痪，多见于青年男性，剧烈运动、摄入高碳水化合物、注射胰岛素可诱发。骨骼肌常软弱无力，尤以肢体、肩胛带、骨盆带肌群可发生萎缩，引起行动困难，称甲状腺肌病。甲亢可影响骨骼脱钙发生骨质疏松，可发生指端粗厚，外形似杵状指。

6. 生殖系统的表现

在大量甲状腺激素分泌的情况下，可以通过神经—垂体的作用，抑制促性腺激素的分泌，故女性有月经量少或闭经、不孕；男性可出现阳痿，偶有乳房发育。

(二) 甲状腺肿大

不少患者因甲状腺肿大或颈项增粗就诊。甲状腺呈弥漫性肿大，一般为轻度到中度，对称性，质柔软，表面光滑，可随吞咽动作上下移动。由于肿大的甲状腺供血明显增多，血管扩张和血流加速，可在左右叶上下极触到震颤和听到杂音，尤以甲状腺上部多见。

（三）眼症

多数病例常有轻重不一的突眼，但与甲状腺功能亢进的程度不成平行关系。突眼一般双侧对称，也有一侧较为显著者。依据突眼发生机制的不同，可分为两种。

1. 良性突眼

良性突眼又称非浸润性突眼，是常见的一种。这类病例感觉眼部发胀、眼球似乎突出，用突眼计测量，突眼度尚在正常范围，不超出 18 mm。主要因为在自主神经功能紊乱及过多的甲状腺激素作用下，上眼睑肌及额肌发生挛缩所致，其眼睑及眼外部的表现为：眼裂增宽、瞬目减少、闭目时眼睑震动、眼球辐辏能力减弱，注视近物时，双眼紧合发生困难等。

2. 恶性突眼

恶性突眼又称浸润性突眼，是由于眼球后脂肪组织、结缔组织水肿及眼外肌炎症，使眼球明显突出。临床较少见，多见于男性。突眼度超过 18 mm，眼压亦增高，患者常有眼内异物感、畏光、流泪或灼痛、眼睑肿胀、结膜水肿，可由于眼外肌麻痹而有复视，眼球膨出，结合膜外翻、充血水肿，眼睑闭合困难可引起角膜炎或溃疡，严重者视力减退甚至失明。

（四）甲状腺危象

甲状腺危象是本症严重的临床表现，多见于重症而未经合理治疗的患者，是内科急重症，需早期诊断，及时抢救治疗。

1. 诱发因素

最常见的诱因为强烈的情绪激动、感染、手术前未充分准备、放射性^{131}I 治疗等。

2. 临床表现

甲状腺危象起病急、发展快。它的主要表现为甲状腺功能亢进症的症状加剧。患者多有高热(可达 40℃以上)、焦虑、烦躁不安、大量出汗、心动过速(心率常为 140～200 次/分)，早期血压上升、脉压增宽或伴有心律失常，常有腹泻、呕吐，往往可导致水和电解质紊乱，晚期可有黄疸、谵妄、休克甚至昏迷。死亡原因多为高热、心力衰竭、肺水肿、水和电解质严重紊乱。

重症甲状腺功能亢进症的患者，如因某种应激诱因，而出现精神紧张、激动不安、皮肤潮红、湿润多汗、心动过速、体温升高等表现或原来疾病突然加重，即应考虑可能为甲亢危象的发作，须及时作出相应的处理，不应等待甲状腺危象临床表现明显后再进行治疗。

（五）淡漠型甲亢

淡漠型甲亢多见于老年甲亢患者。主要特点：甲状腺多不肿大或轻度肿大，且多伴有结节；一般无突眼，相反有时眼球下凹，眼神发呆，凝视，可伴眼睑下垂。表现为表情淡漠、反应迟钝、行动缓慢、少语、嗜睡、木僵昏迷、面容憔悴、皮肤干冷起皱可有色素沉着、消瘦、肌肉萎缩、乏力、食欲减退、体重下降、便秘较多见，少有典型甲亢表现。心动过速不明显，约 40％的患者心率在 110 次/分以下，11％的心率在 80 次/分以下。而心房颤动、室性早搏等心律失常和心力衰竭较多见。

因此，对原因不明的心动过速、心律失常、心力衰竭、消瘦、厌食及精神抑郁等患者，要想到有甲亢的可能，以免误诊、漏诊。

三、治疗原则

甲亢的常用治疗方法有抗甲状腺药物、放射性碘及甲状腺次全切除术，由于甲亢属自身免疫性疾病，此 3 种治疗方法均不能纠正免疫功能紊乱，都有一定的局限性，须根据病情，综合考虑，正确地运用和选择治疗方法，才能取得较好疗效。

1. 一般治疗

保证患者休息，避免精神刺激，给高热量、高蛋白质及丰富维生素膳食，给各种对症支持疗法。

2. 抗甲状腺药物治疗

抗甲状腺药物较多，包括硫脲类、碘化物、锂盐等，其中硫脲类药物最为常用。如甲基或丙基硫氧嘧啶初用 300～450 mg/d，或甲巯咪唑(他巴唑)、卡比马唑(甲亢平)30～40 mg/d，分 2～3 次口服直至症状缓解，基础代谢率(BMR)降至 120%以下或 T_3、T_4 恢复正常时即可减量，约 2～4 周减 1 次，每次甲基或丙基硫氧嘧啶 50～100 mg 或甲巯咪唑(他巴唑)、卡比马唑(甲亢平)5～10 mg 待症状完全消除，体征明显好转，BMR 正常时减至最小维持量，前两者为 50～100 mg/d，后两者为 5～10 mg/d，维持 0.5～2 年，有时停药前还可以减半。硫脲类药物最常见的副作用是药疹，最严重的副作用是粒细胞缺乏症。

3. 放射性 ^{131}I 治疗

放射性 ^{131}I 能放出 β 射线，破坏甲状腺组织，从而减少甲状腺激素的分泌，达到治疗甲亢的目的，其有效率可达 90%以上，适用于不能长期服用治疗甲亢的药物者，或药物疗效不佳者，或有甲状腺次全切除手术禁忌证或术后复发者，禁忌证为伴有严重肝、肾疾病及近期有心肌梗死者。并发症主要是甲状腺功能减退。

4. 手术治疗

适用于：

(1) 长期口服药无效的中、重度甲亢患者。

(2) 结节性甲状腺肿伴甲亢或甲状腺巨大有压迫症状者。

四、预防措施

(1) 禁止摄入刺激性的食物及饮料，如浓茶、咖啡等，以免引起患者精神兴奋。减少食物中粗纤维的摄入，以减少排便次数。避免进食含碘丰富的食物。

(2) 按医嘱服药，不可自行减量或停药，并观察药物的不良反应，以及时处理。

(3) 加强自我保护，上衣领宜宽松，避免压迫甲状腺，严禁用手挤压甲状腺以免甲状腺激素分泌过多。

(4) 鼓励患者保持身心愉快，避免精神刺激或过度劳累，建立和谐的人际关系和良好的社会支持系统。

五、照护保健

(一) 生活照护

1. 环境

环境要安静,避免嘈杂。甲亢患者因怕热多汗,应安排通风良好的环境,夏天使用空调,保持室温凉爽而恒定,20℃左右,房间色调和谐,避免强光刺激,避免患者精神刺激或过度兴奋。

2. 饮食

因患者机体处于高代谢状况,能量消耗增多,需补充高热能、高蛋白、高维生素及矿物质丰富的饮食以纠正消耗,满足高代谢需要。主食应足量,可以增加奶类、蛋类、瘦肉类等优质蛋白以纠正体内的负氮平衡,多摄取新鲜蔬菜和水果。给予充足的水分,每天饮水 2 000～3 000 mL 以补充出汗、腹泻、呼吸加快等所丢失的水分,但对并发心脏疾病者应避免大量饮水,以防因血容量增加而诱发水肿和心力衰竭。禁食刺激性食物及饮料,如辣椒、酒、咖啡、浓茶等,以免引起患者精神兴奋。避免吃含碘丰富的食物,如海带、紫菜等。减少食物中粗纤维的摄入,以减少排便次数。

3. 休息

甲亢患者因基础代谢亢进,活动耐力下降。评估患者目前的活动量、活动和休息方式,与患者共同制订日常活动计划。由于患者常有乏力、易疲劳等症状,故需要充分的休息,合理安排工作、学习与生活,避免劳累。活动是以不感疲劳为度,适当增加休息时间,维持充足的睡眠,防止病情加重。重症甲亢及甲亢合并心功能不全、心律失常或严重感染者应严格卧床休息。

4. 夏季防中暑

对大量出汗的患者,应随时更换浸湿的衣服及床单,保持全身皮肤清洁、干燥。夏季提供合适的降温方式,如以温水擦身或饮用冷饮料,预防中暑。多摄取水分,每日 3 000～4 000 mL,防止脱水。

(二) 医学护理

1. 病情观察

(1) 一般观察:观察患者体温、脉搏、血压、呼吸、心率,以及体重变化、出汗与皮肤状况、大便次数、有无腹泻或脱水症状。

(2) 特征观察:突眼症状改变情况及甲状腺肿大情况。有突眼患者定期行眼科角膜检查以防角膜溃疡造成失明。

(3) 出入量:每日饮水量、进食量、尿量及液体出入量平衡情况。

(4) 神经系统变化:观察患者精神状态和手指震颤情况,注意有无焦虑、烦躁、心悸等甲亢加重表现,必要时使用镇静剂。

对患者病情做好观察记录,病情变化及时通知医师,配合处理。

2. 用药护理

有效治疗可使病情稳定,应指导患者正确用药,不可自行减药或停药,并密切观察药物的不良反应,及时处理。抗甲状腺药物治疗的常见不良反应有:

(1) 粒细胞减少,严重者可致粒细胞缺乏症,因此必须复查血象。粒细胞减少多发生在用药后2～3个月内,如外周血白细胞低于$1.5\times10^9/L$,应考虑停药,并给予促进白细胞增生药;如伴发热、咽痛、皮疹等症状须立即停药。

(2) 药疹较常见,可用抗组胺药控制,不必停药;如严重皮疹则应立即停药,以免发生剥脱性皮炎。

(3) 若发生中毒性肝炎、肝坏死、精神病、胆汁淤滞综合征、狼疮样综合征、味觉丧失等,应立即停药治疗。

3. 突眼的护理

对于突眼患者,眼睛的护理尤为重要,包括:

(1) 采用保护措施,预防眼睛受到刺激和伤害。指导患者外出戴墨镜,以防强光、灰尘和异物刺激。

(2) 经常用眼药水湿润眼睛,避免过度干燥,睡前涂以抗生素眼膏,眼睑不能闭合者盖上无菌纱布或眼罩,尽量防止角膜干燥。

(3) 睡眠时抬高头部,使眶内液回流减少,低盐饮食,可遵医嘱适量使用利尿剂,以减轻球后软组织水肿。

(4) 当眼睛有异物感、刺痛或流泪时,勿用手直接揉眼睛。

4. 并发症的预防与护理

甲亢患者易诱发甲亢危象。指导患者自我心理调整,避免感染、严重精神刺激、创伤等诱发因素。坚持治疗,不自行停药。手术或放射性碘治疗前做好充分准备。观察神志、体温、呼吸、脉搏、血压变化。若原有甲亢症状加重,并出现发热(体温>39℃)、严重乏力、烦躁、多汗、心悸、心率到140次/分以上、食欲减退、恶心、呕吐、腹泻、脱水等应警惕甲状腺危象发生,立即就医。对体温过高者给予冰敷或乙醇擦浴以降低体温;对躁动不安者使用床栏保护患者安全;对严重呕吐、腹泻、大量出汗者要及时补充足够的液体,维持体液量的平衡;对昏迷者加强皮肤、口腔护理,定时翻身,防止压疮、肺炎的发生。

(三) 心理疏导

甲亢患者常出现精神紧张,情绪易激动,脾气急躁、易怒,受到不良刺激后更明显。对他人言行及周围事物敏感多疑,甚至出现幻觉、躁狂等精神异常现象。由于情绪不稳定,患者在检查、治疗和护理过程中出现不配合或不遵守医嘱、护嘱的行为,或在与其他人交往中出现社交障碍或孤立。长期治疗给患者家庭和社会造成负担,患者会加剧烦躁。因此应关心、体谅患者,与患者交流时态度和蔼,避免语言刺激。向患者耐心细致地解释病情,讲解有关甲亢疾病的知识,让患者及家属了解患者出现的性格、脾气变化是暂时的,可因治疗得到改善。鼓励患者表达内心的感受,积极参加社交活动。指导患者家属,控制各种对患者造成不良刺激的信息,帮助患者建立舒畅愉快的生活氛围,使患者的焦虑情绪得到缓解。缓解患者焦躁和紧张情绪,保持开朗乐观心态,增强治愈疾病的信心。

(四) 健康教育

1. 疾病知识教育

对易患人群进行宣传教育,避免精神刺激、过度劳累等。患者应戒烟。向有甲状腺疾病家族史者讲解甲亢常见临床表现,一旦出现可疑症状,应及时就诊。教导患者有关甲亢的疾病知识和眼睛的保护方法，使其学会自我护理。指导患者注意加强自我保护，上衣领宜宽松，避免压迫甲状腺，严禁用手挤压甲状腺以免甲状腺激素分泌过多，加重病情。鼓励患者保持身心愉快，避免精神刺激或过度劳累，建立和谐的人际关系和良好的社会支持系统。

2. 指导老年人预防疾病

少吃含碘丰富的食物，饮食多为高热量、高蛋白、高脂肪、高维生素食物，补充水分，避免劳累和精神刺激，保持情绪乐观。

3. 指导患者进行自我病情监护

指导患者坚持遵医嘱按剂量、按疗程服药，不可随意减量和停药。服用抗甲状腺药物的开始3个月，每周查血象1次，每隔1～2个月做甲状腺功能测定，每天清晨卧床时自测脉搏，定期测量体重，脉搏减慢、体重增加是治疗有效的标志。若出现高热、恶心、呕吐、不明原因腹泻、突眼加重等，则警惕甲状腺危象可能，应及时就诊。

子情境三　血脂异常的预防与照护

情境导入

患者，女，65岁。

主诉：头晕、失眠伴眼睑周围黄色瘤3年。

现病史：近3年无明显诱因逐渐出现头晕、失眠、乏力、健忘，双眼睑周围散在多个黄色瘤，未予诊治。

既往史：高血压6年，血压最高达185/90 mmHg，应用硝苯地平控释片（拜新同）降压治疗。否认糖尿病、冠心病史。有高血脂家族史。否认药物过敏史。

查体：T 36.3℃，P 70次/分，R 17次/分，BP 165/85 mmHg。

神志清楚，营养良好，腹型肥胖，双眼睑周围可见散在黄色瘤，左眼1个，右眼2个，质软，颈软，口唇不绀，双肺呼吸音清，心率70次/分，律齐，腹软，肝脾未及，两下肢无水肿。

实验室检查：TC 8.56 mmol/L、TG 5.68 mmol/L、LDL-C 6.32 mmol/L、HDL-C 0.53 mmol/L。

任务：1. 对该患者制订完善的照护计划。

2. 对该患者及家属做健康教育。

任务描述

随着生活水平的提高和生活方式的改变，血脂异常的患病率明显升高。而血脂异常对身体的损害是隐匿、逐渐、进行性和全身性的，直接损害是加速全身动脉粥样硬化，特别是与心脑血管等疾病发生、发展有密切关系。可继发冠心病、糖尿病、脑血管意外、顽固性高血压及肾病综合征等。做好对血脂异常老人的照护工作，需要了解血脂异常的发病因素，掌握血脂异常的临床表现，熟悉血脂异常的治疗方案，能够对血脂异常患者做好照护及健康教育。

任务实施

1. 按每5人为一小组对全班同学进行分组。
2. 以小组为单位对案例进行讨论分析。
3. 各小组汇报、分享讨论结果。

任务总结

1. 教师对各小组讨论分析结果进行点评。
2. 教师对任务描述中的知识进行分析总结。

知识链接

血脂异常是指血浆中脂质的量和质的异常。由于血浆脂质为脂溶性，必须与蛋白质结合为水溶性复合物而运转全身，故血脂异常表现为脂蛋白异常血症。

一、发病原因

（一）原发性血脂异常

1. 遗传因素

大多属家族性遗传，可通过多种机制引起血脂异常。

2. 饮食因素

饮食因素作用比较复杂。如暴饮暴食、嗜酒、偏食、饮食不规律等。

3. 血液中缺乏负离子（负氧离子）

临床实验表明：血液中的正常红细胞、胶体质子等带负电荷，它们之间相互排斥，保持一定的距离，而病变老化的红细胞由于电子被争夺，带正电荷，由于正负相吸，则将红细胞凝聚成团，造成血液黏稠。

（二）继发性血脂异常

由于某些疾病引起，这些疾病包括：糖尿病、肝病、甲状腺疾病、肾疾病、胰腺、肥胖症、痛风等。

二、疾病分类

根据血清总胆固醇、三酰甘油和高密度脂蛋白-胆固醇的测定结果，高脂血症可以分为以下4种类型：

1. 高胆固醇血症

血清总胆固醇含量增高，超过5.2 mmol/L，而三酰甘油＜1.70 mmol/L，即三酰甘油含量正常。

2. 高三酰甘油血症

血清三酰甘油含量增高，超过1.70 mmol/L，而总胆固醇＜5.2 mmol/L，即总胆固醇含量正常。

3. 混合性高脂血症

总胆固醇超过5.2 mmol/L，三酰甘油超过1.70 mmol/L，即血清总胆固醇和三酰甘油含量均增高。

4. 低高密度脂蛋白血症

血清高密度脂蛋白-胆固醇(HDL-C)含量降低,<0.91 mmol/L。

三、临床表现

根据程度不同,血脂异常的临床表现主要包括:

(1) 由于脂质局部沉积,可引起黄色瘤,表现为黄色、橘黄色丘疹,结节或斑块,常见于眼睑周围。少数血脂异常患者可出现角膜弓和脂血症眼底改变。角膜弓又称老年环,若发生在40岁以下,则多伴有血脂异常,以家族性高胆固醇血症多见,严重的高三酰甘油血症可产生脂血症眼底改变。

(2) 一般血脂异常患者多表现为:头晕、耳鸣、神疲乏力、失眠健忘、肢体麻木、胸闷、心悸等,有的患者血脂高但无症状,常常是在体检化验血液时发现高血脂症。

(3) 血脂异常较重时会出现头晕目眩、头痛、胸闷、气短、心慌、胸痛、乏力、口角歪斜、失语、肢体麻木等症状,最终会导致脑卒中等严重疾病,并出现相应表现。

(4) 长期血脂高,脂质在血管内皮沉积所引起的动脉粥样硬化,会引起冠心病和周围动脉疾病等,表现为心绞痛、心肌梗死、脑卒中和间歇性跛行(肢体活动后疼痛)。

四、治疗原则

治疗血脂异常应采用综合措施:

1. 医学营养治疗

这是治疗血脂异常的基础,需长期坚持。根据患者血脂异常的程度、分型以及性别、年龄和劳动强度等制订食谱。要注意限制总热量,避免高胆固醇饮食,避免高饱和脂肪酸,多摄取不饱和脂肪酸食品,限制糖类等。

2. 适量的体育锻炼

适当的运动,如散步、慢跑、游泳、练太极拳和气功等可以增强心肺功能,加快血液循环,增强机体代谢,提高体内某些酶,尤其是脂蛋白酯酶的活性,有利于三酰甘油的运输和分解,从而降低血中的脂质。

3. 减轻体重

对体重超过正常标准的人,应在医生指导下逐步减轻体重,以每月减重1~2 kg为宜。降体重时的饮食原则是低脂肪、低糖、足够的蛋白质。

4. 戒烟

吸烟可使血管收缩,血液黏度升高,因此,让吸烟者戒烟是降低血黏度的有效途径。

5. 避免过度紧张

情绪紧张、过度兴奋,可以引起血中胆固醇及三酰甘油含量增高。凡有这种情况,可以应用小剂量的镇静剂(遵医嘱)。

6. 药物治疗

应选用副作用较少的药物,最常用的有阿托伐他汀、辛伐他汀、非诺贝特、烟酸、依折麦布、血脂康、新清宁片、脂必妥等,要注意副作用。

7. 血液稀释疗法

方法是将患者的血液抽出适当数量，然后输入等量的血浆或其他液体(如低分子右旋糖酐)，使患者血容量不降低，而使红细胞比积降低，以达到降低血液黏度的作用。本法适用于红细胞比积增加的患者，如红细胞增多症、慢性肺心病等患者。

除了以上几条外，平常可以适当补充一些维生素制剂，如金施尔康，它除了含有维生素C和烟酰胺外还含有丰富的抗氧化元素，如β-胡萝卜素、硒、锌等，对于降低血脂有积极的预防和辅助治疗作用。

五、预防措施

1. 应注意饮食的量和质

一般老年人每日摄入1 480 kcal热量即可满足身体需要(从事体力劳动的人，摄入热量可稍多些)。饮食上不要偏食，应提倡杂食。常吃豆腐、豆浆等豆制品，有利于预防血脂异常。新鲜绿叶蔬菜、水果富含维生素C，可以降低胆固醇，增强血管弹性，减轻或防止动脉粥样硬化。每日3餐应做到早吃好、午吃饱、晚吃少。晚餐宜清淡，不宜吃过于油腻和含糖过多的食品。

2. 避免不良的精神刺激

人的情绪好坏与血脂高低关系极为密切。精神过度紧张、抑郁、焦虑等，会导致大脑功能失调，中枢神经兴奋与抑制这一生物节律紊乱，使血液循环不畅，心功能和脂质代谢发生障碍，从而引起血脂异常。因此，每个人应学会控制情绪，保持心情愉快、情绪稳定。

3. 经常参加体育锻炼

体育锻炼可提高大脑功能，增强机体抗病能力，有利于生物钟的运转，使人精力充沛；还可提高心、肺、胃肠及内分泌等器官的功能，促进新陈代谢；运动可使血中高密度脂蛋白增加，能把动脉壁中的胆固醇转运到肝中进行代谢，使血中胆固醇降低。因此，中老年人应选择适合自己的体育锻炼项目，持之以恒地进行体育锻炼。

4. 其他

生活要有规律，保证充足睡眠，不酗酒、不吸烟，均有助于防止血脂异常。

六、照护保健

(一) 生活照护

1. 饮食

饮食治疗是首要的基本治疗措施，应长期支持。原则为限制热量和脂肪摄入，保持均衡营养。帮助患者制订饮食行为干预计划。其内容如下。

(1) 食物的选择：避免高脂、高胆固醇饮食，如少食脂肪含量高的肉类，尤其是肥肉，进食禽肉应去皮；少食用动物油脂、棕榈油等富含饱和脂肪酸食物以及蛋黄、动物内脏、鱼子、鱿鱼、墨鱼等高胆固醇食物。

(2) 低热量饮食：减少总热量摄入，可减少胆固醇合成，促使超体重的患者增加脂肪消耗，有利于降低血脂，控制碳水化合物的摄入量，防止多余的糖分转化为血脂。

(3) 进食含丰富纤维素的食物，可减少胆固醇吸收。

2. 休息

一般情况下高脂、高黏滞血症不需要休息。

3. 运动

鼓励适当运动，运动锻炼可增加脂肪消耗，改善脂质代谢，防止体脂和血脂增多。运动可使高三酰甘油血症患者的血脂含量完全降至正常水平，还可以提高高密度脂蛋白-胆固醇(HDL-C)的含量，改善心脏功能，防治冠心病。所以血脂异常老人应积极锻炼身体，进行如长跑、骑自行车、游泳、打球、爬山等运动，或参加适当的体力劳动。

4. 养成良好的生活习惯

避免不良生活嗜好，不宜过多饮酒，可多饮水。控制体重，避免肥胖。

(二) 医学护理

1. 病情观察

定期进行体检及复查血脂、肝功能，密切观察心脑血管疾病的临床征象。

2. 用药护理

对使用调节血脂药物者，应指导患者正确服用，并观察和处理药物不良反应。

(1) 他汀类药物主要不良反应：少数病例大剂量服用时可引起转氨酶升高、肌肉疼痛，严重者可引起横纹肌溶解、急性肾衰竭等，若与其他调节血脂药(如烟酸、氯贝丁酯类等)合用，应特别小心。用药期间定期监测肝功能。此类药不宜用于儿童、孕妇及哺乳期妇女。

(2) 贝特类药物不良反应：一般较轻微，主要有恶心、腹胀、腹泻等胃肠道反应，有时有一过性血清转氨酶升高。肝、肾功能不全者、孕妇、哺乳期妇女忌用。此类药可加强抗凝药作用，合用时抗凝药剂量宜减少。

(3) 烟酸类药物主要不良反应：有面部潮红、瘙痒、胃肠道症状，严重不良反应使消化性溃疡恶化，偶见肝功能损害，可指导患者饭后服用。

3. 并发症预防与护理

做好对代谢综合征患者的护理工作。

(三) 心理疏导

鼓励患者重视疾病，提高对高脂血症的认识，减少精神压力，保持心情愉快，坚持终生治疗。

(四) 健康教育

1. 疾病知识教育

向患者说明血脂异常对健康的危害，使患者了解血脂异常与心血管疾病，尤其是冠心病密切相关。了解血脂异常是终生疾病，需要终生控制治疗。虽然没有典型症状，但仍要明确血脂异常的危害。健康人群定期体格检查有助于早期发现血脂异常者。

2. 指导老年人防治疾病

指导老人坚持长期的饮食、运动及适当的药物治疗，使血脂保持在适当的水平，以减少对心脑血管的进一步损害。提倡低脂、低胆固醇的科学饮食，饮食中注意增加纤维素的摄入，限制总热量；控制体重；戒烟、减少饮酒和戒饮烈性酒；坚持适当的体育运动。

3. 指导患者进行自我病情监测

要定期体检，监测血脂、肝功能和心脑血管各项指标，及时发现问题，及时就诊治疗。

子情境四　更年期综合征的预防与照护

情境导入

患者，女性，51岁。

主诉：月经紊乱伴潮热汗出、激动易怒1年。

现病史：近1年逐渐出现月经紊乱，表现为月经周期不规律，经量减少，经色暗红。伴有潮热汗出、胸闷、气短、心慌、头晕、失眠，激动易怒，喜怒无常，抑郁多疑，不能自我控制情绪。情绪激动时伴头晕、头痛，血压升高，血压最高达160/90 mmHg。

既往史：体健，否认药物过敏史。

体格检查：T 36.3℃，P 90次/分，R 18次/分，BP 150/80 mmHg。

神志清楚，发育正常，精神不振，双肺呼吸音清，双肺未闻及干、湿啰音，心律齐，心率90次/分，腹软，无压痛、反跳痛及肌紧张，肝脾未及，肠鸣音正常，移动性浊音阴性，两下肢无水肿。

任务：1. 对该患者制订完善的照护计划。

2. 对该患者及家属做健康教育。

任务描述

更年期综合征是指在更年期出现的以自主神经功能紊乱、代谢障碍为主的一系列症候群。对人类而言，更年期则是进入老年阶段的前奏曲。更年期综合征包括男性和女性，以女性典型而多见。中国每年约有120万妇女死于更年期综合征引发的重大疾病；更年期妇女中有30%的人患有子宫肌瘤、卵巢囊肿，且更年期妇女患冠心病的发病率为非更年期妇女的5～6倍，高血压的发病率是青壮年的6倍。尤其在更年晚期，高血压、冠状动脉粥样硬化及心肌梗死的发病率急速上升。女性糖尿病患者中70%是在更年期前后发生，更年期前后妇女患乳腺癌的发病率比正常人高68%。因此更年期综合征的预防与照护工作非常重要。做好对更年期综合征老人的照护工作，了解发病因素，掌握临床表现，熟悉治疗方案及预后转归，能够对该病患者制订合理的照护方案，并能够开展预防该疾病的健康教育等。

任务实施

1. 按每5人为一小组对全班同学进行分组。
2. 以小组为单位对案例进行讨论分析。
3. 各小组汇报、分享讨论结果。

任务总结

1. 教师对各小组讨论分析结果进行点评。
2. 教师对任务描述中的知识进行分析总结。

知识链接

更年期综合征是由于内分泌功能减退或失调，尤其是性腺变化，而引起体内一系列平衡失调，使人神经系统功能与精神活动稳定性减弱，从而导致人体对环境的适应力下降，对各种精神因素和躯体疾患都比较敏感，可能诱发多种病症。

一、发病原因

性腺功能衰退及其功能失调为主要因素。丘脑—垂体的反馈抑制作用减弱，使其功能亢进，促性腺激素分泌增多，这种内分泌变化影响了植物神经中枢及其支配下的各脏器功能，引起全身一系列变化。近年来研究发现，妇女体内有400多个部位组织和器官有雌激素受体，当雌激素减少时，可引起这些组织或器官发生退行性变化，其中包括心脑血管系统、神经精神系统、泌尿生殖系统、骨骼及皮肤等部位的变化。

二、临床表现

（一）女性更年期症状表现

1. 月经紊乱

这主要表现为月经周期和经量失调，绝经期妇女大多数有性功能减退。

2. 自主神经功能紊乱

(1) 潮热及出汗：因自主神经系统功能紊乱，使血管运动功能异常，潮热是最主要的症状，85%的更年期妇女可出现。表现为阵发性、突变性且无法进行自我控制的燥热、心慌、出汗，一般先从面部开始，依次是颈、胸。皮肤呈红斑，热感明显，短的几秒钟或几分钟，长的可达1 h，发作时可伴头痛、眩晕、心悸、胸闷、气短、出汗甚至湿透衣衫。症状可持续数年，情绪激动时易促使其发作或发生的症状加重。

(2) 心血管系统功能紊乱：一般每周发作2次左右，可有心悸、心前区压闷感、阵发性心动过速或过缓、血压升高。绝经期妇女患动脉粥样硬化性心脏病明显增多，此外，可出现周围血管和肢端动脉痉挛，患者诉蚁行感或手指、脚趾、足部阵发性发白、冰冷、麻木，以至于完全感觉丧失，偶可见剧烈疼痛及间歇性跛行。

3. 精神神经改变

症状较多，表现不一。部分患者精神易激动，情绪不稳，喜怒无常，固执，好借故生端，有受挫而得不到满足的感觉，显著的精神痛苦，或常有心理对抗情绪，类似精神病发作等。部分患者注意力不集中，记忆力减退，处事能力低下，如唠叨不休、精神沮丧，忧郁症高达56%。部分患者深感全身到处都有病，精神萎靡不振，甚至有轻生念头。部分患者有感觉异常，如皮肤麻木，嗅觉或味觉异常等。

4. 物质代谢紊乱

(1) 脂肪代谢紊乱：雌激素降低使脂肪易于蓄积，加之常有多食少动而使体型肥胖，以腰、腹、臀部为主。此外，常有血胆固醇和三酰甘油升高。

(2) 糖代谢紊乱：可有尿糖、血糖升高，糖耐量减低或糖尿病。如有食欲亢进、易饥饿而进食较多，则更易发生肥胖。

(3) 水、盐代谢紊乱：雌激素减少，有不同程度的水潴留浮肿，患者常诉晨起面部眼睑浮肿，午后下肢浮肿。

(4) 钙、磷代谢紊乱：雌激素对钙、磷代谢有重要作用，抑制骨吸收。故雌激素减少后，常发生绝经后骨质疏松症，表现为腰背疼痛、脊柱弯曲、驼背、身材变矮等。此时，发生股骨颈骨骨折也很多见，此外，骨关节有萎缩现象，膝关节受累常见，表现为关节疼痛。

5. 肌肉及软组织变化

常表现为皮肤干燥、脱皮和易发生擦伤，劳动后易发生肌肉疼痛；关节韧带因老化而松弛，缺乏弹力，易患肩周炎、颈椎病等。

6. 生殖泌尿器官变化

易出现尿道综合征、尿频、夜尿症、尿痛。发生尿道炎、膀胱炎。由于尿道变短，膀胱张力减弱，也易引起真性压力性尿失禁。

(二) 男性更年期症状表现

男性更年期综合征多发生于 55～60 岁，表现轻重及持续时间长短不一，个体差异也很大，轻者几个月，长者可达数年。约半数人无明显临床症状或症状轻微。主要表现为性欲减退，此外，工作能力及记忆力减退，应变能力降低，出现神经精神症状，如失眠、焦急、忧郁、猜疑等。

三、治疗原则

1. 一般对症治疗

轻者以心理调整和体育锻炼为主，可给予必要的安慰与解释，消除其疑虑。对于失眠、头疼、烦躁者，可给予镇静安眠类药物治疗(如地西泮 2.5～5 mg，每日 2～3 次口服)；或辅以谷维素 20～30 mg，每日 3 次口服；以及多种维生素口服等。血压增高可给降压药，均能减轻症状。

2. 激素替代治疗

这主要用于女性更年期综合征。

3. 药物疗法

药物包括 α_2 受体激动剂、β 肾上腺素能阻断剂、镇静-抗焦虑剂和抗抑郁剂等，患者可根据自身的不同症状表现，在相关医生的指导下选择药物。

4. 中医中药

中医认为，更年期综合征宜补益肝肾、平衡阴阳，可用二仙汤加减。此外，还要应用养心安神类中成药，如柏子养心丸、补心丹、安神丸等。本病虽基本病理在肾，但绝不能忽视脾。只有后天之本脾气旺，才能肾气充。凡脾虚纳呆者，应先健脾胃，或在补肾的同时，佐以健脾醒胃药，以提高治疗效果。

5. 心理疗法

更年期女性心身保健是全社会的任务，应加强社会卫生宣教和保健措施，开设保健咨询门诊，定期查体，积极防治更年期易患的心身疾病，早期诊治心血管疾病、骨质疏松症、内分泌代谢疾病和肿瘤。组织更年期女性自我保健，以降低更年期综合征发生率。

四、预防措施

(1) 保持健康的心态。

(2) 多参加有益身心健康的活动,如打太极拳、练气功、打门球等,可起到预防的效果。

(3) 创造一个良好的家庭和社会气氛。

(4) 饮食应多食富含蛋白质、维生素类的食物,增加钙、磷、锌、镁等无机元素的摄入,食物宜清淡。不宜多盐,因钠盐摄入太多容易引起高血压。

(5) 一般患者步入65岁左右时便可逐渐好转。

五、照护保健

1. 生活照护

(1) 环境:更年期患者免疫力低下,室温以16～24℃最为适宜,夏季可升高到21～32℃。相对湿度以70%左右为好,湿度过高时加强自然通风,湿度过低时要增加湿度。室内空气要新鲜,经常通风换气,使含氧浓度高,减少污染物及尘土。住处应有透明窗户,居室内有合理的采光和照明,使人心情舒畅、精神焕发。墙壁和天花板的色彩要调和,色调要随个人爱好而设计安排。室内要保持安静,减少噪声对机体的不良刺激,居室临街的窗户密封性应好些,最好加上隔音效果较好的双层玻璃和厚窗帘。

(2) 饮食:饮食有节,应多吃富含B族维生素的食物,如小米、麦片、豆类、瘦肉、牛奶、绿叶菜等。这些食物均有保健神经系统,促进消化,镇静安眠等多方面功效;贫血、体质差的更年期女性,多选择一些蛋白质含量高的食物,如鸡蛋、瘦肉、豆类、猪肝等。另外,红枣、桂圆均有健脾、补血、补气的功效,女性更年期应适当多吃。少吃刺激性食物,如酒、浓茶、咖啡、辣椒、胡椒等,吸烟者应当戒烟。

(3) 休息:注意生活调护,劳逸结合。积极参加适当的体育锻炼,增强体质,增强抗病能力。维持适度的性生活,有利于心理、生理健康。

2. 医学护理

(1) 病情观察:观察女性月经的周期、量、色有无异常。

(2) 用药护理:应用雌激素替代治疗时,若出现雌激素水平过高的主观症状,如乳胀、白带多、头痛或水肿等,应暂停药观察。治疗期间若子宫不规则出血,应就医。

(3) 并发症预防与护理:并发症包括骨质疏松、失眠、体重增加,需注意做好护理。

3. 心理疏导

用解释、鼓励、说明等方法以达到减轻症状或清除症状,促使患者恢复健康,使患者了解更年期是一个正常的生理阶段,对健康影响不大,而且这些症状很快就会消失或适应,从而使患者能正确对待疾病。按患者的知识水平,选择适当的内容,使之了解病情,解除顾虑,保持精神愉快,情绪稳定。保持心情舒畅、开朗,克服内向、拘谨、抑郁、多虑等不利心理因素,可以减少发病。

4. 健康教育

(1) 疾病知识教育:加强卫生宣教,使更年期妇女了解保健知识,正确对待更年期综合征,预防更年期综合征的发生。

(2) 指导老年人预防疾病：要注意更年期的营养。总的要求是“三低两高一适”，即低热量、低脂肪、低糖类，高蛋白、高维生素，适当的无机盐类。应当保持情绪稳定，陶冶情操，遇事不烦、不急、不怒，切不可焦虑不安。坚持适当的体育锻炼，可使人精神爽朗，是缩短更年期、减轻各种不适症状的有效措施。在进入中年期后，要根据自己的身体条件，选择合适的运动项目，并做到循序渐进、量力而行和持之以恒。妇女进入更年期后，阴道酸性降低，黏膜变薄，局部抵抗力减弱，容易受细菌、滴虫和真菌感染，所以更应注意阴部清洗卫生。

(3) 指导患者进行自我病情监测：应有充分的思想准备，及时发现更年期的“信号”，并采取必要的治疗措施。对于妇女来说，还应特别注意月经变化，如果经期延长太久、经量太多或停经后又出现阴道流血、白带增多时，应及早请医生检查，以便及早发现更年期宫颈息肉、宫颈癌等常见器质性病变。

思考与训练

问答题

1. 试述糖尿病的危害。
2. 糖尿病的治疗包括哪些方面？患者如何选择治疗方案？
3. 老年人甲状腺功能亢进症的临床表现有哪些？
4. 如何做好对甲状腺功能亢进症患者的照护保健？
5. 血脂异常的危害有哪些？如何预防血脂异常？
6. 试述更年期综合征的临床表现。

案例分析

病历摘要一

刘某，女，43 岁。于 2004 年 5 月开始感疲乏无力，夜间失眠，怕热多汗，食欲亢进，但身体逐渐消瘦。2 周后出现低热，眼球突出，经医院门诊多项检查，诊断为“甲状腺功能亢进症”，予以硫脲类药物治疗，症状逐渐好转。同年 7 月 2 日因家庭纠纷与丈夫争吵后情绪不佳，次日出现恶心、呕吐、烦躁不安、心悸、发热、出汗加重，即来院就诊。

体检：T 39.1℃、P 128 次/分、BP 195/105 mmHg。神志清，急性面容，巩膜无黄染，皮肤黏膜无出血点，浅表淋巴结未触及。眼球突出，颈软，甲状腺Ⅱ度肿大。两肺听诊无异常。心律齐，无病理性杂音。腹软、肝脾未及，下肢无水肿，神经系统检查无异常发现。

思考题：

1. 目前患者可能发生了什么情况？
2. 如何对该患者进行抢救？
3. 对患者的日常护理应注意哪些问题？

病历摘要二

王某，男。因多饮，多尿，血糖升高，尿糖(＋＋＋)，于 33 岁时诊断为尿糖病。长期口服苯乙双胍(降糖灵)2 片/次，每日 3 次，同时皮下注射胰岛素，每天 24U。1 个月前听人介绍练“法轮功”可以不用药物治疗，自行停止用胰岛素及苯乙双胍(降糖灵)。3 天前出现上腹部疼痛，食欲减退、头昏、乏力不适，未做任何处理；今晨始在无明显诱因情况下出现恶心、呕吐、胸闷、心悸、口干、尿少，来院急诊治疗。

体检：T 37.1℃，P 105 次/分，R 23 次/分，BP 130/75 mmHg。神志清、精神萎靡、形体消瘦。皮肤、黏膜无黄染及瘀斑，全身浅表淋巴结未及。颈软，甲状腺无肿大。两肺听诊无异常。心律齐，无病理性杂音。腹软，中上腹部有轻度压痛，肝脾未及。两下肢无异常，神经系统检查无异常发现。

实验室检查：血糖 21 mmol/L、尿糖（+++）、血酮 1.96 mmol/L、二氧化碳结合力 10 mmol/L、血 pH 7.28、氧分压 9.9 kPa、二氧化碳分压 18.5 kPa、血白细胞 12.7×10^9/L。

思考题：

1. 该患者目前可能发生了什么情况？怎样配合治疗？
2. 如何对该患者进行健康教育？

学习情境五　泌尿系统常见病的预防与照护

学习目标

知识目标

1. 了解泌尿系统老年常见病的病因、临床表现。
2. 掌握泌尿系统老年常见病的预防与照护保健知识。
3. 掌握老年人少尿、尿潴留的正确辨别、判断及急救护理。
4. 了解泌尿系统常见病的治疗原则，正确指导患病老年人用药。

能力目标

1. 能够做好预防老年泌尿系统常见病的工作。
2. 能够对患有泌尿系统常见病的老年人制订完善的照护计划。
3. 能够根据病情选择合理的护理技术并正确实施。
4. 能够对老年人进行泌尿系统常见病的健康教育。
5. 具有关爱、尊重患病老人的职业素养和团队协作精神。

概述

泌尿系统由肾、输尿管、膀胱及尿道等器官组成。其中肾是人体重要的生命器官，其主要功能是生成尿液，以排泄代谢产物及调节水、电解质和酸碱平衡，维持机体内环境的稳定。此外，肾还具有重要的内分泌功能。

泌尿系统的疾病近年来逐渐增多。根据流行病学资料显示全球终末期肾脏病(ESRD)人数持续增加。其发病机制涉及免疫、肿瘤、炎症、细胞毒损伤以及其他途径的损伤。肾疾病最终发展为肾功能丧失，发展为终末期肾疾病(需要肾替代治疗的肾衰竭)。

泌尿系统疾病经常会引起各种综合征，如肾病综合征、慢性肾衰竭等。治疗原则包括去除诱因，一般治疗，抑制免疫及炎症反应，防治并发症，延缓肾脏疾病进展，肾替代治疗。

老年人随着年龄的增长，泌尿系统衰老性变化主要表现为肾和膀胱的组织形态改变和功能的减退，使肾功能减退，容易发生肾衰竭，严重影响老年人的身体健康。

子情境一　老年人泌尿系统感染的预防与照护

情境导入

患者，女性，58岁。

主诉：尿频、尿急、尿痛伴发热3天。

现病史：3天前着凉后出现尿频，夜尿7～8次，尿急、尿痛，无肉眼血尿，伴发热，体温自测最高达38.7℃，腰腹疼痛，全身乏力，食欲不振。自服"左氧氟沙星片"症状略好转。

既往史：体健，无肾疾病史。否认药物过敏史。

体格检查：T 38.3℃，P 90次/分，R 18次/分，BP 130/80 mmHg。

神志清楚，发育正常，精神不振，双肺呼吸音清，双肺未闻及干、湿啰音，心律齐，心率90次/分，腹软，上下输尿管区压痛阳性，肋脊点、肋腰点压痛阳性，双肾区叩击痛阳性，肝脾未及，肠鸣音正常，移动性浊音阴性，两下肢无水肿。

尿常规：白细胞+++、隐血+－、蛋白+－。镜下：白细胞满视野，脓细胞5～10个，红细胞4～5个。

任务：1. 对该患者制订完善的照护计划。

2. 对该患者及家属做健康教育。

任务描述

泌尿系统感染也称尿路感染，简称尿感。多见于育龄期妇女、老年人、免疫力低下及尿路畸形者。女性的发病率明显高于男性，60岁以上女性尿感发生率高达10%～12%，多为无症状性细菌尿。除非存在易感因素，成年男性极少发生尿路感染。50岁以后男性因前列腺肥大发生率增高，尿感发生率也相应增高，约为7%。如未及时治疗或治疗不当，可出现肾乳头坏死、肾周围脓肿等并发症，影响老年人的身体健康。因此尿路感染的预防与照护工作非常重要。做好对尿路感染老人的照护工作，了解发病因素，掌握临床表现，熟悉治疗方案及预后转归，能够对该病患者制订合理的照护方案，并能够开展预防该疾病的健康教育等。

任务实施

1. 按每5人为一小组对全班同学进行分组。
2. 以小组为单位对案例进行讨论分析。
3. 各小组汇报、分享讨论结果。

任务总结

1. 教师对各小组讨论分析结果进行点评。
2. 教师对任务描述中的知识进行分析总结。

知识链接

尿路感染是指各种病原微生物在尿路中生长、繁殖而引起的尿路感染性疾病。根据感染发生的部位可分为上尿路感染和下尿路感染，前者系指肾盂肾炎，后者主要指膀胱炎。肾盂肾炎和膀胱炎又有急性和慢性之分。

一、发病原因

老年人尿路感染很常见。60 岁以上的老年人发病率高达 10%，明显高于青壮年，老年人泌尿系统感染的易感性是多种因素相互作用的结果。

1. 致病菌

多数细菌都可以引起肾盂肾炎，但以大肠埃希菌最为多见，约占 60%～80%，其次是亚利桑那沙门菌、变形杆菌、葡萄球菌、铜绿假单胞菌等，偶见厌氧菌、真菌、病毒和原虫感染。有尿路器械检查史或长期留置导尿管的患者常发生铜绿假单胞菌、葡萄球菌感染；糖尿病或免疫力低下者常伴发尿路真菌感染；尿路结石者常见变形杆菌感染，而金黄色葡萄球菌则常见于血源性感染。

2. 感染途径

上行性感染为最多见，男性尿道 3～4 cm 处和女性尿道口附近 1～2 cm 处，都有细菌存在，当机体抵抗力下降或入侵细菌的毒力增加或尿道黏膜损伤时，这些细菌可以上行侵入膀胱，也可以随尿道手术或器械操作带入膀胱引起膀胱炎。当有下尿路梗阻或膀胱功能紊乱，输尿管口闭合不全时，尿液可自膀胱反流，细菌随之进入输尿管和肾盂引起肾盂肾炎。另外可经淋巴系统感染、血行感染或直接感染，但都非常少见。

3. 易感因素

(1) 老年人发生尿流不畅、尿路梗阻者比青壮年人多，如尿路结石、尿道狭窄或异物、肿瘤、前列腺肥大、前列腺癌、膀胱癌、排尿功能紊乱等，均多见于老年人。

(2) 正常男性前列腺液有抗菌作用。老年人前列腺液分泌减少或前列腺切除，降低了尿道抗菌能力。女性更年期后，尿道黏膜发生退行性变，免疫球蛋白及有机酸分泌减少，局部抗菌能力降低，以及老年阴道炎、子宫颈炎都是尿路感染因素。

(3) 老年人机体免疫低下，常患糖尿病、高血压、动脉硬化、脑血管疾病、心功能不全等疾病或长期卧床、长期使用免疫抑制剂等均为促进感染的发生和发展的因素。

(4) 老年人因泌尿系统疾病或生殖系统疾病进行导尿、膀胱镜检查、尿道手术、留置尿管等操作较多，容易造成局部损伤而诱发感染，如消毒不严格，反复导尿或导尿管留置过久，细菌则更容易侵入。

(5) 老年人多见神经源性膀胱，支配膀胱的神经功能障碍，如脊髓损伤、糖尿病、多发性硬化等疾病，因长时间的尿液潴留和(或)应用导尿管引流尿液导致感染。

(6) 泌尿系统结构异常，如肾发育不良、肾盂及输尿管畸形、移植肾、多囊肾等，也是尿路感染的易感因素。

(7) 遗传因素，由于遗传而致尿路黏膜局部防御尿感的能力降低，可使尿路感染发生的危险性增加。

二、临床表现

(一) 肾盂肾炎

1. 急性肾盂肾炎

发病快,畏寒发热,体温多在38～39.5℃,疲乏无力、恶心、呕吐、腰部酸疼、肾区压痛或叩击痛、膀胱区压痛;上行感染的急性肾盂肾炎,开始时即有膀胱刺激症状,如尿频、尿急和尿痛。

2. 慢性肾盂肾炎

慢性肾盂肾炎指肾盂肾炎病程超过半年的。大多数由急性肾盂肾炎发展而来,其表现复杂多样,多不典型,常有以下5种类型。

(1) 复发型：反复发生尿路刺激症状,伴有菌尿;全身表现相对较轻,症状类似于急性肾盂肾炎。

(2) 低热型：主要表现为长期低热,可伴乏力、腰酸、食欲降低、体重下降等。

(3) 血尿型：主要表现为镜下或肉眼血尿,发作时伴腰酸、腰痛和尿路刺激症状。

(4) 隐匿型：又称无症状性菌尿,即仅有尿液的改变,尿细菌培养可呈阳性,但无尿路感染的症状。

(5) 高血压型：病程中出现高血压,偶尔会发展为急进性高血压,常伴头晕、头痛、贫血和间歇性菌尿,无明显的蛋白尿和水肿等。

(二) 膀胱炎

急性膀胱炎往往突然发病,尿频、尿急,排尿烧灼感,下腹痛,偶有血尿,膀胱区有轻度压痛。少数有发热,但体温常不超过38℃。单纯的急性膀胱炎无全身症状。慢性膀胱炎的症状与急性膀胱炎相同,但较轻。

实验室检查：尿常规有蛋白、白细胞或脓细胞,尿培养细菌计数$>10^5$/mL,有肾功能不全者,血肌酐及尿素氮升高,二氧化碳结合力降低,电解质紊乱。

三、治疗原则

老年人尿路感染的症状可能很轻微,但有时后果极其严重,因此必须尽力治疗。急性尿路感染治疗原则为去除诱因,控制症状,消灭病原菌,保护肾功能和预防复发。患者宜卧床休息,多饮水,口服碳酸氢钠碱化尿液,以减轻尿路刺激症状。抗生素的应用应根据泌尿系统感染最常见的细菌对各种抗生素敏感程度而酌情选用。尽可能选择不易产生毒副作用的药物。急性期可先用磺胺类或氟喹诺酮类、呋喃坦啶,用药3～5天无效,再根据细菌药物敏感试验改用其他药物。重症可选青霉素类、氨基糖苷类或头孢菌素类等。症状消失约3～7天,即可停药观察,每周复查尿常规及尿细菌1次,共2～3周,若均为阴性,即为临床治愈。慢性尿路感染比较顽固,需长时间治疗,病菌容易产生耐药性,因此常选用3～4种细菌敏感抗生素轮替应用。同时积极寻找和治疗诱发因素,提高患者的抵抗力。

患者治疗期间要多饮水和口服碳酸氢钠碱化尿液，以减轻尿路刺激症状。

老年人都有肾功能减退，应用肾毒性抗生素须特别注意，在治疗过程中应经常检查尿常规及血尿素氮和肌酐，了解肾功能的变化。

四、预防措施

(1) 加强卫生知识宣传，了解泌尿系统感染的基本知识，养成良好的卫生习惯，勤换内裤、勤洗外阴，使致病菌不能潜伏在外阴部，减少疾病的发生。

(2) 适当休息，避免劳累，增加机体抵抗力。

(3) 加强营养，饮食宜清淡易消化，给予充足的热量、蛋白、维生素，忌辛辣燥腻，多饮水，勤排尿。坚持每天多饮水，每 2～3 h 排尿 1 次，以冲洗膀胱和尿道，防止细菌在尿路逆行及繁殖。

(4) 加强体育锻炼，增强患者的身体素质和抵抗力。可以做气功保健等。

(5) 尽量避免尿路器械的使用，必须应用时，严格无菌操作。

(6) 如必须留置导尿管，前 3 天给予抗生素可延迟尿感的发生。

(7) 消除易感因素，对有尿道结石、畸形或尿液反流等的情况，应积极治疗，去除诱因。积极防治全身性疾病，如糖尿病、重症肝病等。发现有感染迹象应及早处理，不使感染扩散、恶化，合理使用抗生素，以防止菌群失调，减少泌尿系统感染复发。老年易感人群，若有乏力、食欲不振、腰酸、侧腹和(或)小腹痛、发热等症状应及时做检查，以早期诊断治疗。

五、照护保健

1. 生活照护

(1) 环境：为患者提供一个安静、舒适的休息环境。

(2) 饮食：给予足够的热量、蛋白、维生素，饮食应清淡易消化。同时多喝水以增加尿量，每日饮水量应超过 2 000 mL，督促每 2 h 排尿 1 次，达到冲洗膀胱，加速细菌、毒素和炎性分泌物的排出，减轻尿路刺激征等目的。

(3) 休息：急性患者应卧床休息。慢性患者应避免劳累，注意劳逸结合，保证充足的休息和睡眠。

2. 医学护理

(1) 病情观察：密切观察体温、尿液性状的变化及肾区局部和尿路刺激症状的程度，慢性患者注意肾功能情况。

(2) 对症护理。

① 高热：高热患者可采用物理降温或遵医嘱应用退热药。注意补充水分，同时做好口腔护理。

② 肾区疼痛：采用屈曲位卧床休息，尽量不要站立或坐位以及弯腰，以减轻对肾包膜的牵拉。

③ 尿路刺激征：除多饮水外，可用 1∶5 000 高锰酸钾液坐浴，口服碳酸氢钠片碱化尿液

或用解痉药物等方法缓解排尿不适等症状。此外，让患者多从事自己感兴趣的活动，如阅读、看电视、听音乐等，以分散患者的注意力，也有利于尿路刺激症状的缓解。

(3) 用药护理：常用抗菌药物的不良反应及注意问题。

① 磺胺类服用后可引起恶心、呕吐、食欲不振等消化道反应，宜饭后服用。服药后易产生尿路结晶，应多饮水，并同时服用碳酸氢钠，以增强疗效，减少磺胺结晶的形成。长期用药者可并发末梢神经炎，出现肢端麻木、反射减退等。

② 氟喹诺酮类服用后可引起轻度消化道反应、皮肤瘙痒等。

③ 氨基糖苷类抗生素对肾和听神经均有毒性作用，可引起耳鸣、听力下降，甚至耳聋以及过敏反应等。老年人慎用。

④ 青霉素类要先皮试及观察有无过敏反应等。头孢菌素类注意用药的选择及观察其不良反应。

(4) 并发症预防与护理：

① 指导患者遵医嘱积极治疗急性肾盂肾炎，防止发展为慢性肾盂肾炎，并根据肾功能情况，积极采取保护措施。当慢性肾盂肾炎炎症广泛损害肾实质时，可因肾缺血而出现高血压，并影响肾功能，最终发展为尿毒症。

② 密切观察腰痛的性质、部位、程度及有无伴随症状。急性肾盂肾炎患者若高热等全身症状加重或持续不缓解且出现腰痛加剧等，应考虑可能出现肾周围脓肿、肾乳头坏死等并发症，并及时通知医生处理。

③ 定期复查尿常规和细菌培养，出现症状立即就医。

3. 心理疏导

患者因对疾病认识不足和尿频、尿急、尿痛等不适，易出现紧张、焦虑不安等情绪，应对此表示理解，承认患者的感受，耐心向患者解释病情及预防、治疗等相关知识，对患者要关心、体贴。指导患者从事一些感兴趣的活动，如听轻音乐、欣赏小说或看电视，和朋友聊天等，以分散患者对自身不适的注意力，减轻患者的焦虑，缓解症状。消除其影响治疗的心理因素，使之积极配合治疗。

4. 健康教育

(1) 疾病知识教育：了解尿路感染的症状体征，出现问题及时就医。急性肾盂肾炎如果及时治疗，90%可以治愈。必须纠正尿路梗阻、畸形等易感因素，否则很难治愈，且可演变为慢性肾盂肾炎，甚至发展为慢性肾衰竭。

(2) 指导老年人预防疾病：保持规律生活，避免劳累，加强营养，提高机体抵抗力。坚持体育运动，增加机体免疫力；多饮水、勤排尿是预防尿路感染最简便而有效的措施；注意个人卫生，尤其是会阴部及肛周皮肤的清洁，教会患者正确清洁外阴部的方法。不穿紧身裤，局部有炎症时要及时治疗。

(3) 指导患者进行自我病情监测：嘱患者按时、按量、按疗程服药，勿随意停药，并按医嘱定期随访。教会患者识别尿路感染的临床表现，一旦发生尽快诊治。

子情境二　前列腺增生症的预防与照护

情境导入

患者，男性，71岁。

主诉：尿频、夜尿增多5年余，排尿困难3天。

现病史：5年前无明显诱因逐渐出现尿频，以夜尿增多明显，5～6次/晚。无尿急、尿痛、肉眼血尿，未予诊治。3天前感冒后出现排尿困难，排尿迟缓、断续、尿细而无力、射程短、终末滴沥和排尿时间延长，排尿后常有尿不尽感。近3天症状逐渐加重。

既往史：体健，无肾疾病史及尿路感染病史，否认药物过敏史。

体格检查：T 36.2℃，P 70次/分，R 16次/分，BP 130/80 mmHg。

神志清楚，发育正常，精神不振，双肺呼吸音清，双肺未闻及干、湿啰音，心律齐，心率70次/分，腹软，无压痛、无反跳痛及肌紧张，肝脾未及，肠鸣音正常，移动性浊音阴性，两下肢无水肿。

B超：前列腺增生肥大。

直肠指诊：触到增大的前列腺，表面光滑、质韧、有弹性，中间沟消失。

任务：1. 对该患者制订完善的照护计划。

2. 对该患者及家属做健康教育。

任务描述

良性前列腺增生简称前列腺增生，又称良性前列腺肥大，是引起老年男性排尿障碍原因中最为常见的一种疾病。多数国家统计其发生的概率与年龄成正相关，60岁以上男性前列腺增生发病率超过50%，80岁时几乎达90%。随着我国人民生活水平提高和卫生保健工作的进步，老年人口增加，前列腺增生患者也逐渐增多。严重时可出现尿潴留，容易继发感染和结石，最终引起肾积水和肾功能损害。因此对前列腺增生的老年患者的预防与照护工作就尤为重要。了解发病因素，掌握临床表现，熟悉治疗方案及预后转归，能够对该病患者制订合理的照护方案，并能够开展预防该疾病的健康教育等。

任务实施

1. 按每5人为一小组对全班同学进行分组。
2. 以小组为单位对案例进行讨论分析。
3. 各小组汇报、分享讨论结果。

任务总结

1. 教师对各小组讨论分析结果进行点评。
2. 教师对任务描述中的知识进行分析总结。

知识链接

前列腺增生是老年男性的常见疾病之一，是前列腺细胞增生导致泌尿系统梗阻而出现的一系列临床表现及病理生理改变，是引起老年男性排尿障碍原因中最为常见的一种良性疾病。

一、发病原因

1. 性激素平衡失调

老年人体内性激素平衡失调是引起前列腺肥大的重要原因，可直接导致前列腺腺体的内层部分(雌性部分)增生。

2. 性生活过度

平素性生活过度使前列腺组织长期处于充血状态，40岁以后前列腺腺体即可逐渐增生并加重。

3. 饮食因素

嗜食辛辣肥甘、醇酒厚味等刺激之品，可引起前列腺瘀血，纤维肌组织增生。

4. 其他因素

盆腔炎症、动脉粥样硬化等，可使盆腔充血，进一步引起前列腺腺体充血，日久难以回复而发生肥大、增生。

二、临床表现

前列腺增生症的主要危害是尿道梗阻，早期因膀胱代偿，可无临床症状，随着病理过程的演进，梗阻加重，临床可表现为尿频，排尿次数增加，为早期或常见的症状，而且逐渐加重，尤以夜尿次数增加为多；排尿困难是最重要的症状，表现为患者有尿意时，不能及时排出，一般须等候片刻后逐渐用力才能排出，可进一步发展为尿线无力、射程不远、尿流变细，最终可有尿流不成线而呈点滴状等症状；急性尿潴留，多在受寒、上呼吸道感染以及憋尿过久的情况下发生，表现为患者突然不能排尿，膀胱高度膨胀而致痛苦异常；尿失禁，由于膀胱内大量尿液积存，随着膀胱压力增加而自行溢出，有时夜间睡熟时，可发生遗尿。

三、治疗原则

1. 一般治疗

鼓励患者适当活动，增强体质，生活规律化；避免受凉、劳累、忍尿、大量饮酒及过度性生活等。

2. 抗感染治疗

有尿路感染者，表现为尿频、尿急、尿痛，可应用抗生素，如口服复方新诺明或诺氟沙星(氟哌酸)。

3. 药物治疗

未引起明显梗阻者一般无须处理，可观察等待。梗阻较轻或不能耐受手术者可采用药物治疗。对初期病例有一定效果，可暂缓症状，但需长期服药。

4. 针灸疗法

针灸治疗前列腺肥大也有较好疗效，取穴位关元、气海、曲骨、三阴交，强刺激，不留针。

5. 手术治疗

当临床症状逐渐加重，保守治疗无效，每况愈下，屡发急性尿潴留、肉眼血尿、泌尿系统感染，且并发结石、膀胱憩室、上尿路积水及肾功能减退时，均应考虑前列腺切除术。

6. 其他疗法

其他疗法包括激光治疗，经尿道球囊高压扩张术，前列腺尿道网状支架，经尿道热疗，体外高强度聚焦超声等。适用于不能耐受手术的患者。

四、预防措施

(1) 经常进行体育锻炼极为重要。通过参加体育锻炼，如跑步、打球、做操、游泳、打太极拳等，可以促进机体新陈代谢和血液循环，改善前列腺局部的血液循环，减轻前列腺的瘀血；有利于保护睾丸功能，延缓睾丸功能的衰退；增强机体抗病能力，减少与前列腺肥大有关的尿道炎、膀胱炎及前列腺炎的发病机会。

(2) 戒烟酒，尤其是不要长期饮酒和酗酒。

(3) 多饮水，勤排尿，多摄入粗纤维食物，不吃辛辣等刺激性较强的食物，以防便秘。

(4) 预防各种感染，加强个人卫生，特别注重会阴部的清洁卫生。

(5) 前列腺增生患者既往虽无明显排尿困难史，生活方面亦应注意及时排尿，避免膀胱过度充盈，同时防止疲劳、受凉，注意保暖。

(6) 前列腺肥大一般在40～50岁开始，早期可无症状，出现症状多在55～60岁以后。由于本病病因不明，早期护理主要目的是使发病患者群认识到前列腺肥大是50岁以上的男性常见病，了解早期临床症状，如尿频，夜尿次数增多，排尿踌躇，排尿时间延长，尿线细而无力，尿线滴沥等尿道梗阻加重表现，使患者能在早期症状时接受诊断和治疗。

五、照护保健

1. 生活照护

(1) 环境：生活规律，心情愉快，环境干净整洁。

(2) 饮食：饮食规律、适量，多进高蛋白及蔬菜类饮食、水果，少食胀气、油脂类食物，戒烟酒。避免辛辣、烈酒等刺激性食物。多食高纤维食物，保持大便通畅，定时排便。

(3) 休息：睡眠充足，适量活动，避免劳累。

2. 医学护理

(1) 病情观察：监测生命体征、意识状态、尿量的变化。重点观察老年人和久病体弱者的病情变化。注意排尿困难程度及夜尿次数，有无尿潴留情况，有无血尿及尿路刺激症状，是否有定时排尿或憋尿的习惯，有无并发疝、痔、脱肛等情况。

(2) 对症护理：前列腺术后尿失禁者应训练定时排尿，经常进行盆底肌群锻炼，每天2～3次，每次10 min左右。由于这些功能性锻炼简便易行，不受条件限制，坚持3～6个月，可能自愈。对于长期不愈者，应当到医院进一步诊治。前列腺术后出现排尿困难，有的是发生于膀胱颈部梗阻或瘢痕形成者，可行膀胱颈部切开；但有少数出现排尿困难，可能由于括约肌逼尿功能协同失调，膀胱逼尿肌无力或残留尿液等，应到医院进一步检查，仔细寻找可能发生的原因，便于相应处理。大便干燥者遵医嘱用缓泻剂或开塞露通便。

(3) 用药护理：督促患者按时服药，注意观察药物疗效和毒副作用。α受体阻滞剂药物副作用多较轻微，主要有头晕、鼻塞、直立性低血压等。

(4) 保持尿液排出通畅：观察排尿情况，注意排尿次数和特点，特别是夜尿次数。为保证患者的休息和减轻焦虑的心情，可遵医嘱给予镇静安眠药物；避免急性尿潴留的发生，鼓励患者多饮水、勤排尿，多摄入粗纤维食物，忌饮酒及辛辣食物，以防便秘；及时引流尿液，对残余尿量多或有尿潴留致肾功能不全者，及时留置导尿引流尿液，改善膀胱逼尿肌和肾功能，做好留置导尿管或耻骨上膀胱造瘘患者的护理；避免膀胱内血块形成，保证足够尿量，做好膀胱冲洗护理。

(5) 并发症预防与护理：前列腺增生合并感染或结石时，可出现明显尿急、尿频、尿痛症状。增生腺体表面黏膜较大的血管破裂时，可发生不同程度的无痛性肉眼血尿。梗阻引起严重肾积水、肾功能损害时，可出现慢性肾功能不全，如食欲减退、恶心、呕吐、贫血、乏力等症状。长期排尿困难导致腹压增高，还可引起腹股沟疝、内痔和脱肛等。前列腺术后患者可出现尿频、尿失禁、出血等并发症。观察患者病情，出现上述并发症，应立即就医，进行对症治疗护理。

3. 心理疏导

前列腺增生是一种症状进行性逐渐加重的疾病。尿频，特别是夜尿次数的增多将严重影响患者的休息与睡眠；排尿困难，甚至尿潴留、血尿等症状可造成患者肉体上的痛苦及较大的精神压力；留置尿管又给患者带来很大的生活不便。患者多希望能尽快得到治疗及得到更多的照顾，帮助其解决治疗前后生理及心理的问题。因此，应了解患者及家属对拟采取的治疗方法和治疗及可能导致并发症的认知程度、家庭经济承受能力，以提供相应的心理支持。

4. 健康教育

(1) 疾病知识教育：了解前列腺增生的症状体征，出现问题及时就医。

(2) 指导老年人预防疾病：平时多饮水、勤排尿，避免因受凉、劳累、饮酒、便秘而引起的急性尿潴留。平素可经常有意识地锻炼提肛肌，有助于尿道括约肌功能的恢复。

(3) 指导患者进行自我病情监测：注意排尿形态是否正常，排尿是否通畅、能否控制。定期进行尿液检查、肾功能检查及膀胱残余尿量检查。有下列情况应及时就诊：尿颜色异常、尿线变细、排尿费力、尿潴留等。

子情境三　慢性肾衰竭的预防与照护

情境导入

患者，男性，66岁。

主诉：双下肢浮肿、多尿、夜尿增多7年，加重伴恶心、乏力、食欲不振1月。

现病史：7年前无明显诱因逐渐出现多尿，以夜尿增多明显，5～6次/晚。伴乏力、气短、轻度贫血，确诊为糖尿病肾病。近1月上述症状加重，伴恶心、食欲不振、腹泻稀便，每日3次，颜面及下肢浮肿。

既往史：糖尿病20余年，糖尿病肾病7年，否认药物过敏史。

体格检查：T 36.2℃，P 80次/分，R 18次/分，BP 130/80 mmHg。

神志清楚，发育正常，精神不振，面色萎黄，贫血貌，双肺呼吸音清，双肺未闻及干、湿啰音，心律齐，心率80次/分，腹软，无压痛、无反跳痛及肌紧张，肝脾未及，肠鸣音正常，移动性浊音阴性，颜面及双下肢水肿。

实验室检查：肾功能(肾小球滤过率) 18 mL/min、血清肌酐589 μmol/L。

尿常规：尿蛋白＋＋＋。

血常规：RBC 1.5×10^{12}/L，HGB 62 g/L。

任务：1. 对该患者制订完善的照护计划。

2. 对该患者及家属做健康教育。

任务描述

慢性肾衰竭简称肾衰，是常见的临床综合征。慢性肾疾病的防治已经成为世界各国所面临的重要公共卫生问题之一，据有关发达国家统计，近30年来慢性肾病的患病率有上升趋势，美国成人慢性肾病的患病率已高达10.9%，慢性肾衰的患病率为7.6%，据我国部分报道，慢性肾疾病的患病率约为8%～10%，是人类生存的重要威胁之一。因此对慢性肾衰竭的老年患者的预防与照护工作就非常重要。做好对慢性肾衰竭老人的照护工作，了解发病因素，掌握临床表现，熟悉治疗方案及预后转归，能够对该病患者制订合理的照护方案，并能够开展预防该疾病的健康教育等。

任务实施

1. 按每5人为一小组对全班同学进行分组。
2. 以小组为单位对案例进行讨论分析。
3. 各小组汇报、分享讨论结果。

任务总结

1. 教师对各小组讨论分析结果进行点评。
2. 教师对任务描述中的知识进行分析总结。

知识链接

慢性肾衰竭又称慢性肾功能不全，是在各种肾疾病的基础上，病情不断发展，缓慢出现肾小球滤过率下降，肾功能进行性减退，最终以代谢产物潴留，水、电解质和酸碱平衡紊乱为主要表现的一组临床综合征。

一、发病原因

1. 原发性肾疾病

原发性肾疾病包括慢性或急进性肾小球肾炎、慢性肾盂肾炎、小管间质性肾病、遗传性肾炎、肾结核、多囊肾等。

2. 继发性肾病变

继发性肾病变包括系统性红斑狼疮性肾炎、糖尿病肾病、高血压肾小动脉硬化症、痛风、各种药物和重金属所致的肾病。

3. 尿路梗阻性肾病

尿路梗阻性肾病包括尿路结石、前列腺肥大、神经源性膀胱等。

我国以慢性肾小球肾炎引起者最为常见，其次为梗阻性肾病、糖尿病肾病、系统性红斑狼疮性肾炎、高血压肾病、多囊肾等。但有些患者起病隐匿，不能确定其明确病因。

二、分期

根据肾小球滤过功能降低的程度和临床表现，将慢性肾衰竭分为：

1. 肾功能代偿期（肾储备功能减退期）

肾小球滤过率（GFR）降低，为 50～80 mL/min，血清肌酐（Scr）133～177 μmol/L，临床无肾衰竭的症状。

2. 肾功能失代偿期（氮质血症期）

GFR 降至 20～50 mL/min 时，Scr 186～442 μmol/L，临床出现乏力、轻度消化道症状、贫血、多尿和夜尿增多。

3. 肾功能衰竭期

此时 GFR 10～20 mL/min，Scr 451～707 μmol/L，临床出现贫血较明显，夜尿增多，水、电解质紊乱，并可有轻度胃肠道、心血管和中枢神经系统症状。

4. 尿毒症期

GFR$<$10 mL/min，Scr$\geqslant$707 μmol/L，为肾衰晚期，肾衰的临床表现和血生化异常已十分显著。

三、临床表现

目前认为肾功能不全的症状与多种物质代谢失调有关。根据临床表现，常将其分为尿毒症前期（氮质血症期）和尿毒症期。

（一）尿毒症前期

患者已有明显氮质潴留，临床上除了原发疾病的表现外，常有代偿性多尿、夜尿现象，并有乏力、头痛、食欲不振等症状。

（二）尿毒症期

其临床表现根据发病机制可分为两大类：

1. 氮质代谢产物潴留产生的表现

由于尿素、胍类、酚类、甲基尿素等氮质代谢产物潴留所产生的症状有以下几种。

(1) 一般表现：面色苍白、晦暗、消瘦，呈营养不良状态。

(2) 皮肤表现：皮肤干燥，弹性差；皮肤瘙痒，常有搔抓伤痕；色素沉着；紫癜。

(3) 精神神经系统表现：早期有疲乏、头痛、记忆力减退、严重失眠、烦躁不安、感觉障碍、双足及小腿灼痛、有时肌肉痉挛；晚期精神恍惚、表情淡漠、嗜睡、惊厥，甚至昏迷；瞳孔常缩小，但在并发颅内压增高或临终前则多散大。

(4) 胃肠道表现：早期以口干、厌食及便秘为多见，以后出现恶心、呕吐。由于尿素在肠道及口腔被细菌等分解为碳酸铵和氨的刺激而引起舌炎、口炎、腹痛、腹泻及呃逆等症状。

(5) 心血管系统表现：可出现高血压、心律失常、冠心病、心肌病、心功能不全等表现。晚期因尿素刺激心包，可出现心前区疼痛和心包摩擦音等心包炎征象。

(6) 造血系统表现：早期即可出现贫血，随病情进展而逐渐加重。晚期常有鼻出血、皮肤瘀斑及胃肠道出血等症状。

(7) 呼吸系统表现：患者呼气有氨味。酸中毒时呼吸深而长。由于尿素等代谢产物的潴留可引起尿毒性支气管炎、肺炎和胸膜炎，而产生相应的临床症状和体征。

(8) 运动系统表现：尿毒症晚期有肌病，表现为严重肌无力，以近心端肌肉受累为常见。可有举臂或起立困难，企鹅样步态等表现。患者有骨痛、自发性骨折、关节炎和关节周围炎，以及肌腱断裂等改变。肾性骨营养不良极其常见，包括肾性佝偻病、肾性骨软化症、骨质疏松、骨硬化等。

2. 水、电解质及酸碱平衡失调的表现

(1) 水代谢紊乱：由于代偿性利尿或呕吐、腹泻等常引起失水，严重时使肾血流量减少，肾小球滤过率降低而尿量减少，甚至尿闭。这时可加剧氮质潴留而使尿毒症恶化。此外，由于肾脏对水的调节功能减退，如静脉补液过量常可引起水肿，严重时可出现肺水肿及脑水肿的表现。

(2) 钠、氯代谢紊乱：患者由于呕吐、腹泻、进低盐饮食及肾小管对钠重吸收减少等均可引起血钠降低。钠的丢失常伴有氯的丧失，因此出现低钠、低氯血症。表现疲乏、厌食、恶心、呕吐、表情淡漠、惊厥、昏迷等。

(3) 钾代谢紊乱：多尿期可发生低血钾症，有呕吐、腹泻或钾摄入不足时更易发生。疾病的晚期，由于组织破坏释放的钾进入血液；酸中毒时，钾离子自细胞内向细胞外转移，以及少尿时肾排钾功能减退等，常导致高血钾症。高血钾时出现嗜睡、心动过缓、心律不齐，并随时有引起心脏停搏的危险，应提高警惕。

(4) 钙、磷、镁代谢紊乱：肾功能不全时尿磷排出减少，使血磷升高。过多的磷与钙结合成磷酸钙，同时因分解代谢增强产生大量硫酸根，亦与钙结合从肠道排出，以致肠道钙吸收减少，而血钙降低。甲状旁腺受低血钙、高血磷的刺激，发生继发性功能亢进，常引起骨质脱钙，而有骨骼疼痛。但因低血钙引起搐搦却不常见，是由于酸中毒使血浆中钙的离子化比例较高，游离钙的浓度可能接近正常水平之故。但若在纠正酸中毒的同时不注意补充钙剂，则常出现手足搐搦或肌肉痉挛。肾功能不全晚期，由于酸中毒和组织破坏，使镁离子由细胞内逸出，而肾脏排镁功能又低下，易导致高镁血症，严重时可引起神经系统的抑制现象。

(5) 代谢性酸中毒：肾功能不全时，由于酸性代谢产物及氢离子不易排出体外，肾小管上皮细胞泌氨减少，钠和碳酸氢根离子重吸收障碍，因而引起代谢性酸中毒。临床表现除恶心、呕吐、嗜睡外，患者呼吸深而长，血浆二氧化碳结合力明显降低。

此外，慢性肾功能不全患者的机体抵抗力降低，易并发肺部、泌尿系统等感染，因而出现急性感染的临床表现，使病情加重。

(6) 蛋白质、碳水化合物、脂肪代谢紊乱：在明显慢性肾衰竭患者中，氮质平衡常呈负平衡。许多尿毒症者血中必需氨基酸水平较低，某些非必需氨基酸则偏高。空腹血糖正常或偏低，但糖耐量常有减退，组织对胰岛素的敏感性降低，但血浆胰岛素水平往往不低，不少情况反而过高。在肾功能毁坏到晚期，不少曾有过高血糖的患者血糖反而下降，这可能是因为胰岛素在肾被降解减少之故。血三酰甘油水平在明显慢性肾衰时常升高，极低及低密度脂蛋白也增多。

(7) 免疫功能障碍：大多数尿毒症患者外周血淋巴细胞数减少，体外淋巴细胞对各种刺激，例如自主神经激素反应下降。多种淋巴细胞亚型分布和功能变化，B淋巴细胞系统对刺激反应差，常有免疫球蛋白产生不足等。所以患者机体抵抗力降低，易并发肺部、泌尿系统感染。

四、治疗原则

慢性肾功能不全虽然是肾病变的晚期表现，但经过适当治疗，特别是近年开展透析疗法与肾移植以来，预后大为改观，使患者的生命得以延长。

1. 病因治疗

针对引起尿毒症的病因和诱发因素进行相应的处理，如预防和控制感染，给予足够的水分和必要的电解质，解除尿路梗阻等。控制感染在选用抗菌药物时，应尽量避免使用具有肾毒性的药物，如磺胺类药、链霉素、新霉素、多黏菌素B、庆大霉素、卡那霉素、头孢菌素等。如果病情确实需要，一般需根据肾损害程度减少用药剂量或延长用药间隔时间。

2. 维持氮平衡，减少氮质血症

(1) 饮食：采用低蛋白但质量高含足够热量的饮食。每天蛋白质摄入量应少于35 g，最好能根据肌酐清除率来确定。肌酐清除率小于5 mL/min者，每天蛋白质摄入量控制在18～20 g；在5～10 mL/min者，每天摄入20～25 g；大于10 mL/min者，每天摄入25～35 g。高质量蛋白质是指必需氨基酸含量与比例最接近人体需要的蛋白质。以禽蛋及乳类为主，辅以肉类、鱼类，主食最好采用麦淀粉（面粉抽提去蛋白质即麦胶面的制品，其蛋白质含量为0.3%，每50 g为731.5 kJ即175 kcal），尽量少用米面食，以减少非必需氨基酸的摄入。每日热量要足够，一般每天146.3 kJ即35 kcal/kg，不足时由碳水化合物来补充，以减少组织蛋白分解。

(2) 增加蛋白合成：可隔日或每周2次肌内注射蛋白质同化激素，如苯丙酸诺龙、丙酸睾酮等。

(3) 促进非蛋白氮排泄：补足血容量，适当应用利尿剂。少尿或无尿患者，可用大剂量呋塞米（速尿）静脉注射，利尿效果如不显著，此时若病情危急，可采用透析疗法，以减轻氮质血症。

3. 纠正水、电解质和酸碱平衡失调

(1) 水的平衡：饮水量一般不予限制。在有明显失水时，若无严重高血压及心功能不全可静脉滴注5%的葡萄糖盐水及10%葡萄糖液，补给量依失水程度而定，一般1次1 000～

2 000 mL。有严重高血压、显著水肿、心功能不全或少尿者，应适当限制水分，以免发生肺水肿和脑水肿。

(2) 电解质平衡。

① 钠和氯：食盐摄入量按有无水肿和尿量多少而定，一般患者食盐可不限制。当有尿少、尿闭、显著浮肿、严重高血压、心功能不全时，则采用少盐或无盐饮食。低钠血症可使血容量降低、血压下降甚至导致休克，而使肾功能不全进一步恶化，加剧尿毒症，应及时给予纠正。一般可根据钠、氯及水丢失情况，给予生理盐水或乳酸钠。

② 钾：低钾血症时，可口服枸橼酸钾或碳酸氢钾，必要时可静脉注射氯化钾。

③ 钙和磷：口服氢氧化铝凝胶 20～30 mL，4 次/日，可降低肠道对磷的吸收，而增加钙的吸收。可同时口服乳酸钙 1～2 g，每日 3 次。在用碱剂纠正酸中毒时，应同时静脉注射 10%葡萄糖酸钙 10～20 mL，以防止发生手足搐搦症。给予维生素 D_3 30 万单位肌内注射，每 2 周 1 次，可减少骨骼脱钙。

(3) 纠正代谢性酸中毒：轻者口服碳酸氢钠 1～2 g，3 次/日。血浆二氧化碳结合力低于 35 mmol/L，且有酸中毒症状时，一次可静脉滴注 5%碳酸氢钠 100～300 mL 或 1.8%乳酸钠 300～500 mL。由于肾排泄功能不良，碱性药物的应用不能过量，以免引起心功能不全和代谢性碱中毒。

4. 对症治疗

(1) 消化系统症状：恶心、呕吐可用甲氧氯普胺(灭吐灵)、氯丙嗪以及中药和胃降逆方剂治疗；呃逆可用阿托品或针刺疗法；腹泻显著者可用复方樟脑酊或鸦片酊控制；有继发感染时可用小檗碱(黄连素)等抗菌药物。

(2) 神经系统症状：烦躁、失眠、惊厥等可用对肾无损害的镇静剂，如地西泮(安定)、氯氮䓬(利眠宁)、水合氯醛、氯丙嗪等；昏迷、谵妄等可选用中药至宝丹、苏合香丸、牛黄清心丸等。

(3) 循环系统症状：血压过高者应适当予以控制，但不宜将血压降至正常水平或以下，以免肾血流量剧降而更加重肾功能不全。降压药可联合应用 2～3 种，胍乙啶、美卡拉明(美加明)、帕吉林(优降宁)等因能降低肾血流量，不宜使用。心功能不全时可选用洋地黄或毒毛旋花子甙 K 纠正，但用量宜小，约为一般用量的 1/2～2/3 剂量。

(4) 造血系统症状：贫血用氯化钴肠溶片及丙酸睾酮肌内注射，可使某些患者获得改善，严重贫血者可少量多次输新鲜红细胞。出血可采用止血剂，如卡巴克洛(安络血)、酚磺乙胺(止血敏)、对羧基苄胺、三七等，但效果多不理想；严重者输新鲜血。

5. 透析疗法

尿毒症患者经保守治疗无改善，有高血容量心力衰竭、高血钾症或酸中毒不易纠正者，应予透析疗法，包括血液透析、腹膜透析、结肠透析等。

6. 肾移植

将异体肾移植于慢性肾功能不全患者体内，近年来已有很大进展。肾脏来源包括尸体肾、亲属活体肾(父母及兄妹)、非亲属肾及同卵孪生肾等。国内外已较广泛地开展肾移植工作，并已取得显著疗效。至近年已施行约千例，其中尸体肾和活体母女间移植肾的最长存活期分别为 7 年和 3 年 5 个月。

五、预防措施

(1) 肾衰竭者,除及时治疗外,要减轻工作量,避免受冻、受湿、过劳和感冒,防止病情加重。

(2) 要加强护理,注意口腔、皮肤、阴部的清洁,防止继发感染。

(3) 在饮食方面,对于氮质血症和尿毒症患者应给予低蛋白饮食,且蛋白质要以含有人体必需氨基酸的动物蛋白(如牛奶、蛋类、鱼和瘦肉等)为主,植物蛋白应减至最低量。食物要易消化和有充足的维生素,氮质血症期食欲好的患者,热量不应少于35 kcal/kg体重,但到尿毒症期只能视患者食欲而异。

(4) 饮水量要根据具体情况来定,如尿不少,水肿不明显,一般不限制。有脱水者,就及时补液。血压高者,应限制钠的摄入。

(5) 积极治疗原发病,防止其发展为肾衰竭、尿毒症,是最有效的预防方法。对早期肾衰竭患者要及早发现,并采取有效治疗,特别是中西医结合治疗,使其停止发展,是今后努力的方向。

(6) 预防感染:根据病情和活动耐力进行适当的活动,以增强机体的抵抗力,但须避免劳累,做好防寒保暖。注意个人卫生,注意室内空气清洁,经常开窗通风,但避免对流风。避免与呼吸道感染者接触,尽量避免去公共场所。指导患者监测体温变化,及时发现感染征象并及时就诊。

(7) 避免应用对肾有损害的药物,尤其是氨基糖苷类抗生素。

六、照护保健

1. 生活照护

(1) 环境:居室空气清洁,经常开窗通风,但避免对流风。

(2) 饮食:合理饮食,维持营养。提供整洁、舒适的进食环境,适当增加活动量,少量多餐,提供色、香、味俱全的食物,加强口腔护理,以增进食欲。强调合理饮食对治疗本病的重要性,指导患者严格遵从慢性肾衰竭的饮食原则,尤其是蛋白质和水钠限制,强调保证足够热量供给的重要性,教会其选择适合自己病情的食物品种及数量。有高钾血症时,应限制钾含量高的食物。营养不良患者补充必需氨基酸。指导患者准确记录每天的尿量和体重,并根据病情合理控制水钠摄入,维持出入液量平衡。

(3) 休息:慢性肾衰竭患者应卧床休息,避免过度劳累。休息与活动的量视病情而定。

① 病情较重或心力衰竭者,应绝对卧床休息,并提供安静的休息环境,协助患者做好各项生活护理。

② 能起床活动的患者,则应鼓励其适当活动,如室内散步、在力所能及的情况下自理生活等,但应避免劳累和受凉,活动时要有人陪伴,以不出现心慌、气喘、疲乏为宜。一旦有不适症状,应暂停活动,卧床休息。

③ 贫血严重者应卧床休息,并告诉患者坐起、下床时动作宜缓慢,以免发生头晕。有出血倾向者活动时应注意安全,避免皮肤黏膜受损。

④ 对长期卧床患者应指导或帮助其进行适当的床上活动,如屈伸肢体、按摩四肢肌肉

等，指导其家属定时为患者进行被动的肢体活动，避免发生静脉血栓或肌肉萎缩。

2. 医学护理

(1) 病情观察：监测生命体征、意识状态、尿量的变化。重点观察老年人和久病体弱者的病情变化。监测反映机体营养状况的指标是否改善，如血浆清蛋白。监测液体出入量、水、电解质、酸碱情况，监测肾功能。

(2) 对症护理：

① 营养失调的患者要加强饮食护理，给予适量蛋白质，足够的热量，给予必需氨基酸，同时改善患者食欲，加强口腔护理。

② 如出现水、电解质、酸碱平衡失调应积极进行纠正。

③ 皮肤的护理：避免皮肤过于干燥，应以温和的肥皂和沐浴液进行皮肤清洁，洗后涂上润肤剂，以避免皮肤瘙痒。指导患者修剪指甲，以防皮肤瘙痒时抓破皮肤，造成感染，按医嘱给予抗组胺类药物和止痒剂，如炉甘石洗剂等。

④ 水肿的护理：如患者有水肿，应指导患者抬高水肿部位，且每 2 h 改变体位 1 次。

(3) 用药护理：积极纠正患者的贫血，遵医嘱用促红细胞生成素，观察用药后反应，如头痛、高血压、癫痫发作等，定期查血红蛋白和血细胞比容等。遵医嘱用降压药、强心药等。合并感染者遵医嘱合理使用对肾无毒性或毒性低的抗菌药物，并观察药物的疗效和不良反应。

(4) 并发症预防与护理：可能的并发症包括上消化道大量出血、心力衰竭、肾性骨病、尿毒症肺炎等。严密观察病情变化，出现上述并发症及时就医，遵医嘱治疗，加强护理。

3. 心理疏导

慢性肾衰竭的患者预后不佳，治疗费用又较昂贵，尤其是需要进行长期透析或做肾移植手术时，患者及其家属心理压力较大，会出现各种情绪反应，如抑郁、恐惧、绝望等。护理人员应细心观察以便及时了解患者及其家属的心理变化。评估患者的社会支持情况，包括家庭经济情况、家庭成员对该病的认识及态度、患者的工作单位所能提供的支持等。另外，也应对患者居住地段的社区保健情况进行评估。

4. 健康教育

(1) 疾病知识教育：向患者及家属讲解慢性肾衰竭的基本知识，使其理解本病虽然预后较差，但只要坚持积极治疗，消除或避免加重病情的各种因素，可以延缓病情进展，提高生存质量。指导家属参与患者的护理，给患者以情感支持，使患者保持稳定积极的情绪状态。

(2) 指导老年人预防疾病：指导患者根据病情适当活动，但要避免劳累和重体力活动。严格遵从饮食治疗原则，强调在足够热量供给的前提下，保证蛋白质的合理摄入，并注意水钠的限制。有高钾血症时，应限制含钾量高的食物。注意个人卫生，保持口腔、皮肤及会阴部的清洁。做好防寒保暖以免受凉，尽量避免去公共场所，预防感染，做好体温监测，及时发现感染征象并及时就诊。遵医嘱用药，避免使用肾毒性药物，不可自行用药。向患者解释有计划地使用血管以及尽量保护前臂、肘部位的大静脉，对于以后进行血透治疗的重要性，以使患者理解并配合治疗。已行血液透析者应指导其保护好动静脉瘘管，腹膜透析者保护好腹膜透析管道。

(3) 指导患者进行自我病情监测：指导患者每日准确记录尿量和体重，并根据病情合理控制水钠的摄入。指导患者自我监测血压，每天在不同情况下测量，血压以控制在 150/90 mmHg 以下为宜。定期复查肾功能、血清电解质、血红蛋白、血细胞比容等，监测尿量、体重变化。

思考与训练

问答题

1. 如何预防老年性泌尿系统感染？
2. 前列腺增生的主要表现是什么？如何对患有前列腺增生的老人进行照护保健？
3. 谈谈对慢性肾衰竭患者的照护保健常识。

案例分析

病历摘要

患者，女性，62岁。因畏寒、发热3天，尿频、尿急、尿痛1天入院。3天前着凉后出现畏寒发热、头痛、恶心，体温自测最高达39.2℃，今晨出现尿频，一上午排尿10余次，伴尿急、尿痛，无肉眼血尿，右侧腰痛，全身乏力，食欲不振。既往体健，无肾疾病史。否认药物过敏史。

体格检查：T 39.4℃，P 110次/分，R 22次/分，BP 110/70 mmHg。

神志清楚，发育正常，精神不振，急性病容，双肺呼吸音清，双肺未闻及干、湿啰音，心律齐，心率110次/分，腹软，上下输尿管压痛阳性，肋脊点、肋腰点压痛阳性，双肾区叩击痛阳性，肝脾未及，肠鸣音正常，移动性浊音阴性，两下肢无水肿。

尿常规：白细胞＋＋＋、隐血＋－、蛋白＋－，镜下：白细胞满视野，脓细胞10～15个/高倍镜视野，红细胞4～5个/高倍镜视野。

血常规：WBC 15.1×10^9/L，N 92%。

思考题：

1. 如何预防老年性泌尿系统感染？
2. 请列出对该患者的照护保健计划。

学习情境六　神经系统常见病的预防与照护

学习目标

知识目标

1. 熟悉老年神经系统常见病的发病原因、临床表现、并发症。
2. 掌握老年神经系统常见病的预防与照护保健知识。
3. 了解老年神经系统常见病的治疗原则，正确指导患病老年人用药。
4. 掌握老年人意识障碍的正确辨别、判断及急救护理。

能力目标

1. 能够做好预防老年神经系统常见病的工作。
2. 能够对患有神经系统常见病的老年人制订完善的照护计划。
3. 能够根据病情选择合理的护理技术并正确实施。
4. 能够对神经系统后遗症老年人进行康复训练。
5. 能够对老年人进行神经系统常见病健康教育。
6. 具有关爱、尊重患病老人的职业素养和团队协作精神。

概述

神经系统是人体重要的调节系统。它调节全身各个器官的活动和生理过程，维持它们之间的协调，使机体成为一个完整的统一体。神经系统由周围神经系统和中枢神经系统两大部分组成，前者由脑神经和脊神经组成，主管传递神经冲动，后者由脑、脊髓组成，主管分析综合体内、体外环境传来的信息。按神经系统功能的不同，又可分为躯体神经系统和自主神经系统，前者主要功能是调整人体适应外界环境变化，后者具有稳定内环境的功能。

神经系统疾病是指神经系统与骨骼肌由于血管性病变、感染、变性、肿瘤、外伤、中毒、免疫障碍、遗传因素、先天发育异常、营养缺陷和代谢障碍等所致的疾病。其常见症状包括意识障碍、失语症、失用症、失认症、智能障碍、遗忘综合征、视觉障碍、眼球运动障碍、面肌瘫痪、听觉障碍、眩晕、延髓麻痹、昏厥、癫痫发作、躯体感觉障碍、瘫痪、肌萎缩、步态异常、不自主运动和共济失调。检查包括神经系统检查、CT、MR、脑脊液、脑电图、肌电图等检查。治疗除了对症、病因治疗外，功能康复锻炼非常重要，有利于恢复老年人的生活自理能力。

神经系统的老化是导致机体衰老的重要因素。神经系统疾病近年来逐年增多，尤其是老年患者增多明显，严重影响老年人的生活质量，占用了大量的卫生资源。

子情境一　急性脑血管病的预防与照护

情境导入

患者，男性，71岁。

主诉：头晕、轻度头痛、恶心1天，左侧肢体活动障碍2 h。

现病史：一天前生气后出现头晕、轻度头痛、恶心，无呕吐，于家中自测血压180/100 mmHg，自服"硝苯地平片"后无明显好转，晨起后发现左侧肢体活动障碍，伴言语欠流利，口角流涎、饮水呛咳，无意识障碍。

既往史：高血压病史20年，血压最高达200/110 mmHg，间断口服"硝苯地平片"降压治疗，血压控制不平稳。平素性情急躁，吸烟史30年，每日1包，饮酒史30年，每日3两白酒。否认药物过敏史。

体格检查：T 36.3℃，P 80次/分，R 18次/分，BP 180/90 mmHg。

神志清楚，发育正常，精神不振，言语欠流利，伸舌右偏，左侧鼻唇沟变浅，颈软，无抵抗，双肺呼吸音清，双肺未闻及干、湿啰音，心律齐，心率80次/分，腹软，无压痛，肝脾未及，肠鸣音正常，移动性浊音阴性，两下肢无水肿。左侧肢体肌力3级，肌张力正常，深浅感觉正常，左侧巴氏征阳性。

头CT：右侧基底节区片状低密度灶，大小约2.5 cm×1.6 cm，边界模糊，CT值25.6 Hz。

任务：1. 对该患者制订完善的照护计划。

2. 对该患者及家属做健康教育。

任务描述

脑血管疾病(CVD)是神经系统常见病和多发病，死亡率约占所有疾病的10%，是目前人类疾病三大死亡原因之一，50%～70%的存活者遗留瘫痪、失语等严重残疾，给社会和家庭带来深重负担。其发病率、患病率和死亡率随年龄增长而增长，45岁后增长明显，65岁以上人群增长更显著，75岁以上发病率是45～54岁组的5～8倍。在我国，脑血管疾病已成为当今严重危害中老年人生命与健康的主要公共卫生问题，同时，还成为重要的严重致残疾病。因此脑血管疾病的预防与照护工作非常重要。做好对脑血管疾病老人的照护工作，了解发病因素，掌握临床表现，熟悉治疗方案及预后转归，能够对该病患者制订合理的照护方案和功能康复锻炼方案，并能够开展预防该疾病的健康教育等。

任务实施

1. 按每5人为一小组对全班同学进行分组。
2. 以小组为单位对案例进行讨论分析。
3. 各小组汇报、分享讨论结果。

任务总结

1. 教师对各小组讨论分析结果进行点评。
2. 教师对任务描述中的知识进行分析总结。

知识链接

脑血管疾病是各种血管源性脑病变引起的脑功能障碍。根据神经功能缺失持续时间，不足24 h的称为短暂性脑缺血发作(TIA)，超过24 h者称为脑卒中；根据病情严重程度分为小卒中、大卒中和静息性卒中；根据病理性质可分为缺血性卒中和出血性卒中，前者又称为脑梗死，包括脑血栓形成和脑栓塞，后者包括脑出血和蛛网膜下腔出血。

一、发病原因

对脑血管病的病因已进行了多年研究，但仍未完全阐明。近代流行病学调查研究证明，一些因素与脑血管病的发生有密切的关系。

(1) 脑血管病的发病率常随年龄的增长而增高。尤其是55～75岁年龄组中，发病率增高更为明显，年龄增长是脑血管病的一种不可干预的危险因素。但蛛网膜下腔出血发病率随年龄增长并无显著增高。

(2) 目前大多认为脑血管病属多基因遗传，其遗传度受环境等各种因素的影响较大。有研究显示，父母患脑血管病的患者死于脑血管病的概率比对照组高4倍。

(3) 高血压是最重要的独立的脑血管病危险因素。不论何种脑血管病类型，血压与脑血管病的发生均呈正相关关系。无论收缩压或舒张压增高，均可增加发生脑出血和脑梗死的危险性。早期治疗高血压可明显降低脑血管病的发病率。

(4) 血清胆固醇水平升高与冠心病的发病率有关，高胆固醇血症与动脉粥样硬化的发生密切相关。近年来研究者认为低密度脂蛋白胆固醇增高和高密度脂蛋白胆固醇降低可能与脑血管病的发生有关。也有研究认为脂蛋白是缺血性卒中，特别是青年人脑卒中的一个独立的遗传危险因素。

(5) 心脏病是公认的脑血管病重要危险因素。许多研究已证实心脏病可增加脑血管病的危险性，包括冠心病、风湿性心脏病、心脏黏液瘤等各种心脏病。

(6) 糖尿病患者发生脑血管病的危险性比血糖正常者的同龄人约高1倍。

(7) 吸烟对人体动脉危害较大，烟草中的尼古丁刺激交感神经，可使血管收缩、血压升高，吸烟量的增加，可使高血压和动脉硬化进一步恶化，脑血流量降低。

(8) 酗酒或慢性酒精中毒是脑血管病的危险因素。大量饮酒可增加出血性脑卒中的危险，但是研究表明少量饮酒对预防缺血性卒中有一定疗效(一般常规饮酒量均大于这个少量的标准)。

(9) 饮食因素主要指摄盐和动物脂肪量。摄盐量、食肉量偏多者,对脑血管病的发生有显著性意义。

二、临床表现

(一) 短暂性脑缺血发作

短暂性脑缺血发作(transient ischemic attack,TIA)是指伴有局部症状的短暂的脑循环障碍。症状发生快,消失亦快。发作突然,常在 1 min 内可达高峰,一般持续时间不超过 15 min,个别可达 24 h。易反复发作。

颈内动脉系统 TIA 通常持续时间短,发作频率少,较多进展为脑梗死。表现为对侧单肢无力或轻偏瘫,可伴对侧面部轻瘫,特征性症状包括眼动脉交叉瘫、Horner 征交叉瘫和失语症。椎基底动脉系统 TIA 持续时间长,发作频率高,进展至脑梗死的机会少。最常见为眩晕、平衡障碍,大多不伴耳鸣,少数伴耳鸣,特征性症状包括跌倒发作和短暂性全面性遗忘症。

(二) 脑血栓形成

脑血栓形成(cerebral thrombosis)多发生于有高血压、动脉粥样硬化的老年人,症状和体征的发展稍慢,常在数分钟至数小时或 1～2 日达高峰,不少患者在睡眠中发病,清晨醒来发现偏瘫或失语等。病前可有短暂性脑缺血发作史,起病时可有轻度头痛、头晕、肢体麻木等症状,严重时,表现为头痛、恶心、呕吐等,局灶性体征多在发病后 10 余小时或 1～2 日达到高峰,患者意识清楚或有轻度的意识障碍。发病后,一般几天内病情渐稳定。3 周后由于脑水肿消退和侧支循环建立,脑部供血改善,病情即减轻。少数患者可因病灶范围扩大、脑水肿加重而使病情逐渐恶化。神经系统体征取决于受累血管,可出现不同程度的偏瘫、失语、感觉障碍等。如累及颈内动脉则出现眼交叉性偏瘫;大脑前动脉血栓表现为下肢瘫痪比上肢重;大脑中动脉血栓出现对侧偏瘫,偏身感觉障碍和同向偏盲;优势半球病变时失语。如椎基动脉系统血栓形成,则脑干和小脑受累,出现交叉性瘫痪和感觉障碍,多数脑神经麻痹和共济失调。脑脊液检查正常,可有少量红细胞。头部 CT 检查:阻塞血管分布区出现吸收值降低的低密度区。通常发病后的 24～48 h 出现。

(三) 脑出血

脑出血(cerebra hemorrhage)好发于 50～70 岁的高血压患者,大多数患者病情严重,预后差,死亡率高。高血压和动脉硬化是脑出血最常见的原因。

1. 症状与体征

脑出血是指脑实质内的出血,80%发生于大脑半球,20%发生于脑干。起病急骤,患者突感头晕、头痛、呕吐,出现语言不清、跌倒等。重者合并胃肠道出血,呕吐物为咖啡色,继之意识逐渐模糊,甚至昏迷,大小便失禁,血压升高出现脑疝死亡。由于出血部位、范围、机体反应及全身情况不同,出现体征亦可不同。内囊部位出血主要表现为对侧中枢性偏瘫、对侧肢体偏瘫、鼻唇沟变浅,伸舌时舌偏向病灶对侧,偏身感觉障碍和同向偏盲的“三偏”症状,同时发病急,昏迷快。外囊部位出血量小,意识清楚,表现中枢性面瘫、舌瘫、对侧偏瘫及感觉障碍。丘脑出血常见对侧严重深浅感觉缺失、嗜睡及尿失禁。脑桥出血时深度昏迷，中枢性高热，针尖样瞳孔，四肢瘫痪，病死率极高。小脑出血突然起病，有严重眩晕和频繁呕吐、瞳孔缩小、步态不稳定，无明显瘫痪，可有眼球震颤、共济失调，病情发展迅速，可出现昏迷，如不及时救治，死亡率极高。

2. 辅助检查

（1）血常规：白细胞及中性粒细胞增高。

（2）脑脊液：血性脑脊液，并有蛋白增高，糖及氧化物正常。

（3）CT 扫描：发病初期显示边界清楚均匀高密度区。

三、治疗原则

1. 病因治疗

对查明原因者，如糖尿病、高血脂、高血压、颈椎病、血液高凝状态等针对原因进行治疗。

2. 改善微循环

对缺血性脑卒中的治疗可用低分子右旋糖酐、川芎、黏多糖制剂等药物来改善微循环，增加血容量，降低血液黏滞度和防止红细胞及血小板的聚集。亦可用尼莫地平等扩血管药物。近年来光量子疗法及低能量氦-氖激光血管内照射疗法已普遍应用于脑血管病的治疗。

3. 溶栓、降纤、抗凝治疗

缺血性卒中早期（1～6 h 以内）可用链激酶、尿激酶、组织型纤溶酶原激活剂等进行溶栓治疗。急性期（发病 48 h 内）可用肝素、低分子肝素、藻酸双酯钠进行抗凝治疗或者用东菱克栓酶、国产降纤酶等进行降纤治疗。

4. 控制血压

（1）缺血性卒中患者血压小于 220/110 mmHg 时不需降压。舒张压在 110～120 mmHg 时口服硝苯地平（心痛定）10 mg，舒张压大于 120 mmHg 或收缩压大于 220 mmHg 时，可以硝酸甘油 10 mg 口服或 10 mg 静脉滴入。

（2）脑出血患者以往认为降血压是预防继续出血的关键，现认为脑出血常伴有颅内高压，此时必须维持有效脑灌流，过分降压可能减少脑灌流，加重脑水肿，故应着重降颅内压。根据患者年龄、病前有无高血压、病后血压情况、保证脑灌流等多种因素确定最适血压水平。一般来说，舒张压大于 120 mmHg 或收缩压大于 200 mmHg 时应作出处理。

5. 控制脑水肿

急性期，特别重危患者，如已昏迷应积极抢救，主要是控制脑水肿，调整血压。予 20%甘露醇、地塞米松等静脉滴注可降低颅内血压，防止脑疝发生。这是脑出血急性期处理的一个重要环节。

6. 预防各种并发症的发生，促进脑神经功能的恢复

对脑卒中后的偏瘫、失语、吞咽困难等不同程度神经功能障碍要积极进行康复治疗。如针灸、高压氧治疗、按摩、功能训练等，同时要防治肺部、尿路感染及褥疮等各种并发症的发生。

7. 手术治疗

手术治疗已成功地应用于急性脑出血患者。凡证实出血后血肿靠近大脑半球外侧及小脑部位的血肿而生命体征尚好，无严重心、肺、肝、肾功能障碍者，应积极选择手术方案。

四、预防措施

由于脑血管病的病因尚未完全阐明，故脑血管病的一级护理仅能针对有关因素，在人群防治中针对危险人群采取必要措施，积极预防和减少脑血管病的发生。

1. 控制血压

高血压是脑血管病的主要危险因素，因此早期发现和治疗高血压患者是预防脑血管病的重要措施。

2. 控制体重

肥胖亦是脑血管病的危险因素，通过节制饮食，加强锻炼和参加体力劳动等，能起到控制体重过度增加的作用。

3. 防治心脏病和糖尿病

心脏病和糖尿病均能增加脑血管病的发生率，因此加强对这两种疾病的护理很重要。

4. 饮食指导

以素食与清淡饮食为主，多吃蔬菜、水果，少食用动物内脏和肥肉。

(1) 脂肪和糖类不能太高，要有充足的矿物质元素和维生素。

(2) 进餐要定时，有规律，避免过饱，食物要柔软，易消化，色香味好，有良好的进食环境。

(3) 减少盐摄入量，每天限制在 3～5 g 以下，同时多选择钾盐，对预防脑血管病的发生有明显作用。

(4) 戒烟限酒，吸烟可能影响血压升高和提高血小板聚集性而引起脑血栓形成。大量饮酒也会促使脑梗死发生。

5. 保持精神愉快，避免情绪激动

人到老年，神经细胞的衰老对情绪活动的抑制作用显著减低，常常因心理改变和情绪变化而诱发脑血管病，因此对情绪因素不能忽视。要注意劳逸结合，保证足够睡眠，避免过度紧张的刺激，控制情绪波动，保持乐观。

6. 普及预防知识

脑血管病是一种多因素疾病，只有采取综合性防病护理，才能真正达到降低发病率。要加强对高危人群的护理，举办各种讲座和学习班，普及防病护理知识，对基层护理人员进行专业培训，坚持经常性的咨询活动，通过卫生宣教、自我保健、改变饮食习惯等指导，能最有效地降低高危人群脑血管病的发病率。

五、照护保健

1. 生活照护

(1) 环境：为患者提供一个安静、安全、舒适的休息环境，避免各种刺激。

(2) 饮食：患者饮食宜清淡，可多食蔬菜、水果，适量食用蛋类及瘦肉等蛋白质含量较高的食物，以增强体质，利于康复。患者饮食切忌油腻、辛辣，忌过食咸味和甘甜，忌饮酒和吸烟，忌食鸡肉、鸡汤、羊肉、羊汤等。昏迷或有吞咽障碍者，应遵医嘱胃管鼻饲。

(3) 休息：脑出血急性期绝对卧床休息 2～4 周，抬高床头 15°～30°，以减轻脑水肿；谵妄、躁动患者加保护性床栏，必要时给予约束带适当约束，各种治疗护理操作应集中进行。脑血栓患者急性发病时卧床休息，注意枕头不宜太高(以头抬高 15°～20°为宜)，以免影响头部的血液供应，仰头或头部转动时应缓慢、动作轻柔，转动幅度不要太大。应避免重体力劳动。恢复期应合理休息和娱乐，改变不良生活方式，适当运动(如慢跑、散步等，每天根据自身身体情况运动 30 min 左右)。

2. 医学护理

(1) 病情观察：TIA 患者频繁发作应注意观察和记录每次发作的持续时间、间隔时间和伴随症状，观察患者肢体无力或麻木是否减轻或加重，有无头痛、头晕或其他脑功能受损的表现，警惕完全性缺血性脑卒中的发生。监测脑卒中患者生命体征有无异常，观察患者有无意识障碍及意识障碍类型，观察瞳孔大小和反射、视野、眼球运动等是否正常，观察肢体有无活动障碍和感觉缺失，观察步态、肌肉、关节、皮肤等有无异常。

(2) 对症护理：加强对患者的生活护理，加强患者的晨间、晚间护理工作，即保持患者清洁、卫生、整洁，保护患者肢体和皮肤，严防褥疮发生。病者手、足等关节应置于功能位，各关节受压部位需垫棉垫或橡胶气垫，定时给患者变换体位并按摩皮肤，但动作要轻柔，发病 48 h 内只能小范围移动肩部及臀部，切忌因翻身而牵动头部。当翻身侧卧时，应在患者背部垫以枕头或橡胶气垫，支持患肢，以防关节强直。高热患者应给予物理降温和氧气吸入，以减轻脑缺氧，增加血氧含量。

卧床患者常伴有便秘、尿潴留或尿失禁现象，所以保持患者大小便畅通是很必要的，可给小剂量缓泻药，如用番泻叶泡水饮，液状石蜡油或在肛门内塞入肥皂头、开塞露等进行简易通便。便秘易引起患者烦躁不安，甚至再度出血。

(3) 用药护理：指导患者遵医嘱正确服药，不能随意更改、终止或自行购药服用。告知患者药物的作用机制、不良反应及用药注意事项。如使用溶栓药物应严格把握药物剂量，肝素抗凝治疗时可出现皮肤出血点及青紫斑，个别患者甚至可诱发消化道出血，应密切观察有无出血倾向；使用阿司匹林、氯吡格雷(波立维)或奥扎格雷等抗血小板聚集剂治疗时，可出现食欲不振、皮疹或白细胞减少等不良反应，使用扩血管药要缓慢静脉滴入，可导致患者头痛、颜面发红、血压下降；使用低分子右旋糖酐改善微循环治疗时，可出现发热、皮疹甚至过敏性休克，发现异常情况应及时报告医生处理。

(4) 并发症预防与护理：急性期患者另一护理主要任务是病情观察和预防并发症。首先是判断脑出血患者有无继续出血，其主要观察征象是意识、瞳孔、血压、脉搏、呼吸等的变化，若患者血压升高、呼吸不规则、脉搏缓慢、瞳孔先缩小后散大，多表明出血未止，应及时通报医生处理。若患者头痛剧烈、烦躁不安、呕吐频繁、嗜睡、两侧瞳孔大小不等，或血压急骤增高，脉搏缓慢，颈部强硬或出现一侧瞳孔扩大，表明为脑疝症状，应迅速通知医生急救。

脑卒中后常见合并症有肩关节半脱位、足下垂、肩手综合征等。其原因是没能尽早采取正确的康复措施。因此，只要尽早采取正确的疗法，这些合并症是完全可以避免的。对脑卒中引起的后遗症，应通过康复措施继续进行维持性康复训练，使患者尽可能回归社会。家庭应给予支持，应改造家庭环境，为患者创建无障碍通道和保护措施。如门槛和台阶改成坡道，蹲便器改成坐便器，厕所加扶手等。

(5) 院前急救：对已发生脑血管病的患者的护理原则是积极抢救生命，降低死亡率。

① 保持安静：患者发生脑出血后，不要慌张，要让患者躺在原处不动，如无意识障碍，要安慰患者，使其身心保持安静。脑出血者尽可能让头部抬高 15°～30°，这样可能使脑血流量减少，降低颅内压，切忌去枕平卧。减少刺激，严禁摇动患者。

② 保持呼吸道通畅：头偏向一侧，解开衣扣、领带、取下义齿防止脱落。及时清除呕吐物和分泌物，防止堵塞气道影响呼吸或窒息。

③ 禁食，防止呕吐及应激性溃疡出现。

④ 观察血压，必要时使用脱水剂降颅压。

⑤ 头部置冰袋，降低耗氧量提高脑细胞耐受性。

⑥ 取近就医，不宜长途运送，减少颠簸，搬动时同时抬头、肩部及全身。

(6) 康复护理。

① 肢体运动障碍的康复护理。

a. 保持正确的卧位姿势：当患者的肢体处于麻痹、瘫痪状态时，保持肢体的功能位是十分重要的。正确的卧姿对避免患者将来出现异常的痉挛姿势是相当重要的。偏瘫患者最好采取健侧卧位，同时也要经常变换体位，以缓解健侧压力过重。当患者健侧卧位时，用枕头垫在患侧肩胛上部，使患肩上外侧呈前倾位，患肢外旋用枕垫托位，肘、腕充分伸展，手掌对床面，患腿在上前，自然弯曲，垫枕头，从而提供舒适的支撑，维持机体的功能位，预防关节强直。当患者仰卧时，为防止肩胛骨的后撤，取一个比躯干略高的枕头，将伸展的上肢置于枕上，前臂保持旋后位，使患侧躯干伸直。为防止病侧骨盆后坠，在骨盆下垫枕；为防止病侧下肢的外展外旋，应在病肢外下方垫枕，在足底放置保持踝关节背屈、外翻位的足托板。当患者患侧卧位时，应确保患者的体重不对麻痹的肢体造成伤害，卧位时间为 20～30 min，患肩完全前倾外旋，肘腕伸直，掌心向上，髋关节、膝关节略弯曲，腿则弯曲向前。

b. 全身或局部按摩：按摩可促进血液、淋巴循环，防止或减轻浮肿，对患肢进行运动感觉的刺激，有利于恢复，使其放松。应按时做按摩，长期坚持，不间断进行。按摩动作要轻柔、缓慢、有节律，切不可用粗暴的手法。按摩的顺序应该从肢体的远端到近端，以利于血液的循环。

c. 做关节的被动运动。

d. 生活技能的恢复：在患者能进行床上活动时，便应开始进行进食动作、洗漱、更衣动作和大小便等自理训练。训练应该循序渐进，坚持先简后繁、先粗后精的训练原则。如患者手功能恢复差，可训练健手操作以期达到生活自理。另外可通过编织、绘画、打字、打算盘、堆砌积木等方法训练两手协调和精细动作的能力。应学会生活自理辅助器具的应用，如辅助穿衣用具、助行器等。

② 语言障碍的康复护理。

失语对患者生理和心理上造成的不良影响极大，有时甚至超过运动功能障碍，对患者的心理健康有极大的消极影响。因此重建语言功能是极为重要的一环。目前国际上广泛应用的 schuell 刺激法是多种失语症治疗方法的基础。原则是：利用强的听觉刺激，这是刺激法的基础；适当的语言刺激，让患者感到有一定的难度但尚能完成为宜；多途径的刺激，如听、视、触、嗅等可相互促进效果；反复利用感觉刺激，可以提高其反应性；刺激引出的反应是评价刺激是否恰当的唯一的方法；正确的反应要强化，不正确的反应要修正刺激。

a. 早期训练，反复示范：语言训练越早越有利于语言功能的重建。可采用单词、短语卡训练。避免复杂长句，耐心、反复示范，坚持循序渐进，持之以恒才会有效果。

b. 不同类型，分别对待：如命名性失语主要为遗忘性，以反复强化训练为主；运动性失语主要是构音困难，护理重点是构音器官运动功能训练和发音训练。

c. 创造一个语言环境：言语功能恢复通常需要较长时间，家庭成员与患者接触时间长，应动员家属、朋友多与患者交流，使之能多听、多说，促进言语功能恢复。护理人员在与患者交流时，要精心选择话题，激起患者的参与欲望，语言训练方法灵活多样，可以借助电视、广播、图片、实物等。训练过程中要注意调整患者的心理状态，耐心地鼓励患者，保持患者的兴趣，使患者感觉到成功的希望就在眼前，这是必不可少的精神支持。

3. 心理疏导

(1) 掌握心理状态：脑卒中后由于运动和言语功能的突然障碍，导致老年患者易情绪激动、烦躁或伤感、猜疑、孤僻、抑郁、自卑，以自我为中心，对他人要求更为严格，当想到自己将长期卧床或成为别人“累赘”时，常会引起情绪异常。因此，护理人员要以高度责任心，晓之以理，动之以情，不急躁，不厌烦，态度和蔼有礼貌，精心照料，治疗操作动作要轻柔，准确，增加患者对护理人员的亲切感和安全感，使之配合治疗和护理。

(2) 增强信心：突然的功能障碍及心理创伤，都需要患者有坚强的毅力来承受。而后期的康复阶段漫长而难忍，应鼓励患者发挥自身潜在力量，变悲观失望为主观努力，以坚强的信念、积极愉快的情绪接受康复治疗与锻炼，面对现实，树立新的生活目标。

4. 健康教育

(1) 疾病知识教育：指导患者和家属了解脑血管病的基本病因、主要危险因素和危害，告知本病的早期症状和就诊时机，掌握本病的康复治疗知识与自我护理方法，帮助分析和消除不利于疾病康复的因素，落实康复计划。偏瘫康复和语言康复都需要较长的时间，致残率较高，而且容易复发。应鼓励患者树立信心，克服急于求成的心理，循序渐进，坚持锻炼。康复过程中应经常和康复治疗师联系，以便及时调整训练方案。家属应关心体贴患者，给予精神支持和生活照顾，但要避免养成患者的依赖心理，鼓励和督促患者坚持锻炼，增强自我照顾的能力。

(2) 指导老年人预防疾病：定期体检，了解自己的心脏功能、血糖、血脂水平和血压高低。尤其有高血压病史者应经常测量血压，了解治疗效果；糖尿病患者监测血糖变化。积极治疗相关疾病，如高血压、动脉硬化、心脏病、糖尿病、高脂血症和肥胖症等，遵医嘱正确服用降压、降糖和降脂药物，切勿自行停药、减量或换药；预防并发症和脑血管病的发生。

(3) 指导患者进行自我病情监测：定期门诊检查，动态了解血压、血糖、血脂变化和心脏功能情况；当患者出现头晕、头痛、一侧肢体麻木无力、讲话吐词不清或进食呛咳、发热、外伤时，家属应及时协助就诊。

子情境二　老年性痴呆的预防与照护

情境导入

患者，女性，72岁。

主诉：记忆力减退、言语表达不畅、敏感多疑2年。

现病史：5年前曾患脑血栓，遗有头晕、双下肢乏力。近2年逐渐出现记忆力减退，表现为近事遗忘，言语表达不畅，含混迟钝，不能确切表明自己的意愿，言语重复，语无伦次。性格敏感多疑，喜怒无常，易伤感。病情逐渐加重。

既往史：高血压病史10年，血压最高达200/100 mmHg，间断口服"卡托普利"降压治疗，血压控制不平稳。否认药物过敏史。

体格检查：T 36.3℃，P 80次/分，R 18次/分，BP 150/90 mmHg。

神志清楚，发育正常，精神不振，言语欠流利，颈软，无抵抗，双肺呼吸音清，双肺未闻及干、湿啰音，心律齐，心率80次/分，腹软，无压痛，肝脾未及，肠鸣音正常，移动性浊音阴性，两下肢无水肿。四肢肌力、肌张力正常，左侧巴氏征阳性。

头CT：双侧基底节区多个小点状低密度灶，边界清楚。脑沟加深，脑萎缩表现。

任务：1. 对该患者制订完善的照护计划。

2. 对该患者及家属做健康教育。

任务描述

老年性痴呆是指发病于65岁以后的中枢神经系统的退行性病变，即大脑皮质萎缩和神经纤维变性。其发病率和患病率随年龄的增长而增长。国外调查显示，痴呆患病率在60岁以上人群中为1%，85岁以上达40%以上。随着全球人口的老龄化，痴呆患病率将快速上升。由于本病患病率和致残率高，病程长和治疗开支大，给患者家庭和社会带来巨大负担。因此，我们必须尽快寻求积极而有效的护理方法，预防和延缓痴呆病程的进展。做好对老年痴呆老人的照护工作，了解发病因素，掌握临床表现，熟悉治疗方案及预后转归，能够对该病患者制订合理的照护方案和功能康复训练方案，并能够开展预防该疾病的健康教育等。

任务实施

1. 按每5人为一小组对全班同学进行分组。
2. 以小组为单位对案例进行讨论分析。
3. 各小组汇报、分享讨论结果。

任务总结

1. 教师对各小组讨论分析结果进行点评。
2. 教师对任务描述中的知识进行分析总结。

知识链接

痴呆是一种获得性进行性认知功能障碍综合征，影响意识内容而非意识水平。智能障碍包括记忆、语言、视空间功能的不同程度受损，人格异常和认知（概括、计算、判断、综合和解决问题）能力降低，常伴行为和情感异常，患者日常生活、社交和工作能力明显减退。痴呆的病因包括变性病和非变性病，前者包括阿尔茨海默（Alzheimer）病、额颞痴呆、Pick 病和路易体痴呆等，后者如血管性痴呆、感染性痴呆、代谢性或中毒性脑病所致的痴呆等。阿尔茨海默（Alzheimer）病是最常见的病因，我国血管性痴呆为第二位常见的病因，其次是路易体痴呆，其他的痴呆病因较少见。

一、发病原因

据患病率调查发现，本病与以下因素有关。

1. 遗传因素

人的性格、智能、情感、气质均有遗传倾向，有些老年性痴呆患者可追踪数代人发生本病，还有一些患者的家庭成员中同龄人均罹患本病。

2. 生理因素

随着年龄的增长，脑的重量逐渐减轻，神经细胞数目大量减少，脑代谢率下降，脑的氧耗量也有了显著的减少，脑血流量减少。

3. 疾病影响因素

某些疾病在老年人身上有不同的病理演变过程，容易引起精神与神经症状，加速中枢神经系统的退行性改变。如心脑血管疾病、呼吸系统疾病、消化系统疾病、泌尿系统疾病、内分泌系统疾病等。而大面积脑梗死则是血管性痴呆的主要致病因素。

4. 社会、心理因素

强烈的不良因素促使老年人发生精神疾病，常见有退休、健康状况欠佳、焦虑紧张、孤独、配偶的丧亡、生活上的照顾丧失、子女感情改变或家庭矛盾等因素均可加速老年人脑的衰老，向老年性痴呆发展。

5. 其他因素

长期烟酒过度，服用有毒物品，机体解毒功能减弱，铝在大脑中的积蓄，免疫系统进行性衰竭，慢性病毒感染等，可以加速人体的衰老过程，导致大脑皮质萎缩，最终发生老年性痴呆。

二、临床表现

不同病例，由于病程演进的具体情况不同，症状也千差万别。有些痴呆患者，病情平稳，日常生活能力并没受到太大影响。如果人体的脑障碍出现，这样的一些精神症状和一些异常的言语行为就必然会随之出现。

1. 近事遗忘

正常人的遗忘多是远事遗忘，经过自悟或别人提示可以想起来。而痴呆老人常是近事遗忘，甚至瞬间即忘，事后也想不起来，如刚吃过饭却说未曾吃，但对以往的陈年旧事可清楚记得。

2. 言语迟钝或赘述

言语表达不畅，含混迟钝，不能确切表明自己的意愿。有时赘述、唠叨不停、言语重复、语无伦次。

3. 定向障碍

主要是时间和地点的定向错误，如对时间的感知淡漠或经常出门后找不到回家的路。

4. 抽象思维和计算判断力减退

经常忘记年月日，数不清自己的子女数，计算困难，注意力不集中。

5. 主动性和条理性差

失去往日的积极主动性，消极不愿交往，料理家务无条理性，如做饭不放油盐，物品随手乱放，做事颠三倒四。

6. 敏感多疑

认为子女不孝，嫌弃自己抛弃自己。怀疑自己的东西被家人或邻居给偷走了等。

7. 性格改变

情绪不稳、喜怒无常，易激怒伤感，任性、自私、幼稚或与儿童斤斤计较，俗称“老顽童”。

8. 行为反常

可表现在多方面，如收藏废物视为珍宝，行踪诡秘但动作愚笨；行为不检点，偷窃、撒谎、随地大小便，睡眠倒错。

9. 运动功能障碍

重症痴呆老人可出现躯体运动功能障碍，四肢僵直、平衡丧失、行动障碍日益加剧，导致卧床不起、大小便失禁、生活不能自理、肢体挛缩。

三、治疗原则

目前尚无特效治疗可逆转脑功能缺损或阻止病情发展。对症治疗可用：

(1) 胆碱乙酰转移酶(Ache)抑制剂。可轻微改善认知功能，包括他克林、多奈哌齐、雷司替明、加兰他敏等，副作用有恶心、呕吐、腹泻、头晕和厌食等。

(2) 抗精神病药、抗抑郁药及抗焦虑药对控制痴呆伴发的行为异常有作用。具有明显精神兴奋，行为紊乱，吵闹不休者，可用地西泮或奋乃静，症状改善后应立即减药或停药，不能长期服用。

(3) 神经保护性治疗有延缓痴呆进展的轻微疗效证据。可以改善大脑代谢，主要有维生素 E、单胺氧化酶抑制剂司林吉兰、R-氧醇酸、辅酶 A、三磷腺苷静脉滴注，阿米三嗪/萝巴新、都可喜、中药金纳多银杏、脑心舒、安神补脑液也有一定改善大脑代谢的作用。

(4) 中医辨证论治。脾肾亏虚，表现为头昏、耳鸣、食少、便秘、遗尿者，可选用还少丹加减以补肾健脾，益脑生髓；痰浊内阻，见神志昏蒙、口中流涎者，宜以顺气导痰汤合菖蒲郁金汤加减以祛湿化浊，导痰宣窍。

(5) 艾灸法。隔姜艾灸大椎穴，每日灸 3～5 壮，隔日 1 次，10 次为 1 疗程，间隔 5 天继续第 2 疗程，一般 3～4 疗程可以见效。

四、预防措施

1. 防止精神衰退,大脑萎缩

老年人应勤用脑,多用脑,加强对脑细胞的支持和保护。加强肢体精细活动,应积极参加力所能及的社会活动,培养广泛的兴趣爱好,克服依赖心理,摆脱年老意识。老年人应主动真诚地与他人建立联系,进行交流沟通,排除孤独与隔绝。

2. 保持健康的心态,避免精神刺激

老年人要时刻保持稳定的情绪,保持心情舒畅、乐观豁达,遇怒而不躁,遇悲而不痛,无论是顺境还是逆境都要保持平静的心境,不要有情绪波动,尤其不要忧虑过度,这是预防精神性疾病的关键。

3. 养成良好的生活规律

老年人应养成良好的规律生活的习惯,不可随意变动,如早睡早起、定时饮食与排便、合理安排劳与逸等。现代人称之为"固定的生活动力定型"。

4. 注意饮食营养

尽量少吃含铝食品,最好不用铝制品烧煮饭菜,平时多吃胡萝卜,鲜鱼、酸牛奶、煮黄豆、水果之类对大脑具有营养作用的食物。必须做到"三高、三低、三定、两戒"。三高是高蛋白、高不饱和脂肪酸、高维生素;三低是低脂肪、低热量、低盐;三定是定时、定质、定量;两戒是戒烟、戒酒。

五、照护保健

老人在患有痴呆症后,日常生活多少会受到影响,而此时的看护方法是非常重要的。看护方法的优劣对痴呆老人的病情转归有着显著的影响。如采取了正确的看护手段,可以比单纯地依靠药物、手术等医疗措施起到更有效的效果。

1. 生活照护

对于智能障碍而导致生活能力低下的痴呆老人,一定要尊重他们的人格,保持他们的信心是非常重要的。要树立诸如吃饭、排泄、洗澡、换衣等简单生活能力老人是完全能够自理的观点,靠自身能力完成力所能及的事情会增强老人的生活信心。

(1) 环境:由于痴呆老人定向力障碍,记忆力低下,常会出现走错房间或洗手间的现象,所以我们应该将这种老人安排在易于观察、照顾的房间里。使用的床要矮,房间应固定,尽量避免转换房间或更换床等。桌上不要放置危险物品,每天一定要彻底检查整理房间及床铺周围的情况,防止任何可能带来危险的事情发生。

(2) 饮食:痴呆老人在进餐时的表现各种各样。有的老人坐在固定的座位上心理会很踏实,可以一个人顺利地完成进食;有的老人会对食物不满而拒绝进食;有的老人用手抓着进食;有的老人看到食物后在很短的时间内狼吞虎咽地全部吃光,造成胃溃疡;还有的老人将食物藏来藏去地偷偷进食等。针对上述各种类型,护理人员要找到适合本人特点的方式采取相应的措施,帮助他们进餐。比如有的老人不能将食物自主地放入口中,自己也不能饮水,护理人员可站在一旁,模仿饮水吞咽的声音,或者同老人一起张嘴诱导老人进食,这是针对老人的能力、状态而采取的相应的帮助手段。

(3) 活动：对痴呆老人提供合理的生活环境是最基本的护理工作。不要让老人有孤独感，鼓励老人多结交朋友，参加集体活动，散步、聊天，调节情绪。尽可能地调动本人的积极性，诱发他们参加刺激而有趣的活动，使他们能够精神活跃，积极乐观地对待生活。

2. 医学护理

(1) 病情观察：保证并提高痴呆老人的身体健康是非常重要的。老年人身体抵抗力下降，容易产生各种并发症，痴呆老人无法准确地表述出自己的病情，这就要求护理人员在日常生活中要随时观察老人的异常点，不要放弃任何细小的变化。要每日测定体温、脉搏、血压，每月测一次体重，争取早日发现任何异常的现象。

(2) 对症护理：高龄者的身体容易处于脱水状态，要合理安排老人进水，控制排便时间，痴呆老人如果患有便秘，可能诱发精神症状和异常行为的出现，甚至导致恶化。尽管痴呆老人无法用语言清楚表达自己的疼痛来源于何处，但通过表情的变化，用手按住腹部以及腿部蹬扯等动作直观地向我们表达疼痛产生的部位。护理人员应注意收集老人情况的信息，仔细分析异常行为的产生原因，争取早期找到相适应的医疗措施。

(3) 口腔护理：口腔的保健护理也是非常重要的事情，有医学报告指出科学的口腔护理可以减少肺炎的发生。痴呆老人不能独立完成刷牙、漱口动作，而对被人强制刷牙，进行口腔护理又非常讨厌，护理人员可在交流的亲切气氛中完成口腔护理工作。

(4) 异常行为护理措施：通过调查发现，痴呆老人因为智能障碍面对自己的行为不能采取正确的选择，无法完全控制自己的感情而导致情感错乱、行为异常。行为异常，总是有着导致异常的原因。我们若是仅从制止这种异常行为本身，而忽视真正诱因的思路去看护老人的话将会导致痴呆老人受惊而兴奋，头脑和行为陷入混乱无序状态。所以，在护理过程中，我们要弄清异常行为发生的具体原因和痴呆老人的心理状态以及外界对老人的负面影响。再考虑到老人身体，各种功能障碍和能力下降等综合因素制订合理和科学的看护方案。老人院中经常看到的异常行为是痴呆老人玩弄粪便。他们便后把手放在肛门处擦拭粪便，或把粪便涂抹到衣服、床单、墙壁上，更有甚者会将粪便放进口中，这些情况的发生往往是老人对自己的生活境况感到不满足而想借此达到惊人效果，或不满意家人或护理人员的照料而故意为难他人而造成不近情理的荒唐行为。总之，诸多因素均会造成极端行为的发生。遇到此时，如果护理人员从嘴里发出表示震惊和制止的语言，痴呆老人会恼怒而强词夺理、胡闹纠缠，护理人员也会变得不冷静。所以，护理时应控制自己的情绪，尽可能去理解他们。第一，要密切观察老人的行为，在老人做出有便意时的特殊表情和举动时，及时地诱导老人去厕所。第二，老年人患有便秘的比例很高，会引起老人的烦躁和痛苦，应予诊治，可从饮食和运动方面加以重视，如不见好转，可考虑使用灌肠和服用泻药治疗。第三，生活中，痴呆老人便后往往忘记用水冲便，所以，当看到大便后，邪气攻心，便后用手伸进去来回搅动。为避免此情况发生，在老人排便时，护理人员可同老人一同入厕，老人便后，在他弄便之前尽早地帮助他把秽物冲掉。异常行为中最使人困扰的是暴力行为。我们看到很多的患者对他人施加暴力，或撕扯或掐挠，给看护者造成不同程度的伤害。对于这种情况，一定要尽早发现患者的特点，及早采取措施。护理人员如果对老人进行生活帮助，动作要快捷准确、尽早完成，这样，即使接触有严重暴力倾向的痴呆老人，在很短的时间内也不会发生太大问题，并且，可以减少老人对外界产生的压迫感，防止暴力倾向的出现。

总之，关于异常言语、行为，我们要随时耐心地观察老人的行为，探察体恤他们的心情。抓住了这个要领，就能大大减少异常行为的出现。抱有细致入微、认真负责的态度，就能确保老人安定平稳地度过晚年。

3. 心理疏导

首先，护理人员应该与老人建立信赖关系。为了建立熟识的关系，要多与老人谈些旧话以及发生在身边的各种琐碎话题。从而，感情上得到老人的认可，看护工作便会得到老人的协力配合，变得相对轻松顺利起来。在与老人交谈中，一定要尊重老人的人格，认可他们的生活方式和态度。无论老人们向我们讲述什么都要抱着耐心倾听的态度，并要接受下来，不要试图纠正他们的观点。有些痴呆老人很依恋过去，终日陶醉在过去工作的辉煌当中。在追忆的情绪当中，老人处于一种安定祥和的精神状态。这时，我们应当顺应老人的思维，按照他提供的良好氛围，分享老人的快乐。这对老人的心理健康平衡起着至关重要的作用。

自信心的恢复对痴呆老人非常重要。痴呆老人们在生活上被认为无用之人，无时不处在不安和自卑的状态中。自信心的恢复对他们来说是非常重要的。为了恢复自信心，要尽力弥补和找回老人失去的能力，调动体内尚存的生活动力。对于痴呆老人来说，能够自己料理简单的日常生活，在自信心的恢复过程中起着无可比拟的作用。当我们希望老人自己去做某件事情时，我们可以用请求或商量的语气对他们说话，当老人在听到有人用请求的语气征询自己意见时，会感到十分的满足，往往会很痛快地应承下别人的要求。这样让痴呆老人认识到与看护者们处于平等地位而和谐相处时，一定会恢复他们的信心，树立生活的勇气。

通过对痴呆老人的观察发现，在具体的感情交流过程中，因智能障碍而造成功能低下的痴呆老人比起正常人感情触觉更加敏感，相对于物质体能的活动更需要关注他们的精神情感变化。某种意义上，痴呆老人表达喜、怒、哀、乐的方式非常直观。在老人感到不良的谈话气氛时，基本处于寡言无语状态，对语言的理解力也大为降低，总是用不加考虑的语言应付对方。所以，在与老人交流的过程中，一定要尊重老人的人格，切忌使用幼儿用语。一定要把老人放在平等的立场上进行成人间的语言交流，让老人感知到心灵之间的沟通。

4. 健康教育

(1) 疾病知识教育：向患者及家属介绍本病的有关病因，指导避免诱发因素。教育保持良好的心理状态，平时生活要有规律，合理安排活动和休息时间，注意劳逸结合，积极配合治疗。

(2) 指导老年人预防疾病：指导老年人勤用脑，预防大脑萎缩，调节情志，避免精神刺激，养成良好的生活规律，积极参加社交活动。发现疾病后鼓励尽量维持生活能力和参加社会活动，加强家庭和社会对患者的照顾和帮助，进行康复治疗和训练。

(3) 指导患者进行自我病情监测：明确痴呆早期症状，早期诊断可使患者从容地计划从工作岗位退休，安排理财，与医生和家人讨论未来医疗问题。晚期患者需要照看，防止鲁莽行为自伤或伤及家人。定向障碍和视空间障碍的患者应减少外出，以防意外。

子情境三　帕金森病的预防与照护

情境导入

患者，女性，78岁。

主诉：左侧肢体震颤、强直、走路不稳、慌张步态5年。

现病史：5年前无明显诱因出现左手震颤，精神紧张时加重，睡眠时消失，手指呈“搓丸样”动作，伴有肌强直，为“齿轮样强直”，运动减少，动作缓慢，表情呆板，瞬目少，“面具脸”，走路不稳，小步态，慌张步态，近5年症状逐渐加重，于今年出现左下肢震颤。顽固性便秘。

既往史：高血压病史10年，血压最高达180/100 mmHg，间断口服“硝苯地平片”降压治疗，血压控制不平稳。无脑血管疾病史，否认药物过敏史。

体格检查：T 36.3℃，P 80次/分，R 18次/分，BP 150/90 mmHg。

神志清楚，发育正常，精神不振，言语缓慢，发音过弱，颈软，无抵抗，双肺呼吸音清，双肺未闻及干、湿啰音，心律齐，心率80次/分，腹软，无压痛，肝脾未及，肠鸣音正常，移动性浊音阴性，两下肢无水肿。左侧肢体静止性震颤，四肢肢体肌力5级，左侧肢体肌张力增高，呈齿轮样强直，四肢深浅感觉正常，双侧巴宾斯基征阴性。

头CT：未见异常。

任务：1. 对该患者制订完善的照护计划。

2. 对该患者及家属做健康教育。

任务描述

特发性帕金森(PD)或震颤麻痹是中老年常见的神经系统变性疾病。主要发生于中老年人，40岁以前发病少见，提示老龄与发病有关。65岁以上人群的患病率为1 000/10万，随年龄的增长而增高，男性稍多于女性。帕金森病是一种慢性进展性变性疾病，目前尚无根治方法，多数患者发病数年内尚能继续工作，也有迅速发展致残者；疾病晚期由于严重肌强直、全身僵硬终至卧床不起。本病本身并不危及生命，肺炎、骨折等各种并发症是常见的死因。因此帕金森病的预防与照护工作非常重要。做好对帕金森病老人的照护工作，了解发病因素，掌握临床表现，熟悉治疗方案及预后转归，能够对该病患者制订合理的照护方案和功能康复锻炼方案，并能够开展预防该疾病的健康教育等。

任务实施

1. 按每5人为一小组对全班同学进行分组。
2. 以小组为单位对案例进行讨论分析。
3. 各小组汇报、分享讨论结果。

任务总结

1. 教师对各小组讨论分析结果进行点评。

2. 教师对任务描述中的知识进行分析总结。

知识链接

帕金森病是一种病因不明的慢性进行性疾病，多于60岁以后发病，起病隐匿，缓慢进展，以黑质多巴胺(DA)能神经元变性缺失和路易小体形成为特征。临床上以静止性震颤、运动迟缓、肌强直和姿势步态异常为特征。

一、发病原因

原发性震颤麻痹的主要病理是黑质变性，但引起黑质变性的原因至今不明，考虑可能与以下因素有关。

1. 遗传

绝大多数PD患者为散发性，约10%的患者有家族史，呈不完全外显的常染色体显性遗传或隐性遗传。

2. 环境疾病因素

脑炎、动脉硬化、颅脑外伤、基底节肿瘤或钙化等病损，一氧化碳、二氧化硫、锰、汞和氰化物等有害物质以及利血平、酚噻嗪类、丁酰苯类和抗抑郁剂等药物中毒，均可产生与震颤麻痹类似的临床症状或病理改变，这些情况统称为震颤麻痹综合征或帕金森病。有人认为居住在钢铁厂、工业化学品厂和印刷厂周围的人患帕金森病的危险性明显增高。

3. 年龄老化

研究发现黑质多巴胺活力随年龄增长逐渐减少，提示年龄老化是PD发病的促发因素。

二、临床表现

1. 症状

(1) 静止性震颤：常为首发症状。多自一侧手指开始，逐渐扩展至同侧下肢及对侧上下肢，最后累及舌、唇、腭及头部。为肢体的促动肌和拮抗肌节律性(每秒4～6次)交替性收缩而致。手指呈“搓丸样动作”，活动时减轻，情绪紧张时加重，睡眠时消失。

(2) 肌强直：表现屈肌与伸肌张力同时增高。肌张力增高，呈齿轮样、铅管样或折刀样强直，四肢、躯干、头部和面部均可受累。头部前倾，躯干俯屈。额部多油腻。手指内收，指关节近端过伸，远端屈曲。

(3) 运动迟缓：随意运动缓慢、减少。面部表情呆板，很少眨眼，称“面具脸”。早期，患者上肢运动减少，合并肌强直，书写困难，字弯曲不正，越写越小，称“写字过小征”。日常生活，如解系鞋带和扣纽扣、洗脸、刷牙和穿衣、脱衣等动作有困难。咀嚼、吞吐、说话均有困难，出现流涎。

(4) 姿势步态异常：站立时，头前倾，躯干俯屈，膝稍屈，上臂内收，肘屈曲，行走时步伐小，上肢连带运动消失，起步困难且慢，但越走越快，不能及时停步，呈慌张步态。

(5) 自主神经功能紊乱：还可出现顽固性便秘、出汗、皮脂溢出增多、眼睑阵挛、发音过弱、直立性低血压等，少数患者晚期可出现痴呆。

2. 体征

面具脸、帕金森手、静止性震颤和慌张步态等。肢体肌张力齿轮样、铅笔样、折刀样增高，腱反射和感觉检查正常，无病理征。

三、治疗原则

1. 一般治疗

疾病早期无须特殊治疗，应鼓励患者进行适度的活动和体育锻炼，体疗能使患者更好地从事日常生活活动。若疾病影响患者的日常生活和工作能力，则需药物治疗，多种药物能较好地解除大部分症状，但均不能阻止本病的自然进展，需要终生服药。

2. 药物治疗

(1) 抗胆碱能药：对震颤和强直有效，对运动迟缓疗效较差，适于震颤突出且年龄较轻的患者。常用药物有苯海索(安坦)、丙环定(开马君)、苯托品、环戊丙醇等。青光眼及前列腺肥大患者禁用，老年患者可影响记忆功能，应慎用。

(2) 金刚烷胺：可轻度改善运动减少、强直和震颤等，适于治疗早期轻症患者，可单独或与抗胆碱能药合用。肾功能不全、癫痫、严重胃溃疡和肝病患者慎用，哺乳期妇女禁用。

(3) 左旋多巴及复方左旋多巴：是治疗 PD 最有效的药物或金指标。可改善 PD 所有临床症状，对运动减少有特殊疗效。要尽可能推迟用药时间，应用小剂量，最后与多巴胺受体激动剂合用。包括多巴丝肼(美多巴)、复方左旋多巴(帕金宁)、卡左双多巴(息宁控释片)等。闭角型青光眼、精神病患者禁用，活动性消化道溃疡患者应慎用。常见急性副作用包括恶心、呕吐、低血压、不安和意识模糊等，疾病后期左旋多巴的迟发并发症包括症状波动、异动症和精神症状等。

(4) 多巴胺(DA)受体激动剂：年轻患者早期可单用，中晚期与复方左旋多巴合用。常用药物有培高利特、溴隐亭、派拉米苏和罗吡尼洛等。有精神病史患者禁用。

(5) 单胺氧化酶 B 抑制剂：增加脑内多巴胺含量。与复方左旋多巴合用有协同作用，减少约 1/4 左旋多巴的用量，能延缓开关现象出现，用作神经保护剂可维持轻症患者。常用司来吉兰(思吉宁)。胃溃疡患者慎用。

(6) 儿茶酚-氧位-甲基转移酶(COMT)抑制剂：增加脑内 DA 含量。与多巴丝肼(美多巴)或卡左双多巴(息宁)合用可增强后者疗效，减少症状波动反应，单独使用无效。包括托可朋(答是美)和恩托可朋(柯丹)。

(7) 中药或针灸对 PD 的治疗有一定的辅助作用，需与西药合用，单用疗效不理想。

3. 外科治疗

外科治疗包括苍白球或丘脑底核毁损或切除术，采用立体定向手术是通过定向仪确定手术靶点，进而将手术器械导入靶点实施手术的方法。该治疗对本病有较好的疗效，但术后仍有可能复发。另外还有脑深部电刺激和细胞移植术。前者对年龄较轻，症状以震颤、强直为主且偏于一侧者效果较好，术后仍需药物治疗。后者仍处于实验阶段。

4. 康复治疗

对患者进行语言、进食、走路及日常生活训练及指导，日常生活帮助如设在房间和卫生间的扶手、防滑橡胶桌垫、大把手餐具等，可改善生活质量。晚期卧床者应加强护理，减少并发症。

四、预防措施

(1) 由于原发性震颤麻痹的病因迄今为止不甚清楚，因此，预防尚十分困难。目前，一氧化碳、二氧化硫、锰、汞和氰化物等有害物质以及利血平、酚噻嗪类和抗抑郁剂等药物的中毒所引起的震颤麻痹综合征并非鲜见，应在临床上予以足够的重视。对于前者有密切接触的人群应该进行定期的普查，而对后者在临床上应该避免长期应用，避免引起黑质、纹状体的变性，从而导致震颤麻痹的发生。

(2) 对于已患病的患者要做好生活护理，协助患者洗漱、进食、沐浴、大小便料理和做好安全防护，增进患者的舒适，预防并发症。

五、照护保健

1. 生活照护

(1) 环境：居室应清洁、整齐、安静、阳光充足、空气新鲜，并注意通风。保持充分的防护，注意减少其运动区域障碍物，防止地面潮湿，以免患者摔伤或跌倒，必要时专人陪护。对于下肢行动不便、起坐困难者，应配备高位坐厕、高脚椅、手杖、床铺护栏、室内或走道扶手等必要的辅助设备；保证床的高度适中；传呼器置于患者床边；生活日用品(如茶杯、毛巾、纸巾、便器、手杖等)固定放置于患者伸手可及处，以方便患者取用。

(2) 饮食：饮食以进低胆固醇、适量优质蛋白、高热量、高维生素、高纤维素、易消化食物为宜。吞咽困难者应鼻饲牛奶，对自己不能进食者，应耐心喂饭、喂水，避免刺激性食物，忌烟、酒，充分供给水果、蜂蜜、蔬菜，预防顽固性便秘，必要时给予开塞露通便。由于高蛋白饮食会降低左旋多巴类药物的疗效，故不宜盲目给予过多的蛋白质；槟榔为拟胆碱能食物，可降低抗胆碱能药物的疗效，也应避免食用。

(3) 个人卫生：对于出汗多、皮脂腺分泌亢进的患者，要指导其穿柔软、宽松的棉布衣服；经常清洁皮肤，勤换被褥、衣服，勤洗澡，卧床患者应协助床上擦浴，每天 1～2 次。

(4) 采取有效沟通方式：对于言语不清、构音障碍的患者，应耐心倾听患者的主诉，了解患者的生活需要和情感需要，可指导患者采用手势、纸笔、画板等沟通方式与他人交流；在与患者沟通的过程中态度要和蔼、诚恳，注意尊重患者，不可随意打断患者说话。

(5) 提供生活便利：对于行动不便、起坐困难者应配备牢固且高度适中的坐厕、沙发或椅、床和床栏，以利于患者起坐时借力；配备手杖、室内或走道扶手等必要的辅助设施；呼叫器置于患者床边；生活日用品固定放置于患者触手可及处，生活起居处方便患者。患者动作笨拙，常有失误，应谨防进食时烫伤。端碗持筷困难者尽量选用不宜打碎的不锈钢器具和大把手器具，避免陶瓷和玻璃制品。

(6) 自我修饰：指导患者进行面肌功能训练，如鼓腮、伸舌、撅嘴、露齿、吹吸等，可改善面部表情和吞咽困难；指导患者保持着装整洁和自我形象的尽量完美；为患者提供必要的隐蔽环境，尤其是进行起居、饮食和排泄等生活护理；督促进食后及时清洁口腔，随身携带纸巾擦净口角溢出的分泌物，维持自身形象。

2. 医学护理

(1) 病情监测：评估患者饮食及营养状况，注意每天进食量和食品的组成；了解患者的精神状况和体重变化，评估患者的皮肤、尿量及实验室指标变化情况。要细心观察体温、呼吸、脉搏、血压等生命体征。

(2) 对症护理：避免胃—食管反流，患者轻者可下地活动，严重震颤或肌强直者应卧床休息，取头高位。注意胃—食管反流，及时吸出口腔内反流物，防止窒息和肺炎。大量流涎者，应保持口腔清洁，以免合并口腔炎。卧床患者垫气垫床或按摩床，保持床单清洁、干燥，定时翻身、拍背，并注意做好骨突处保护，预防压疮。保持大小便通畅。对于顽固性便秘患者，每天双手顺时针按摩腹部，促进肠蠕动；还可适量服食蜂蜜、麻油等帮助通便，必要时遵医嘱口服液状石蜡、酚酞片、番泻叶等缓泻剂，或给予开塞露塞肛、灌肠、人工通便等。对于排尿困难的患者应指导患者精神放松，腹部按摩、热敷以刺激排尿，膀胱充盈无法排尿时在无菌操作下给予导尿和留置尿管。进食困难的患者，根据病情需要，遵医嘱静脉补充足够的营养，如葡萄糖、电解质、脂肪乳等，也可使用鼻饲流质或经皮胃管(胃造瘘术)进食。

(3) 用药护理：告知患者本病需要长期或终生服药治疗，让患者了解常用的药物种类、用法、服药注意事项、疗效及不良反应的观察与处理，告诉患者长期服药过程中可能会突然出现某些症状加重或疗效减退，让患者了解用药过程中可能出现的“开关现象”、“剂末现象”以及应对方法。用药过程中要仔细观察震颤、肌强直和其他运动功能、语言功能的改善程度，观察患者的起坐速度、步行姿势、讲话音调及流利程度，写字、梳头、扣纽扣、系鞋带以及进食动作等，以确定药物疗效。

(4) 运动疗法护理。

① 运动功能训练：着重于各关节活动范围的训练，通过医疗体操或日常技能训练以维持四肢和躯干各关节的活动范围，特别需要进行手部精细动作锻炼，如扣纽扣、穿衣、拿筷子等。

② 身体姿势训练：矫正躯干和四肢的屈曲姿势，反复训练患者保持躯干直立和四肢的良好姿态。

③ 步行步态训练：步行时双眼直视，两上肢与两下肢需要保持协同合拍动作，逐步纠正小步和慌张步态。步行时足尖尽量抬高，同时跨步要慢，步距要小，并做左右转和前后进退的训练。

④ 言语发音训练：患者言语低沉，发音单调，有时口吃。言语锻炼可对镜操练，如大声反复发〈O〉和〈e〉音，并加舌头、口唇动作范围，反复训练可提高语言强度和言语速度。

⑤ 基本动作训练：起、坐、立、卧等动作训练，重症患者可以在床上锻炼坐位、卧位和翻身、左侧位、右侧位等体位变动和训练。

(5) 物理疗法：可进行脑部和躯体、四肢各关节的理疗，除脑部用10%碘化钾离子导入治疗外，对局部有关症状，可根据不同情况，选用不同的理疗，例如对颈肩部僵直者，可用温热疗法，如白热灯、红外线或局部蜡疗等；对呼吸肌运动障碍者，可用低频脉冲电疗以刺激膈神经；对肋间肌的锻炼可用中频电疗，以达到增强呼吸肌力量和提高呼吸功能；对面具脸者，可选用低频脉冲电刺激面肌，以纠正面肌活动的刻板状况。

3. 心理疏导

早期患者的动作迟钝笨拙、表情淡漠、语言断续、流涎，患者往往产生自卑忧郁心理，他们回避人际交往，拒绝社交活动，整日沉默寡言，闷闷不乐。随着病程延长，病情进行性加重，患者丧失劳动能力，生活自理能力也逐渐下降，可产生焦虑、恐惧甚至绝望心理。应细心观察患者的心理反应，鼓励患者表达并注意倾听他们的心理感受，与他们讨论身体健康状况改变所造成的影响，及时给予正确的信息和引导；同时应鼓励患者参与日常活动，在家人的帮助下积极进行日常活动。尽量维持过去的兴趣与爱好，帮助培养和寻找新的简单易做的嗜好；嘱患者避免紧张、疲劳，保持平静，情绪稳定，不怨天尤人，保持平常心，有助于健康，并强调亲属、朋友多联系其参与一定的社会活动，为其创造良好的亲情和人际关系氛围，减轻他们的心理压力。告诉患者本病病程长、进展缓慢、治疗周期长，而疗效的好坏常与患者精神情绪有关，鼓励他们保持良好心态。

4. 健康教育

(1) 疾病知识教育：本病是缓慢进展的神经系统变性疾病，目前尚无根治方法，若能及时诊断和正确治疗，多数患者发病数年内仍能继续工作或生活质量良好，因此，应指导患者及家属了解本病的临床表现、病情进展和主要并发症，帮助患者和照顾者适应角色的改变，掌握疾病相关知识和自我护理方法，帮助分析和消除不利于个人及家庭应对的各种因素，制订切实可行的护理计划并督促落实。

(2) 指导老年人预防疾病。

① 皮肤护理：患者因震颤和不自主运动，出汗多，易造成皮肤刺激和不舒适感，皮肤抵抗力降低，还可导致皮肤破损和继发皮肤感染，应勤洗勤换衣物，保持皮肤卫生；中晚期患者因运动障碍，卧床时间增多，应勤翻身勤擦洗，防止局部皮肤受压和改善全身血液循环，预防压疮。

② 康复训练：鼓励患者维持和培养兴趣爱好，坚持适当的运动和体育锻炼，做力所能及的家务劳动等，可以延缓身体功能障碍的发生和发展，从而延长寿命，提高生活质量。患者应树立信心，坚持主动运动，如散步、打太极拳等，保持关节活动的最大范围；加强日常生活动作训练，进食、洗漱、穿衣服等应尽量自理；卧床患者协助被动活动关节和按摩肢体，预防关节僵硬和肢体挛缩。

③ 安全护理：指导患者避免登高和操作高速运转的机器，不要单独使用煤气、热水器及锐利器械，防止受伤等意外；避免让患者进食带骨刺的食物和易碎的器皿；外出时需人陪伴，尤其是精神智能障碍者，其衣服口袋内要放置写有患者姓名、住址和联系电话的“安全卡片”或佩带手腕识别牌，以防走失。

(3) 指导患者进行自我病情监测：定期门诊复查，动态了解血压变化和肝肾功能、血常规等指标。当患者出现发热、外伤、骨折或运动障碍、精神智能障碍加重时及时就诊。

子情境四　癫痫的预防与照护

情境导入

患者，男性，56岁。

主诉：反复发作全身抽搐伴意识障碍半年。

现病史：半年前车祸后脑外伤治疗后出现发作性癫痫发作。表现为突然出现意识丧失，大叫一声而摔倒，全身骨骼肌强直性收缩，出现角弓反张、口吐白沫，强直持续约数秒钟后出现肌肉阵挛，呈交替性收缩与松弛，持续约1 min后全身肌肉松弛，发生尿失禁，意识经过数分钟后逐渐恢复。清醒后伴头痛、全身酸痛和乏力，对发作全无记忆。近半年大概每1～2月发作1次，共发作4次。

既往史：体健，否认高血压和脑血管疾病。平素性情急躁。吸烟史30年，每日1包；饮酒史30年，每日3两白酒。否认药物过敏史。

体格检查：T 36.3℃，P 80次/分，R 18次/分，BP 130/80 mmHg。

神志清楚，发育正常，精神不振，颈软，无抵抗，双肺呼吸音清，双肺未闻及干、湿啰音，心律齐，心率80次/分，腹软，无压痛，肝脾未及，肠鸣音正常，移动性浊音阴性，两下肢无水肿。

发作后期脑电图：电波低平，呈现明显脑电抑制。

任务：1. 对该患者制订完善的照护计划。

2. 对该患者及家属做健康教育。

任务描述

癫痫是神经系统常见疾病，流行病学资料显示，一般人群的年癫痫发病率为(50～70)/10万，在我国患病率为0.5%，估计我国约有600万以上癫痫患者，每年新发病的癫痫患者为65万～70万。其中约25%的患者为难治性癫痫，我国的难治性癫痫患者至少在150万以上。可见，癫痫是神经系统疾病中仅次于脑卒中的第二大常见疾病。而早期、合理的治疗护理有助于改善预后和预防发生难治性癫痫，改善患者的生活质量。因此对癫痫患者的预防与照护工作非常重要。做好对癫痫病老人的照护工作，了解发病因素，掌握临床表现，熟悉急救治疗方案及预后转归，能够对该病患者制订合理的照护方案，并能够开展预防该疾病的健康教育等。

任务实施

1. 按每5人为一小组对全班同学进行分组。
2. 以小组为单位对案例进行讨论分析。
3. 各小组汇报、分享讨论结果。

任务总结

1. 教师对各小组讨论分析结果进行点评。

2. 教师对任务描述中的知识进行分析总结。

知识链接

痫性发作是脑神经元过度同步放电引起的短暂脑功能障碍，通常指一次发作过程，患者可同时有几种痫性发作。癫痫是慢性反复发作性短暂脑功能失调综合征，以脑神经元异常放电引起反复痫性发作为特征，是发作性意识丧失的常见原因。脑神经元异常过度放电是癫痫发作的病理生理基础，由于脑病变和放电起源部位不同，癫痫发作可表现为运动、感觉、意识、精神、行为、自主神经等方面的功能异常，往往突然发作，自动终止，并伴有各种异常脑电图变化。癫痫并非独立的疾病，而是一组疾病或综合征。

一、发病原因

1. 原发性癫痫

原发性癫痫又称特发性癫痫，病因不明，与遗传因素有较密切的关系，起病多在5～20岁。具有特征性临床及脑电图表现。

2. 继发性癫痫

继发性癫痫又称症状性癫痫，是由于脑部多种器质性病变或全身代谢紊乱所致，如脑的先天性畸形、产伤后脑性瘫痪、高热惊厥后遗症、颅脑外伤后、脑部各种感染与中毒、颅内肿瘤与脑血管病、营养与代谢性疾病、变应性疾病等均可导致癫痫的发作。

3. 隐源性癫痫

临床表现提示为症状性癫痫，但未找到明确病因，可在特殊年龄段起病，但无特定的临床和脑电图特征。临床上这类患者占很大比例。

4. 状态关联性癫痫发作

这类患者发病与特殊状态有关，如高热、缺氧、内分泌改变、电解质失调、药物过量、长期饮酒戒断、睡眠剥夺、过度饮水等。这类发作虽为痫性发作，但一旦去除有关状态即不再发作，故一般不诊断为癫痫。

二、临床表现

(一) 症状

癫痫发作的形式复杂多样，常见有大发作、小发作、局限性发作和精神运动性发作，其中以大发作最多见。

1. 大发作

大发作又称全身强直-阵挛性发作，发作以意识丧失和全身抽搐、口吐白沫等为特征。可分为强直期、阵挛期、痉挛后期。

2. 小发作

小发作又称失神发作，以短暂的意识障碍为主要特征。发作时两眼凝视或上翻，呆立不动，或突然终止正在进行的动作，呼之不应，持续10～20 s，之后意识立即清醒。每日可发作数次至上百次不等。儿童期起病，青春期前停止发作。

3. 局限性发作

局限性发作又称单纯性部分性发作，持续时间较短，一般不超过 1 min，以局部症状为特征，不伴有意识障碍，主要是局部的抽动或局部感觉障碍等。

4. 精神运动性发作

精神运动性发作又称复杂部分性发作。发作前常有类似感觉性发作的先兆，如幻嗅、幻视、幻听、上腹不适感、眩晕和自主神经障碍。伴不同程度的意识障碍与自动症，发作通常持续 1～3 min。自动症包括进食样自动症、模仿性自动症、手势性自动症、词语性自动症、走动性自动症、假自主运动性自动症和性自动症。

5. 癫痫持续状态

癫痫持续状态是癫痫连续发作之间意识尚未完全恢复又频繁再发或癫痫发作持续 30 min 以上不自行停止。癫痫持续状态是内科常见的急症，若不及时治疗可因高热、循环衰竭或神经元兴奋毒性损伤导致永久性脑损害，致残率和死亡率很高。

（二）体征

发作时可见意识障碍、四肢痉挛性强直、一过性瘫痪等，间歇期无阳性体征。

三、治疗原则

1. 病因治疗

针对不同病因及原发灶进行治疗，对颅内占位性病变首先考虑手术治疗。

2. 对症治疗

一旦癫痫被确诊，即需进行药物治疗加以控制。

（1）药物的选择：大发作首选苯妥英钠，其次苯巴比妥。部分性发作、精神运动性发作首选卡马西平，其次是氯硝西泮、苯妥英钠。失神发作首选乙琥胺，其次为丙戊酸钠。

（2）药物的剂量与应用：应先选用单一的药物治疗，从小剂量开始，逐渐调整至能控制发作而又不出现毒性反应为宜。

（3）疗程：癫痫治疗是一个长期过程，特发性癫痫通常在控制发作 1～2 年后，非特发性癫痫在控制发作 3～5 年后才考虑减量和停药，部分患者需终身服药。

3. 癫痫持续状态的治疗

（1）从速制止发作：地西泮（安定）注射液 10～20 mg 静脉注射，2 min 内完成，不宜过快，以免抑制呼吸。也可选用氯硝西泮（氯硝安定），药效是地西泮的 5 倍，成人首次剂量 3 mg 静脉注射，对各型癫痫状态疗效俱佳。然后静脉输入苯妥英钠注射液 10～20 mg/kg 体重，稀释于 0.9%氯化钠注射液中，速度每分钟不超过 50 mg。

（2）保持呼吸道通畅：吸痰，给氧。

（3）防治脑水肿：给予 20%甘露醇注射液 250 mg，6～8 h 可重复应用；或地塞米松 10～20 mg 静脉滴注。

（4）对症治疗：全面支持，维持循环，高热时物理或药物降温；纠正水、电解质紊乱；肺部感染时应用抗生素。

4. 手术治疗

对顽固性癫痫而药物治疗无效者，可进行早期手术，减少脑功能的损害。慢性精神病和智商低于 70 被认为手术的禁忌证。常用方法包括前颞叶切除术、颞叶以外脑皮质切除术、癫痫病灶切除术、大脑半球切除术、胼胝体部分切除术、多处软脑膜下横切术。

四、预防措施

1. 避免危险因素

如不宜驾车、游泳、盆浴、操作机械、高空作业、服兵役、骑马及在炉旁等危险地方工作。

2. 避免诱发因素

如疲劳、缺觉、过饱、过劳累、饥饿、便秘、情绪激动、电视色彩过浓、经期、一过性代谢紊乱、过敏反应及烟、酒、辛辣等刺激性食物。过度换气对于失神发作、过度饮水对于强直性阵挛发作、闪光对于肌阵挛发作也有诱发作用。有些反射性癫痫还应避免强烈的声光刺激、惊吓、心算、阅读、书写、下棋、玩牌、刷牙、外耳道刺激等特定因素。癫痫持续状态的诱发因素常为突然停药、减药、漏服药及换药不当;其次为发热、感冒、劳累、饮酒、妊娠与分娩;使用异烟肼、利多卡因、氨茶碱或抗抑郁药亦可诱发。

3. 坚持服药

患者需坚持长期服药,癫痫完全控制 3～5 年不发作者,方可考虑停服药物,撤停过程需 1～2 年。若需更换或停药,应逐渐进行,在原药的基础上加上新药,切忌骤停原药物。若原发作频繁,用药量大,停药时更要缓慢。

4. 建立规律的生活制度

正确对待疾病,病情缓解可参加日常正常的活动,适当从事体育锻炼。

5. 建议患者选择适当的工作,禁止从事攀高、游泳、驾驶等职业,以及在炉火旁、高压电机旁或其他在发作时可能危及生命的工种。

五、照护保健

(一) 生活照护

1. 环境

病室安静舒适,光线稍暗,避免嘈杂刺激。避免患者单独离开病房。

2. 饮食

饮食以清淡为宜,少食辛辣,避免过饱,保持大便通畅,戒除烟、酒、咖啡。意识不清时可给予鼻饲,成人热能保持在 2 000～3 000 kcal/kg,其中蛋白质 0.5～1 g/kg 体重。并给予足够的维生素。食盐摄入量应偏低。限制饮水量,24 h 内不超过 1 500 mL,因癫痫发作可能与水、钠潴留有关。夏季可适当增量。

3. 休息

癫痫发作时和发作后均应卧床休息,睡眠时应注意侧卧位,除去义齿,解除颈部衣扣、腰带等以防癫痫发作时影响呼吸。平时建立良好的生活习惯,保持睡眠充足。减少精神和感觉刺激,如避免长时间地看电视、洗浴、玩游戏机等,尽量不去舞厅、歌厅、游戏厅,禁忌游泳和蒸气浴等。

（二）医学护理

1. 病情监测

严密观察生命体征及神志、瞳孔变化，注意发作过程有无心率增快、血压升高、呼吸减慢或暂停、瞳孔散大、牙关紧闭、大小便失禁等；观察发作的类型，记录发作的持续时间与频率；观察发作停止后患者是否意识完全恢复，有无头痛、疲乏及行为异常。

2. 对症护理

（1）大发作时的护理：以控制癫痫发作和保护患者为重点。

① 迅速将缠有纱布的压舌板或用毛巾置于患者口腔内的一侧上下臼齿之间。用衬垫保护头部避免受伤。

② 去枕平卧位，头偏向一侧使口腔分泌物自行流出，以免误入气管引起窒息；解开衣领，将患者下颌托起，同时解松裤带。

③ 连续抽搐时，不能强力被动地阻止患者的抽动，可在四肢大关节处稍加压力和保护，以防脱臼、骨折和坠床。

④ 发作后未完全清醒前，应设专护和加床栏，同时禁食、禁水。

⑤ 对自主呼吸不能立即恢复者，应及时进行人工呼吸和给氧。

⑥ 发作后嗜睡过程中，患者可有短时间的兴奋躁动，要加强保护性措施，以免自伤、伤人或外出。

⑦ 由于抽搐时出汗较多，患者清醒后常感口渴，注意不宜一次给予大量饮水，而以少量多次为宜，以免导致脑内一时水分潴留过多和再次抽搐发作。

⑧ 如有尿便失禁，及时更换床单、衣服，注意保暖，炎热季节应注意散热。

（2）癫痫持续状态时的护理：癫痫持续状态是一种危重病情，应积极协助医师抢救，及时控制抽搐发作，防治脑水肿及肺部感染，对高热者应迅速降温，注意水、电解质平衡，预防呼吸循环功能衰竭。

① 观察抗痉挛药的应用：选择止痉作用快、效果好的药物，在静注过程中必须随时调整速度，严密观察呼吸、心率、血压的变化，注意常用药物的毒性反应和注意事项。

② 观察脱水药应用：患者由于连续抽搐，脑组织缺血、缺氧以致肿胀，出现脉搏缓慢、血压升高。用降颅压脱水药时，应保证药物的剂量和注射速度，如应用20%甘露醇注射液250 mL静滴，应在20 min滴完。速度过慢，血浆内达不到应有的渗透压，其脱水效果不好。若用药后患者呼吸、脉搏、血压逐渐恶化，昏迷加深或抽搐停止，应考虑脑水肿加重，迅速通知医师。

③ 合并症观察与处理。

a. 缺氧：癫痫发作时常有呼吸道梗阻，需及时吸痰。若患者神志不清、呼吸道分泌物过多而咳不出痰，应做气管切开。癫痫发作时应慎重给氧，过多给氧反可促使发作。若缺氧明显而呼吸衰竭，可给低流量吸氧，每次5 min，每小时3～5次。同时应用中枢神经兴奋剂，对兴奋呼吸中枢，提高通气量，有较好的效果。

b. 发热：癫痫持续状态常有中枢性高热和继发性高热，使脑组织的基础代谢率增高，脑组织需氧量增加，致脑水肿加重。因此，降温是减轻脑水肿，保护脑组织的必要措施。因体温每下降1℃可降低脑代谢6.5%，降低脑压5.5%，通常对体温超过38.5℃以上的患者，应采取体表降温的方法，体温在39.5℃以上的患者，应采取体内降温的方法，如用冰水200 mL

加阿司匹林 1 g 灌肠，效果较好。

c. 水、电解质平衡失调：患者因出汗多，加之应用脱水剂，应注意水及电解质平衡，按时抽血查钠、氯、二氧化碳结合力及尿常规，了解其数值，协助医师纠正脱水。输液时注意速度不宜过快，量不宜过多，以防加重脑水肿。

3. 用药护理

(1) 用药指导：有效的抗癫痫药治疗可使 80% 的患者发作得到控制。告诉患者抗癫痫药物治疗的原则，指导患者掌握药物疗效及不良反应的观察，鼓励遵医嘱坚持长期正确服药。

(2) 服药原则：根据发作类型选择药物；为了预防两种或多种用药所致慢性中毒而使发作加重，应坚持单药治疗；药物一般从小剂量开始，逐渐加量，以尽可能控制发作、又不致引起毒性反应的最小有效剂量为宜；严格遵照医嘱用药，间断不规则服药不利于癫痫控制，且易导致癫痫持续状态发生。抗癫痫药物一般为碱性，宜在饭后服用，可减轻胃肠道反应；应根据患者的年龄、全身情况、耐受性及经济情况，给予个体化治疗和长期监控。

(3) 药物不良反应观察：通常发生于开始用药或加量时，与血药浓度有关。多数常见不良反应为短暂性反应，缓慢减量即可明显减少，进食时服药可减少恶心反应，将较大的一次剂量睡前服用可减少镇静作用。严重特异性反应，如卡马西平所致皮疹、肝损伤，苯妥英钠所致神经系统损坏，苯巴比妥引起的智能、行为改变等，须考虑减药或停药。与剂量有关的一般性不良反应，如头痛、消化道症状等，通过逐渐减量、调节剂量等方法可以避免或减轻。

(4) 停药时机：大发作、强直性发作、阵挛性发作完全控制 4～5 年后，失神发作停止半年后可考虑停药，停药前应有一个缓慢减量的过程，一般不少于 1～1.5 年。

(三) 心理疏导

由于癫痫反复发作影响正常生活与工作，甚至因正在陡坡上行走、高空作业或河边、炉前等危险环境突然发作，危及生命，使患者终日焦虑、紧张、悲观，或某些发作有碍自身形象，使患者自尊心受到打击而自卑。因此，要提倡人人关怀患者，使他们能正常工作、生活，过着常人一样的婚姻、家庭生活，感受到家庭和社会的温暖。一些难治性患者，因疾病长期得不到有效控制而产生悲观失望心理，对生活失去信心，有的甚至有自杀的想法，因此要特别帮助他们增强信心，争取早日康复。

(四) 健康教育

1. 疾病知识教育

创造一个良好的家庭生活环境，随着教育程度的提高，对癫痫病的错误认识正在不断得到纠正。农村的发病率高于城市，迷信活动造成不少患者得不到及时良好的诊治。指导患者和家属掌握疾病相关知识及自我护理方法，帮助分析和去除不利于患者治疗的各种因素，控制癫痫发作的可变诱因，减少癫痫发作引起的意外伤害，防止并发症。普及疾病知识，让周围的人了解癫痫的病情及抢救方法。

2. 指导老年患者预防疾病

指导老年患者保持平衡心态，树立治疗信心。饮食清淡、无刺激、富于营养的食物，保持大便通畅，避免饥饿或过饱，戒除烟、酒、咖啡。保持适当的休息和活动。避免促发因素。积极配合治疗，遵医嘱服药。坚持长期有规律服药，切忌突然停药、减药、漏服药及自行换药，尤其应防止在服药控制发作后不久就自行停药，以免发展成为难治性癫痫和诱发癫痫持续状态。

3. 指导患者进行自我病情监测

一般于首次服药后5～7天复查抗癫痫药物的血药浓度，每3个月至半年抽血检查一次，每月检查血常规和每季检查肝肾功能1次，以动态了解抗癫痫药物的血药浓度、脑电图变化和药物不良反应。尤其苯妥英钠，其有效剂量和中毒剂量接近，以便及时调整药物剂量。如果药物减量后病情有反复和加重的迹象，应尽快就诊。当发现癫痫发作频繁或症状缓解不理想或出现发热、皮疹时，应及时就诊。平时随身携带示有姓名、住址、联系电话及疾病诊断的个人信息卡，以备发作时及时联系与急救。

思考与训练

问答题

1. 老年痴呆症的表现有哪些？
2. 老年人如何预防痴呆？
3. 简述帕金森病的临床特点。
4. 如何预防癫痫发作？
5. 对癫痫患者应做好哪些方面的健康教育？

案例分析

病历摘要一

患者，男性，65岁。上楼时突然摔倒，不省人事1 h急诊入院。有高血压史13年。护理体检：体温36.8℃，心率105次/分，呼吸27次/分，血压185/105 mmHg。浅昏迷，双侧瞳孔2 mm，右侧鼻唇沟变浅，口角歪向左侧，右侧肢体瘫痪，右侧巴宾斯基征阳性。头颅CT检查示左基底节区有一高密度影。

思考题：

1. 该患者的诊断是什么？
2. 应做好哪些生活护理？
3. 如何做好院外抢救？

病历摘要二

患者，女性，55岁。4年前因精神刺激突然倒地，意识丧失，双目上视，咬牙，口吐白沫，两手握拳，四肢抽搐，约4～5 min后醒来，感头晕乏力，对发生经过毫无记忆。此后每年发作6～10次不等。脑电图检查结果显示左颞叶癫痫灶可能。今天再发病，四肢抽搐，神志不清。

思考题：

1. 患者可能发生了哪种急症？如何进行急救？
2. 待患者神志清醒后，应开展哪些内容的健康指导？

学习情境七　免疫与运动系统常见病的预防与照护

学习目标

知识目标

1. 熟悉老年免疫与运动系统常见病的发病原因、临床表现、并发症。
2. 掌握老年免疫与运动系统常见病的预防与照护保健知识。
3. 了解老年免疫与运动系统常见病的治疗原则，正确指导患病老年人用药。
4. 掌握老年人关节疼痛的正确辨别、判断及护理。

能力目标

1. 能够做好预防老年免疫与运动系统常见病的工作。
2. 能够对患有免疫与运动系统常见病的老年人制订完善的照护计划。
3. 能够根据病情选择合理的护理技术并正确实施。
4. 能够对老年人进行免疫与运动系统常见病健康教育。
5. 具有关爱、尊重患病老人的职业素养和团队协作精神。

概述

风湿免疫与运动系统疾病是指病变累及骨、关节及其周围软组织，包括肌肉、肌腱、滑膜、韧带、神经等的一组疾病，以内科治疗为主。其主要临床表现是关节疼痛、肿胀、活动功能障碍，病程进展缓慢，发作与缓解交替出现，部分患者可发生脏器功能损害，甚至功能衰竭。

风湿免疫与运动系统疾病病因复杂，主要与感染、免疫、代谢、内分泌、环境、遗传、肿瘤、过度运动等因素有关。其分类主要有弥漫性结缔组织病、脊柱关节病、骨与软骨病变、感染性关节炎、伴风湿性疾病表现的代谢及内分泌疾病等。弥漫性结缔组织病，简称结缔组织病，是风湿病中的一大类，其特点是以血管和结缔组织的慢性炎症为病理基础，可引起多器官多系统损害。检查包括实验室检查、特异性检查(包括关节液、自身抗体、补体、病理检查)和影像学检查。病情一旦确诊应早期开始相应治疗。治疗措施包括教育、物理治疗、矫形、锻炼、药物、手术等。药物治疗主要包括非甾体抗炎药、糖皮质激素、抗风湿药及辅助性治疗药物等。

近年来，由于人口老龄化和环境变化等原因，风湿免疫与运动系统疾病的患病率呈逐年上升趋势。进入老年期后，由于免疫功能下降，内分泌功能的变化，活动减少，消化管对钙、维生素D的吸收减少，以及神经系统对运动的支配、协调能力下降，使老年人免疫与运动系统出现不同程度的退行性变化，可出现关节僵硬、疼痛、肌肉痉挛、机体活动受限及骨折的发生。预防免疫与运动系统疾病的发生，是老年护理的重要工作。

子情境一　类风湿关节炎的预防与照护

情境导入

患者，女性，58岁。

主诉：双腕、掌指关节反复疼痛、肿胀2年，加重1周。

现病史：2年前受凉后出现双腕、掌指关节疼痛、肿胀，晨起关节僵硬，双侧关节疼痛呈对称性，间断服用“布洛芬”止痛对症治疗，病情反复发作。近半年出现腕关节及掌指关节畸形僵硬，并出现双足趾、双膝关节肿胀、疼痛。近1周再次受凉后上述症状加重。

既往史：体健。其母亲患有类风湿关节炎。否认药物过敏史。

体格检查：T 36.2℃，P 70次/分，R 16次/分，BP 130/80 mmHg。

神志清楚，发育正常，精神不振，双肺呼吸音清，双肺未闻及干、湿啰音，心律齐，心率70次/分，腹软，无压痛、反跳痛及肌紧张，肝脾未及，肠鸣音正常，移动性浊音阴性，两下肢无水肿。双腕、掌指、双膝关节肿胀畸形。

X线检查：可见双腕关节、双掌指关节破坏，出现纤维性和骨性强直。

实验室检查：类风湿因子阳性。

任务：1. 对该患者制订完善的照护计划。

　　2. 对该患者及家属做健康教育。

任务描述

类风湿关节炎(RA)是以对称性多关节炎为主要临床表现的异质性、系统性、自身免疫性疾病。异质性指患者临床背景不同，病因可能也非单一，因而发病机制不尽相同。临床可有不同亚型，表现为病程、轻重、预后、结局都会有差异。但本病是慢性、进行性、侵蚀性疾病，如未适当治疗，病情逐渐加重发展。因此，早期诊断、早期治疗、早期护理至关重要。本病呈全球性分布，是造成人类丧失劳动力和致残的主要原因之一。我国的患病率为0.32%～0.36%。因此类风湿关节炎的预防与照护工作非常重要。做好对患病老人的照护工作，应了解发病因素，掌握临床表现，熟悉治疗方案及预后转归，能够对该病患者制订合理的照护方案，并能够开展预防该疾病的健康教育等。

任务实施

1. 按每5人为一小组对全班同学进行分组。
2. 以小组为单位对案例进行讨论分析。
3. 各小组汇报、分享讨论结果。

任务总结

1. 教师对各小组讨论分析结果进行点评。
2. 教师对任务描述中的知识进行分析总结。

知识链接

类风湿关节炎，又称萎缩性关节炎，是一种以累及周围关节为主的慢性全身性自身免疫性疾病。凡构成关节的各种组织都有病变。其临床表现特点是对称性的多发关节炎，尤以小关节最易受累。本病早期有游走性的关节肿痛和运动障碍，晚期则关节僵硬和畸形，并有骨骼肌萎缩。在整个病程中，还有发热、乏力、贫血、皮下结节等全身症状出现。本病以青壮年多见，女性发病率高，是造成我国劳动力丧失和致残的病因之一。

一、发病原因

现代医学对本病的病因正在探索中，一般认为本病的发生与自体免疫有关。也就是说，病变的发生是这种免疫反应对机体产生损害的结果。本病近亲发病率较高，提示类风湿与遗传有关系。类风湿关节炎在发病前，常有病原体的感染，如支原体、风疹类病毒、类白喉杆菌等。研究表明，类风湿关节炎发病率男女之比为1∶(2～4)，说明性激素在该发病中起一定作用。此外，寒冷、潮湿、疲劳、营养不良、过劳、创伤、精神因素等都为本病的诱发因素，但多数患者发病前常无明显诱因可查。

二、临床表现

(1) 起病缓慢，先有数周至数月的疲倦乏力、体重减轻、食欲不振、低热、多汗、手足麻木、刺痛及贫血等前驱症状。

(2) 病变以关节炎为主。常呈对称性，多由小关节开始，如指、腕、趾、踝等关节逐渐肿大，局部发红、发热、疼痛。疼痛和肿胀是平行的，肿痛因寒冷刺激而加重。有晨起关节强直表现。以后四肢和其他关节及脊柱也受累及出现僵硬疼痛，随着病情的发展，而出现关节的僵直畸形，手指关节多呈梭状肿大，膝关节呈鹤膝样肿，后期关节肌肉萎缩，运动功能障碍。

(3) 出现类风湿结节。部分病情较重的患者在关节隆突处，如上肢鹰嘴突、腕部及下肢踝关节等处，出现直径数毫米至数厘米，坚如橡皮不易消退、略有疼痛的皮下结节。

(4) 少数患者在活动期可出现淋巴结及肝、脾肿大，一过性皮疹，巩膜睫状体炎，干燥综合征，如累及心、肺、神经系统、血液系统，则可出现相应的临床症状，表现为心包炎、肺间质病变、腕管综合征和正细胞正色素性贫血等。

(5) 辅助检查。

① X线检查：早期可见关节周围软组织肿胀影、关节端骨质疏松(Ⅰ期)；进而关节间隙变窄(Ⅱ期)；关节面出现虫蚀样改变(Ⅲ期)；晚期可见关节半脱位和关节破坏后的纤维性和骨性强直(Ⅳ期)。

② 实验室检查：血清类风湿因子阳性。红细胞沉降率和C-反应蛋白异常升高，血象呈轻至中度贫血。

三、治疗

类风湿关节炎至今尚无特效疗法，仍停留于对炎症及后遗症的治疗，采取综合治疗，多数患者均能得到一定的疗效。现行治疗的目的在于：① 控制关节炎及其他组织的炎症，缓解症状，延缓病情进展。② 保持关节功能和防止畸形。③ 修复受损关节以减轻疼痛和恢复功能。

1. 一般治疗

发作期要卧床休息，关节制动；缓解期宜动静结合，注意关节功能锻炼。避免或去除发病诱因，如寒冷、潮湿、疲劳、感染等。

2. 药物治疗

(1) 非甾体抗炎药：具镇痛消肿作用，是改善关节炎症状的常用药，但不能控制病情，必须与改变病情抗风湿药同用。包括塞来昔布(西乐葆)、美洛昔康(莫比可)、双氯芬酸(扶他林)、吲哚美辛(消炎痛)、萘普生、布洛芬(芬必得)等。

(2) 改变病情抗风湿药：发挥作用慢，临床症状的明显改善大约需1～6个月，有改善和延缓病情进展的作用。首选甲氨蝶呤，是作为联合治疗的基本药物。此外还有柳氮磺吡啶、来氟米特、羟氯喹、氯喹，还有生物制剂和免疫抑制剂等，如环孢素、硫唑嘌呤、青霉胺、金诺芬等。

(3) 糖皮质激素：有强大的抗炎作用，在关节炎急性发作时可给予短效激素，可使关节炎症状得到迅速而明显的缓解，改善关节功能。但不能根治本病，停药后症状会复发。

(4) 植物药制剂：包括雷公藤总苷、青藤碱、白芍总苷等。

3. 物理治疗

物理治疗主要是热疗，有热水袋、热浴、蜡疗、红外线、紫外线、超短波透热法等，其作用是增加局部血液循环而达到消炎、消肿和镇痛。如同时配合针灸、按摩和锻炼，有助于恢复关节的功能，防止肌肉萎缩。

4. 手术治疗

若药物治疗无效或晚期出现关节畸形并丧失关节功能可采取关节置换和滑膜切除手术，以切断关节病变的恶性循环。关节置换适用于较晚期有畸形并失去功能的关节。滑膜切除术可以使病情得到一定的缓解，但当滑膜再次增生时病情又趋复发，所以必须同时应用改变病情抗风湿药。

四、预防措施

(1) 避免风寒湿邪侵袭，要防止受寒、淋雨和受潮。关节处要注意保暖，不穿湿衣、湿鞋、湿袜等；不要贪凉受露，暴饮冷饮；不要卧居湿地，夏天尽量少用空调，不能对着电风扇长时间吹。另外，工作或运动后，不能趁身热出汗未干便入水洗浴；有些职业是工作在水湿潮寒的环境中，如渔业、井下、露天作业等，一定要注意使用劳动保护用品；垫褥、被盖应勤洗勤晒，以保护清洁和干燥；劳动出汗内衣湿后应及时更换洗净。

(2) 加强锻炼，增强体质。凡坚持体育锻炼的人，身体抗病能力强，很少患病，其抗御风寒湿邪侵袭的能力比一般未经过体育锻炼者要强得多。经常参加体育锻炼，如练气功、打太极拳、做保健体操、做广播体操等均能增强机体抗风寒湿邪的能力。

(3) 预防和控制感染。有些类风湿关节炎是在患了扁桃体炎、鼻窦炎、咽峡炎、龋齿等感染性疾病之后而发病的，人们认为这是由于人体对这些感染的病原体发生了免疫反应而引起本病。所以预防和控制体内的感染病灶也十分重要。

(4) 注意劳逸结合。饮食有节、起居有常、不妄作劳是强身保健的主要方式。过度劳累，正气易损，风寒湿邪可乘虚而入。临床上，有些类风湿关节炎患者的病情虽然基本控制，但处于疾病的恢复期，往往由于劳累而重新加重或复发。所以，要注意劳逸结合，活动与休息要适度。

(5) 保持正常的心态。本病有很大一部分是由于心理状态异常(如精神受刺激、心情压抑、过度悲伤等)而诱发；而在患了本病之后，情绪的波动又往往使病情加重。因此，保持心情舒畅对预防类风湿关节炎有重要意义。

五、照护保健

1. 生活照护

(1) 环境：保持室内适宜的温度，避免寒冷、潮湿的环境，尽量避免使用空调和风扇。

(2) 饮食：饮食宜富含维生素、蛋白质，营养丰富，糖、盐不宜过多(因能增加患者的敏感性而使关节疼痛加重)。

(3) 休息：急性活动期，除关节疼痛外，常伴有发热、乏力等全身症状，应卧床休息，以减少体力消耗，保护关节功能，避免脏器受损。限制受累关节活动，保持关节功能位。卧床时要注意体位，枕头不能过高，不睡软床垫，膝下放一平枕，使膝关节保持伸直位，以免髋膝关节畸形，足下放置足板，避免垂足。但不宜绝对卧床。缓解期下床活动、锻炼。注意保暖和保证患者休息。

2. 医学护理

(1) 病情监测：观察关节症状，如关节肿胀、疼痛部位、活动度、有无畸形、晨僵的程度，以判断病情及拟订治疗方案；观察关节外症状，如腹痛、胸闷、心前区疼痛，注意发生心肌梗死、消化道出血、头痛、发热、咳嗽、呼吸困难等，多为血管炎或感染所致，是病情严重的表现。

(2) 对症护理。

① 关节疼痛：减轻和消除患者痛苦，按医嘱使用一般止痛药。

② 晨僵护理：鼓励患者早晨起床后行温水浴或用热水浸泡僵硬的关节，而后活动关节。夜间睡眠戴弹力手套保暖，可减轻晨僵程度。

③ 防止肌肉萎缩：严密观察患病肢体情况，做肢体按摩。

④ 防止压疮：协助患者定时翻身，适当使用气垫等抗压力器材，以预防压疮。

⑤ 预防便秘：保证足够的液体入量，多食富含纤维素的食物，适当活动，必要时给予缓泻剂。

⑥ 防止受伤：加强保护措施，尤其是患者活动初期应有人陪伴，防止受伤。

(3) 用药护理：根据医嘱给予药物治疗，并注意观察药效及不良反应。

① 非甾体抗炎药：可与食物同服，以减轻胃刺激。注意肝功能及消化道反应症状，有活动性溃疡病、肝肾功能不全应慎用。

② 雷公藤总苷：副作用有口腔溃疡、对性腺的毒性(如妇女停经、男性精子活力及数目降低)、肝损害、胃肠道反应及指甲变薄软等。服药期间需监测血象和肝功能。

③ 青霉胺：出现皮疹、口腔异味、肝肾功能受损、胃肠道反应、骨髓抑制、白细胞下降应停药。

④ 金合剂：如金诺芬，适用于早期或轻型患者。用药期间不能日晒，以免引起皮肤过敏。定期查尿常规。

⑤ 糖皮质激素类：长期服用糖皮质激素会造成血钾过多排出，要注意低盐饮食，多食香蕉、橙子等含钾的食物，但有肾衰竭、高血钾时则不能食含钾高的食物。

(4) 并发症预防与护理。

① 预防肺部感染：卧床患者应鼓励有效咳痰和深呼吸，防止肺部感染。

② 评估患者的营养状况，注意有无热量摄入不足和负氮平衡。

③ 预防关节失用：为保持关节功能，防止关节畸形和肌肉萎缩，应指导患者锻炼。在症状基本控制后，鼓励患者及早下床活动，必要时提供辅助工具，避免长时间不活动。肢体锻炼由被动向主动渐进，活动强度应以患者能承受为限。也可配合理疗、按摩、针灸，以增加局部血液循环，松弛肌肉，活络关节，防止关节失用。

(5) 功能锻炼：保持关节功能，以防关节畸形、肌肉萎缩。疾病缓解期，指导患者每日定期做全身和局部相结合的活动，如转颈、攥拳、挺胸、伸腰、摆腿、摇动关节等动作，可配合按摩、理疗。卧床患者可将股四头肌进行伸屈交替运动，以锻炼股四头肌功能。锻炼次数和时间根据病情而定，勿过度疲劳，不能强行活动。护理人员应勤指导、勤协助和勤督促。

3. 心理疏导

顽固的关节疼痛、肢体功能障碍和治疗效果不显著等，使患者丧失部分或全部劳动力，生活自理能力下降，工作受到影响，患者产生不良心理反应，常有孤独、抑郁、自卑感。护理人员要以友好乐观的态度接触患者，主动关心、帮助患者日常生活，同情体贴患者，及时了解患者的性格及情绪变化，帮助患者正确认识及调整不良心态。向患者介绍疾病性质、治疗情况，争取患者配合，坚持治疗。做好生活护理，鼓励患者自强独立，进行自我护理，保持愉快的心情，消除悲观失望情绪。鼓励患者学会自我护理，多参加集体活动，充实生活，同时建立社会支持体系，使患者得到亲人的关心与照顾，能够情绪稳定，从而增强战胜疾病的信心。

4. 健康教育

(1) 疾病知识教育：向患者及家属讲解引起和加重类风湿关节炎的相关因素，了解疾病的性质、病程和治疗方案。指导患者保持乐观情绪，规律生活，避免过度紧张和劳累，选择合适的锻炼方式，提高机体抵抗力。

(2) 指导老年人预防疾病：指导患者建立合理的生活习惯，避免感染、寒冷、潮湿、过劳等各种诱因，注意保暖，消除诱发因素。强调休息和治疗性锻炼的重要性，养成良好的生活方式和习惯，在疾病缓解期每天有计划地进行锻炼，增强机体的抗病能力，保护关节功能，延缓功能损害的进程。

(3) 指导患者进行自我病情监测：观察关节症状的变化，如疼痛、肿胀、晨僵、畸形及功能障碍的程度及发作的时间。在病程中，关节症状是进展还是缓解。注意关节外症状，如胸闷、心前区疼痛、发热、咳嗽、呼吸困难、腹痛、消化道出血、头痛等，一旦出现，提示病情严重，应及时就医。

指导患者用药方法和注意事项，用药期间应严密观察药物疗效及不良反应，定期检测血常规、尿常规，以及肝、肾功能等，一旦发现有严重的不良反应，应立即停药并及时处理。自觉遵医嘱用药，不要随便停药、换药、增减药量，坚持治疗，减少复发。病情复发时，应及早就医，以免重要脏器受损。

子情境二　骨关节炎的预防与照护

情境导入

患者，女性，62岁。

主诉：双膝关节反复疼痛、肿胀1年，加重1周。

现病史：1年前劳累后出现双膝关节疼痛、肿胀，晨起关节疼痛明显，过度活动时疼痛加重，尤以上下楼明显。疼痛多于寒冷天气、着凉后或劳累后加重。近1年病情逐渐加重。出现关节活动不灵活，有摩擦音。间断服用“布洛芬”止痛对症治疗，病情反复发作。近1周劳累后上述症状加重。

既往史：体健。否认药物过敏史。

体格检查：T 36.2℃，P 70次/分，R 16次/分，BP 130/80 mmHg。

神志清楚，发育正常，精神不振，双肺呼吸音清，双肺未闻及干、湿啰音，心律齐，心率70次/分，腹软，无压痛、反跳痛及肌紧张，肝脾未及，肠鸣音正常，移动性浊音阴性，两下肢无水肿。双膝关节肿胀畸形。

X线检查：可见双膝关节间隙狭窄，软骨下骨质硬化，囊性变，关节边缘骨赘形成。

任务：1. 对该患者制订完善的照护计划。

2. 对该患者及家属做健康教育。

任务描述

骨关节炎(OA)，也称退行性关节病、骨质增生、骨关节病，是由于关节软骨完整性破坏以及关节边缘软骨下骨板病变，导致关节症状和体征的一组异质性疾病。骨关节炎的发病与年龄有明显关系，成人20岁以后，可出现骨关节病变，随年龄增长病变逐渐加重，但80%的骨关节病发生在55～65岁之间，一般女性多于男性，肥胖者的发病率较高。大多数患者预后良好，少数者出现严重关节畸形和功能障碍。因此要做好对骨关节炎老人的照护工作，了解发病因素，掌握临床表现，熟悉治疗方案及预后转归，能够对该病患者制订合理的照护方案，并能够开展预防该疾病的健康教育等。

任务实施

1. 按每5人为一小组对全班同学进行分组。
2. 以小组为单位对案例进行讨论分析。
3. 各小组汇报、分享讨论结果。

任务总结

1. 教师对各小组讨论分析结果进行点评。
2. 教师对任务描述中的知识进行分析总结。

知识链接

老年骨关节炎又称老年退行性骨关节病、增生性关节炎，是一种因关节软骨发生退行性变，周围软骨增生、骨化而致的慢性退行性关节疾病，多为原发性。此病好发于负重关节，如髋关节、膝关节、脊柱关节，也见于肩关节和指间关节等。

一、发病原因

原发性骨关节炎系指随年龄老化而不和其他疾病相关的关节病变，继发性骨关节炎则由损伤、炎症、遗传及由代谢内分泌疾病（如糖尿病、肢端肥大症、甲状旁腺功能减退等）所引起，还可由先天性（如股骨头无菌性坏死、骨骼发育不良）引起，由原发性疾病引起局部组织结构破坏（如痛风、风湿性关节炎、骨软骨炎等）导致骨关节炎，一些机械因素（如肥胖、膝关节内外翻畸形、韧带松弛）构成继发性骨关节炎。

二、临床表现

原发性骨关节炎常在中年以后发病，发病率随年龄而增加，经X线检查患本病者人数甚多，然而有临床症状者只是其中一小部分，一般起病缓慢，无全身症状。受累关节一般为负重关节和活动频繁的关节，主要症状是关节疼痛，常于晨间发生，稍活动后疼痛反而减轻，但如活动过多，因关节摩擦而病痛加重，另一症状是受累关节活动不灵便，长时间保持一定体位后感觉关节僵硬，要经过一段时间活动才感到自如。气候变化常促使症状发生。数个关节可同时受累，但不像类风湿关节炎有全身性对称性多关节炎。检查受累关节可有轻度肿胀，有压痛、热感，但不红。活动关节时有摩擦音或咔嗒音，关节局部可触及骨赘，病情发展严重，关节活动可受限，但一般在允许的活动范围内，关节活动并不引起疼痛，可有肌肉萎缩及关节畸形。

最常累及的关节是膝关节、髋关节、指尖关节、拇指掌指关节、第一跖趾关节、颈椎及腰椎。

膝关节发病率最高，早期主要症状是活动时疼痛，上下楼时尤甚。关节在静止一段时间后出现僵直感。可有关节腔积液，关节被动屈曲可有弹响或骨擦音。病情逐渐发展可出现关节骨缘增大，疼痛加重，走路及站立时均出现疼痛，晚期可出现膝内翻畸形。

髋关节受累时，患者疼痛、跛行，晨起后髋关节可出现晨僵，持续时间不超过 15 min，活动后缓解。严重者可出现髋关节畸形，导致功能障碍，上楼甚至从矮凳上坐起也困难。

脊柱受累时，可出现脊髓、神经根受刺激或压迫症状。

肩关节受累时出现肩关节疼痛，起床或活动时间过长后疼痛加重，病情严重时夜间可出现明显疼痛，并有局部压痛、关节积液。

手指关节受累时，远端指间关节骨肥大，在末端指骨底部背侧或外侧出现结节，质硬似瘤体，称为希伯登(Heberden)结节。出现于近端指间关节的称为布夏尔(Bouchard)结节。结节一般不痛，但有时可突发肿痛，历时数周。拇指掌指关节受累时，拇指桡侧底部呈方形外观。其他掌指关节很少受累。

三、治疗原则

无特效药物能中止本病的进展，综合性的治疗目的在于减轻疼痛，保护关节功能。治疗方面首先让患者对本病有所认识，知道如何保护关节，避免对关节的过度负重，肥胖者要减肥，纠正不正确的姿势。在病情稳定期进行适当的锻炼以延缓关节的退行性变化。在有疼痛症状时应予受累关节以充分的休息及应用药物等治疗，药物治疗可用阿司匹林、吲哚美辛(消炎痛)及其他非甾体类抗炎药等。物理治疗(如红外线、超声波、蜡疗、离子导入等)可减轻炎性水肿，促进血液循环，减轻肌肉痉挛和缓解疼痛。有神经根压迫者，可适当选用颈椎或腰椎牵引。关节腔内有多量积液时，可穿刺排液，穿刺后加压包扎和制动，或注入醋酸氢化可的松 25 mg。症状严重、疼痛不能缓解或活动受限、明显关节畸形或跛行者，可行手术治疗，包括游离体摘除、骨赘切除、关节面修整、关节融合术、关节成形术和人工关节置换术等。

祖国医学的推拿疗法对本病在减轻症状方面有显著效果。中药活血止痛有时亦有良效。

四、预防措施

1. 减轻体重

体重超重的中老年人，宜平衡饮食，适当增加水果和蔬菜的摄入，坚持体育锻炼，达到控制体重的目的。因为肥胖的老年人下肢多承重，关节长时间超负荷，易加速关节的退化进程。

2. 注意保暖，防止过度劳累

天冷加衣，冬天可选用羽绒服、羽绒裤，既保暖又轻便，特别是关节部位要保护好。由于年老体弱，可以选择一些力所能及的工作和家务劳动，适当的工作和家务劳动，对老年人身心、关节都有利，但过度易疲劳，易出现腰酸背痛并加速关节的老化。某一种姿势从事一项活动，无论它是重体力还是轻体力，都应该在持续半小时后改变一下姿势，哪怕是每次改变数秒钟也可以。

3. 热疗

热疗可以缓解关节疼痛，可以促进血液循环。可用热水袋或热毛巾敷关节，要注意防烫伤；还可以理疗，如红外线、超声波疗法、澡盆泡浴或每晚睡前用热水泡脚等，这些方法均能起到一定的促进血液循环的作用。

4. 体育锻炼

运动可以增强肌力，稳定关节，有利于改善关节软骨的营养。做100次直腿抬高运动，每天做2～3遍。还有股四头肌等长收缩运动。此外还可以选择其他一些缓和方式进行锻炼，如体操、慢跑等。任何一项锻炼都应在愉快轻松的条件下进行，这样才能更好地发挥作用。

5. 保护关节防止扭伤

任何一次损伤都可加速关节的退化进程。为此，无论是工作还是运动，都要随时保护好关节，动作幅度不要过大，以免损伤关节。应防止做任何抗力性运动，包括膝的抗力伸直运动，以免加重症状。一旦有扭伤，要卧床休息，必要时用石膏托固定，以促进恢复。

五、照护保健

1. 生活照护

(1) 环境：保持室内适宜的温度，保持居室温暖，避免寒冷、潮湿。

(2) 饮食：饮食宜富含维生素、蛋白质，营养丰富，保证钙质摄入，糖、盐不宜过多。

(3) 休息：适当休息，不要过于劳累，可进行适当的锻炼，以增强机体抗病力。疼痛剧烈时，需卧床休息，但也不宜长期卧床，应从实际情况出发，在可以活动时，尽量下床活动或在床上活动。如活动确有困难，可进行被动活动，但不要勉强。老年性骨关节病患者的病变关节，不可静止不动，又不可过度活动，关键在于适度。

2. 医学护理

(1) 病情监测：对于已患病老人，要观察关节症状，如关节肿胀、疼痛部位、活动度、有无畸形、晨僵的程度，以判断病情及拟订治疗方案。

(2) 对症护理：大量临床实践证明，寒冷虽然不是老年骨关节病的直接病因，但寒冷无疑可以诱发或加重疼痛症状；而局部温热常可缓解或消除症状。故保持居室及病变局部的温暖是十分必要的。红外线、超声波和其他温热疗法，一般对缓解症状有益处，可在家庭适当地选择运用。关节疼痛时可按医嘱使用一般止痛药，减轻和消除患者痛苦。

(3) 用药护理：根据医嘱给予药物治疗，并注意观察药效及不良反应。应用非甾体抗炎药，可与食物同服，以减轻胃刺激。注意肝功能及消化道反应症状，有活动性溃疡病、肝肾功能不全应慎用。

(4) 并发症的预防与护理。

① 防止压疮：协助患者定时翻身，适当使用气垫等抗压力器材，以预防压疮。

② 预防便秘：保证足够的液体入量，多食富含纤维素的食物，适当活动，必要时给予缓泻剂。

③ 防止受伤：加强保护措施，尤其是患者活动初期应有人陪伴，防止受伤。

(5) 适宜锻炼：老年性骨关节病与经常性的关节磨损有密切关系。疼痛症状的出现是由于软骨下细微的骨折、滑膜炎、骨髓静脉压升高、关节囊变厚、骨赘、关节的半脱位或畸形所引起。故平时应当注意避免关节的剧烈活动和过度负重，任何方式的运动与锻炼都应以不加重病变关节的负担为原则。如颈椎病变应注意避免长久低头、点头；腰椎骨关节病，应避免弯腰后的腰部旋转动作；指关节病变要避免手指过度用力；下肢各关节病变要避免跑步与久立。平时不大进行体育锻炼或运动量不大的老人，不要突然加大运动量，尤其是要避免强行或被动地进行超关节活动限度的屈曲、旋转动作。以避免或减轻关节面的反复损伤，保护病变关节。当有明显关节疼痛症状出现时，应使该关节处于休息状态，使症状缓解。可作一般轻微活动及静止性肌力训练，以保护关节稳定。

3. 心理疏导

老年性骨关节病是一种退行性的骨关节病，虽然目前尚未有根治本病的方法，但该病并不影响老年人的寿命，且治疗方法甚多，大多经治疗后症状可缓解，关节功能改善。应向患者说明病情，解除对疾病的顾虑，树立乐观的情绪，这对于提高患者对病痛的耐受力，提高患者的生活质量是非常重要的。

4. 健康教育

(1) 疾病知识教育：大多数骨关节炎患者的预后良好，严重关节畸形和功能障碍者仅属少数，因此应向患者及家属讲解引起和加重骨关节炎的相关因素，了解疾病的性质、病程和治疗方案。指导患者保持乐观情绪，规律生活，选择合适的锻炼方式，提高机体抵抗力。避免感染、寒冷、潮湿、过劳等各种诱因，注意保暖。

(2) 指导老年人预防疾病：强调休息和治疗性锻炼的重要性，养成良好的生活方式和习惯，在疾病缓解期每天有计划地进行锻炼，增强机体的抗病能力，保护关节功能，延缓功能损害的进程。

(3) 指导患者进行自我病情监测：指导患者用药方法和注意事项，用药期间应严密观察药物疗效及不良反应，定期检测血常规、尿常规，以及肝、肾功能等，一旦发现有严重的不良反应，应立即停药并及时处理。

子情境三　老年性骨质疏松症的预防与照护

情境导入

患者，女性，60 岁。

主诉：腰背疼痛、活动后乏力 3 年，跌倒后左下肢活动障碍 1 天。

现病史：近 3 年无明显诱因逐渐出现腰背疼痛，弯腰活动时疼痛加重，夜间疼痛加重。劳累后或活动后乏力，疼痛加重，不能负重。近 3 年症状逐渐加重。今日于卫生间滑倒后出现左髋部疼痛，左腿活动不利。

既往史：体健，绝经 10 年。否认药物过敏史。

体格检查：T 36.0℃，P 72 次/分，R 16 次/分，BP 120/80 mmHg。

神志清楚，发育正常，精神不振，双肺呼吸音清，双肺未闻及干、湿啰音，心律齐，心率 72 次/分，腹软，无压痛、反跳痛及肌紧张，肝脾未及，肠鸣音正常，移动性浊音阴性，两下肢无水肿。左下肢短缩外旋畸形，腹股沟区压痛，股骨大转子叩痛，下肢轴向叩痛。

X 线检查：骨质疏松，左股骨颈骨折。

任务：1. 对该患者制订完善的照护计划。

2. 对该患者及家属做健康教育。

任务描述

随着年龄的增长，骨组织逐渐疏松，引起疼痛或腰弯背驼畸形时，称为骨质疏松症。在老龄社会中，骨质疏松症是威胁老年人健康的一种老年病。因为骨质疏松常伴发骨折，给老年人带来莫大痛苦，甚至致残。据调查，骨质疏松症发病率的特点是，女性多于男性，城市多于农村，东部地区多于西部地区。我国目前60岁以上老年人骨质疏松患者约占25%以上，女性占75.1%，男性占24.9%；据上海报道，老年人骨质疏松症伴随骨折的累积发生率在城市中高达16.5%（女性为19.6%，男性为12.4%），而农村为6.9%（女性为8.8%，男性为3.5%）。骨折可使20%的老年人死亡，使一半的生存者丧失生活自理能力，需长期护理。因此，要十分重视骨质疏松的预防，以减少骨折发生率，争取健康长寿。应做好对骨质疏松症老人的照护工作，了解发病因素，掌握临床表现，熟悉治疗方案及预后转归，能够对该病患者制订合理的照护方案，并能够开展预防该疾病的健康教育等。

任务实施

1. 按每5人为一小组对全班同学进行分组。
2. 以小组为单位对案例进行讨论分析。
3. 各小组汇报、分享讨论结果。

任务总结

1. 教师对各小组讨论分析结果进行点评。
2. 教师对任务描述中的知识进行分析总结。

知识链接

骨质疏松症（OP）是一种以低骨量和骨组织微细结构破坏为特征，导致骨骼脆性增加，易发生骨折的代谢性疾病。本病各年龄期均可发病，但常见于老年人，尤其是绝经期后的女性。OP是一种临床综合征，其发病率为所有代谢性骨病之最。骨质疏松症可分为两大类。

① 原发性：又分为两种亚型，即Ⅰ型（绝经后骨质疏松症）和Ⅱ型（老年性骨质疏松症）。Ⅰ型是由于雌激素缺乏所致，女性的发病率是男性的6倍以上，此型主要由破骨细胞介导，多数患者的骨转化率增高，亦称高转化率OP。Ⅱ型多见于65岁以上的老年人，女性的发病率是男性的2倍以上，主要累及的部位是脊柱和髋骨。

② 继发性：继发于其他疾病，如性腺功能减退症、甲状腺功能亢进症、1型糖尿病、库欣综合征、尿毒症、血液病、胃肠道疾病等。长期大剂量使用糖皮质激素也是重要原因之一。

一、发病原因

老年人的骨质为什么疏松，这是每一位老年人所关心的问题。骨骼是人体的支撑组织，如果没有骨骼，人的体态难以形成。骨骼主要由基质、钙、磷三部分组成。正常人体内钙的总量约1 000 g，磷的总量约550 g，其中99%的钙和85%的磷分布在骨骼。与身体其他器官的新陈代谢一样，骨骼的这种“新陈代谢”是靠骨骼内的成骨细胞和破骨细胞完成的。成骨细胞将血液中的钙沉积于骨骼，而破骨细胞活跃起来，骨骼就脱钙。老年人发生骨质疏松的原因与下列因素相关。

1. 钙的补充吸收不足与营养因素

新骨的形成有3个环节：成骨细胞产生有机基质，在基质中要有足够的钙盐沉积，钙盐与骨蛋白基质结合成骨。有许多因素可影响这些环节并使之发生障碍，常为钙代谢负平衡引起。钙是构成骨矿物质的主要成分和重要成分，钙的摄入量，据28个省市的调查情况看，平均每人每天仅为540 mg，而世界卫生组织推荐量成人每天为800 mg，绝经后妇女应每天为1 500 mg，可见我国公民钙的摄入量明显低于机体的需要。而钙的吸收不足，一方面是食物中摄钙来源少；而另一方面是由于体内和利用钙的机能有障碍。长期蛋白质营养缺乏可引起血浆蛋白降低，骨基质蛋白合成不足，新骨生成落后，同时伴有钙缺乏，骨质疏松将会很快发生。维生素C缺乏可使骨基质合成减少。

2. 老年人活动量减少

老年人随着年龄增长，喜欢安静，不愿活动。而活动量减少会使骨髓内血液循环大幅度降低，导致骨内基质量锐减，骨细胞活动能力减少，骨量丢失，成骨受到影响，这都是造成骨质疏松的常见原因。

3. 阳光照射不足

钙从胃肠道吸收需要有活性维生素D的帮助。人们平时所吃的饮食中含有麦角固醇(来自植物)和7-去氢胆固醇(来自动物)，这两种胆固醇进入人体后储存于皮下，当阳光中的紫外线照射皮肤时，这两种胆固醇各自转变为维生素D_2和维生素D_3。阳光照射不足会造成缺钙的最常见例子是婴儿的佝偻病，由于阳光照射不足，使得骨骼短小，发育迟缓。如果老年人常在室内，不到室外活动，不晒太阳，就容易造成骨质疏松。

4. 内分泌变化

随着年龄的增长，老年人性腺功能的衰退，性激素生成不足，引起内分泌功能相互间失去平衡，会直接破坏骨的生成与吸收，影响骨蛋白基质的合成，骨得不到足够的钙盐。骨的生成速度跟不上骨吸收，时间长了这种失衡状态得不到及时改善，就会导致骨质疏松，其程度必将会继续加重。

5. 遗传因素

骨质疏松也受遗传因素的影响，遗传因素决定个人的峰值骨量和骨骼大小。峰值骨量越高，骨骼越重，到老年发生骨质疏松的危险就越小。本病有种族差异，白种人最多，其次为黄种人，黑种人较少。

6. 其他因素

乙醇对成骨细胞有毒性，可抑制骨的形成，乙醇中毒易并发肝硬化，影响钙质吸收，所以酗酒易导致骨质疏松；吸烟也可使骨量丧失；过多咖啡和咖啡因加重尿钙和内源性粪钙丢失等。免疫活性因子激活破骨细胞，促进骨吸收，抑制骨形成，导致骨量丢失。

二、临床表现

1. 骨痛和肌无力

骨质疏松症的初期无任何症状，待发展到一定程度时，才出现疼痛，以腰背痛最常见，约占67%，腰骶自发痛，腰椎脊突叩痛都常见。常为持续性疼痛。疼痛往往沿脊柱向两侧扩散，仰卧或坐位时疼痛减轻，直立后伸位时疼痛加重，白天疼痛轻，夜间和清晨时疼痛加重，弯腰、肌肉运动、咳嗽和大便用力时疼痛加重。膝关节、肩背部、手指、前臂、上臂疼痛也常见。乏力常于劳累或活动后加重，负重能力下降或不能负重。

2. 骨折

骨质疏松症在临床上常见，因骨骼变得脆弱而缺乏韧性，容易发生骨折。常因轻微活动、创伤、弯腰、负重、挤压或摔倒后发生骨折。多见于股骨颈骨折、脊椎骨骨折、桡骨远端骨折。其中股骨颈骨折的危险性最大。脊柱压缩性骨折多见于绝经后骨质疏松症，股骨颈骨折以老年性骨质疏松患者为多见。

3. 并发症

骨质疏松症的一个重要时期象征是身高变短与驼背畸形。妇女绝经后，由于体内雌激素减少，引起骨质吸收增加，使骨量丢失加速，尤其使胸腰段椎体骨质疏松加快，胸腰段椎体受累严重而发生压缩变扁，使多数的胸椎椎体产生楔形压缩，有些椎体呈鱼嘴样变形压缩，导致驼背，身高自然变矮。驼背畸形严重时，下胸的肋骨和骨盆的髂嵴缘常相互摩擦，引起局部疼痛。驼背和胸廓畸形者常伴胸闷、气短、呼吸困难，甚至发绀等表现，极易并发上呼吸道和肺部感染。

三、治疗原则

1. 一般治疗

(1) 改善营养状况：补充足够的蛋白质有助于骨质疏松的治疗，多进食富含异黄酮类食物对保存骨量也有一定的作用。

(2) 补充钙剂和维生素 D：应补充适量钙剂，使每日元素钙的总摄入量达 800～1 200 mg，同时补充维生素 D 400～600 IU/d。补钙对营养不良、长期缺乏体育锻炼及男性性功能低下者极为重要。补钙可缓解疼痛，常用乳酸钙、葡萄糖酸钙。充足的补钙能制止骨量丢失，减少骨质疏松症患者的骨折发生。单纯补钙是不会引起高钙的。钙剂与维生素 D 联合应用，效果更佳。主张氟化钠＋钙剂＋维生素 D 联合方案。这是因为氟化钠能促进胶原蛋白合成而刺激成骨，增加骨小梁骨量。联合用药对老年人最为合适。

(3) 加强运动：多从事户外活动，加强负重锻炼，增强应变能力，减少骨折意外的发生。运动的类型、方式和量应根据患者的具体情况而定。需氧运动和负重锻炼的重点应放在提高耐受力和平衡能力上，降低摔倒和骨折风险。避免肢体制动，增强抵抗力，加强个人护理。

(4) 纠正不良生活习惯和行为偏差：提倡低钠、高钾、高钙和高非饱和脂肪酸饮食，戒烟忌酒。

(5) 避免使用致骨质疏松药物：如抗癫痫药(苯妥英钠、苯巴比妥、卡马西平、扑米酮、丙戊酸、拉莫三嗪、氯硝西泮、加巴喷丁和乙琥胺)等。

(6) 对症治疗：有疼痛者可适当给予适量非甾体消炎药。发生骨折或遇顽固性疼痛时，可应用降钙素制剂。骨畸形者应局部固定或矫形。骨折者应尽快牵引、固定、复位或手术治疗，同时辅以物理康复治疗，尽早恢复运动功能。

(7) 中医中药：根据祖国医学理论，肾主骨生髓，肾与人的成长衰老密切相关，老年人肾气虚衰，骨失所主的原理与药食同源的思维，主张重视食养补肾，如服用枸杞、莲子、核桃、桑葚子、女贞子、芡实，对延缓骨质疏松进程有一定疗效。

2. 特殊治疗

(1) 性激素补充治疗：补充雌激素已成为防治绝经后骨质疏松的重要措施。临床证明，雌激素确实能减少骨质疏松吸收、缓和或制止绝经后妇女骨矿含量的丢失，有利于减慢骨质疏松的进程。补充雌激素要在专业医生的指导下进行。主张绝经之前就开始服药。服药时要注意方法，间断性停药，最好服用4～6周后停药1～2周。同时定期进行妇科检查，并检测子宫、乳房、肝胆及骨密度。

(2) 选择性雌激素受体调节剂：主要使用于绝经后骨质疏松症，可降低骨折发生率。

(3) 二膦酸盐：主要用于骨吸收明显增强的代谢性骨病，亦可用于高转换型原发性和继发性OP。包括依替膦酸钠、帕米膦酸钠、阿仑膦酸钠等。

(4) 降钙素：降钙素的作用是抑制骨量吸收，延缓骨量丢失。降钙素是体内矿物质及骨代谢的主要调节因子，能够促进骨钙平衡。其用量每日皮下注射100单位，或与维生素D、钙剂联合应用，以弥补单用降钙素引起低血钙的副作用。包括鲑鱼降钙素和鳗鱼降钙素。

(5) 甲状旁腺素：可促进骨形成，增加骨量。

3. OP性骨折的治疗

治疗原则包括复位、固定、功能锻炼和抗OP治疗。

四、预防措施

(一) 骨质疏松症的预防应重于治疗

要强调营养、合理饮食、体育锻炼、室外光照和药物预防等诸多综合措施，这样才能取得良好的效果。

(1) 科学合理饮食、平衡补充营养是防治骨质疏松的基础。蛋白质和维生素是骨基质生成的必需原料。所以老年人和绝经后妇女的食谱中应富含蛋白质和维生素，特别是维生素D和维生素C及定量的钙摄入，同时要保持钙、磷的比例适宜，并依赖于光照及维生素D的补充。营养补充应科学、合理搭配。多食富含钙、维生素C、蛋白质的食物，如乳制品、绿叶蔬菜、豆类、鱼类、蛋类等。总之日常生活中主食要粗细搭配；副食品中可选择含钙丰富的食物，荤素搭配。饮食要注意节制，避免饮食过饱而使体内甲状旁腺激素增加，而使骨骼过分脱钙，造成骨质疏松。

(2) 锻炼身体、适度活动是防治骨质疏松，延缓骨质疏松进程的有效措施。锻炼身体能促进血液循环，增强肌肉收缩，促进骨质增加，有利于新骨形成。因此，老年人要适度进行室外活动，这样不仅能预防骨质疏松，还能延缓骨质疏松发展的进程。多晒太阳，利于强壮筋骨。日光照射能生成活性维生素D，调节钙、磷代谢，促进肠钙吸收利用和钙盐沉积，有利于骨的生成。因此，要求老年人积极坚持室外活动，多晒太阳，促进皮肤合成活性维生素D，预防和延缓骨质疏松发生发展进程。

(3) 药物预防骨质疏松症是非常重要的措施。其目的在于制止骨量过多吸收与丢失，增加骨量，缓解症状，减少骨质疏松症的并发症。药物治疗可分为两种，即骨吸收抑制剂和骨形成促进剂。平素可补充适量钙剂和维生素D。

(二) 骨折的预防

骨折是骨质疏松的并发症，是老年人常见疾病之一。因此，必须采取综合性防治措施，使因骨质疏松症而引发的骨折发生率降到最低限度。为了防患于未然，应注意以下几点：

(1) 骨质疏松是老年人容易发生骨折的主要原因。因此，老年人应尽量减少接触危险因素，坚持科学生活方式。就是要坚持适度的体育锻炼，如多散步、做保健操、打太极拳、多接受日照、不吸烟、不喝酒、少喝咖啡、不喝浓茶，尽可能保持体内钙质，减少骨矿含量的丢失。

(2) 注意科学合理的膳食结构，多食含钙的食物，以丰富体内钙库，尽量将骨峰值提高到最大的维持量。少吃糖、食盐及含碳酸的饮料和动物脂肪，以免影响钙的吸收、利用及加速钙的排泄。

(3) 对老年人经常活动的场所、卧室要有具体的安全防范措施，以防跌倒、绊倒、滑倒而造成骨折。特别要预防第一次骨折。

(4) 老年人要慎用容易引起体位性低血压的药物(如哌唑嗪等)，慎用血管扩张药、中枢性降压药和安定药等，以防突然摔倒而引起骨折。

(5) 老年人，尤其是妇女绝经后骨量丢失加速进行。因此应每年进行一次骨密度检查。对加快骨量减少的患者，应及早进行抑制骨吸收(雌激素、降钙素、钙制剂)的联合药物治疗。同时还应坚持长期预防性补钙、补充维生素 D，尽最大限度减少骨量丢失，促进老年人骨密度的提高，预防老年人的骨折发生。

(6) 老年人跌倒后发生骨折时，要运用正确的方法对其进行搬运，及时送往医院拍片检查，明确诊断，及时治疗。同时要注意伴存疾病和并发症的防治，采取心理疏导和综合护理等措施，提高患者的生存质量。

五、照护保健

1. 生活照护

(1) 环境：保证生活环境安全，如楼梯有扶手，梯级有防滑边缘，卧室和浴室地面干燥，灯光明暗适宜，家具不可经常变换位置，过道避免有障碍物等。

(2) 饮食：应进食高蛋白、高热量、高维生素、高纤维素饮食，老年人应适当增加钙质和维生素 D 的摄入，一般每日钙质应不少于 1 000 mg。若已经发生了骨质疏松症，则每日应不少于 1 000～2 000 mg。而且食物中钙磷比值要高于 2∶1，才有利于骨质疏松症的预防与治疗。补钙同时外加补充足够维生素 A、维生素 C，以利于钙的吸收。适度摄取蛋白质和脂肪。戒烟酒，避免咖啡因的摄入过多，避免长期高蛋白、高盐饮食。

(3) 休息：骨痛明显时为减轻疼痛，可使用硬板床，取仰卧位或侧卧位，卧床休息数天到 1 周，可缓解疼痛。病情平稳时可适量运动。

2. 医学护理

(1) 病情监测：观察患者营养状况，躯体活动功能，避免潜在并发症骨折的发生。

(2) 对症护理。

① 预防跌倒：指导患者维持良好姿势，且在改变姿势时动作缓慢，必要时可建议患者使用手杖或助行器，以增加其活动时的稳定性。衣服和鞋穿着要合适，大小适中，且有利于活动。当患者使用利尿剂或镇静剂时，要严密注意其因频繁入厕以及精神恍惚所产生的意外。

② 骨痛护理：使用骨科辅助物具，必要时使用背架、紧身衣等，以限制脊椎的活动度和给予脊椎支持，从而减轻疼痛。可使用物理疗法，对疼痛部位给予湿热敷，可促进血液循环，减轻肌肉痉挛，缓解疼痛。给予局部肌肉按摩，以减少因肌肉僵直所引发的疼痛。也可用超短波、微波或分米波疗法，低频及中频电疗法，磁疗法和激光等达到消炎和止痛效果。药物

的使用包括止痛剂、肌肉松弛剂或抗炎药物，正确评估疼痛的程度，按医嘱用药。

（3）用药护理。

① 服用钙剂时要增加饮水量，以增加尿量，减少泌尿系统结石形成的机会，服用时最好在用餐时间外服用，因空腹时服用效果最好。同时服用维生素 D 时，不可和绿叶蔬菜同时服用，以免形成钙螯合物而减少钙的吸收。

② 向患者说明性激素必须在医师的指导下使用，剂量要准确，并要与钙剂、维生素 D 同时使用，效果更好。服用雌激素应定期进行妇科检查和乳腺检查，反复阴道出血应减少用量，甚至停药。使用雌激素应定期检查肝功能。

③ 服用二膦酸盐时，应指导患者空腹服用，服药期间不加钙剂，停药期间可给钙剂或维生素 D 制剂。用阿伦膦酸盐时应晨起空腹服用，同时饮清水 200～300 mL，至少在半小时内不能进食或喝饮料，也不能平卧，应采取立位或坐位，以减轻对食管的刺激，如果出现咽下困难、吞咽痛或胸骨后疼痛，警惕可能发生食管炎、食管溃疡和食管糜烂情况，应立即停止用药。同时，应嘱患者不要咀嚼和吮吸药片，以免发生口咽部溃疡。

④ 使用降钙素应注意观察不良反应，如食欲减退、恶心、颜面潮红等。

（4）并发症预防与护理：如外伤或摔倒后出现关节畸形或肢体功能障碍，疼痛加剧，要考虑骨折可能，及时就诊。需鼓励患者多做深呼吸和扩胸运动，以防肺部感染。鼓励多喝水，以防泌尿系统感染。对于患有股骨颈骨折患者，患肢置于外展中立位，防止外旋和内收。因骨折需暂时卧床者，应鼓励患者在床上进行四肢和腹部肌肉的主动和被动运动，防止发生失用性萎缩和骨质疏松进一步加重。骨折恢复后尽早起床锻炼。

3. 心理疏导

骨质疏松症患者由于全身疼痛，不能大运动量活动，影响了患者的生活和工作；疾病使患者过早出现驼背，身材矮小，出现自卑感，不愿参加社交活动；晚期患者出现骨折、感染、心力衰竭等并发症，生活自理能力下降或丧失，影响家庭生活，出现悲观、绝望。因害怕骨折，常不敢运动而影响日常生活，当发生骨折时，需限制活动，不仅患者本身需要角色适应，其家属亦要面对此情境。因此，要协助患者及家属适应其角色与责任，应理解患者，不能歧视，并给予适当说明，耐心解释，减轻思想负担，尽量减少对康复治疗的不利因素。同时在生活和经济上争取家属的配合，给予患者最大可能的帮助，使其尽快康复。

4. 健康教育

（1）疾病知识教育：向患者及家属讲解引起和加重骨质疏松的相关因素，了解疾病的性质、病程和治疗方案。指导患者保持乐观情绪，规律生活，选择合适的锻炼方式，提高机体抵抗力。增加骨量，减轻疼痛。加强以防跌倒的宣传教育和保护措施，如家庭、公共场所防滑、防绊、防碰撞措施，避免骨折发生。

（2）指导老年人预防疾病：合理的生活方式和饮食习惯可以在一定程度上降低骨量丢失的速率和程度，延缓和减轻骨质疏松症的发生及其病情。其中运动、保证充足的钙剂摄入较为可行有效。本病多发于绝经后妇女，雌激素水平降低是骨质疏松症的主要原因，妇女围绝经期和绝经后 5 年内适量补充雌激素或雌孕激素合剂是降低骨质疏松症的关键。增加户外活动，多晒太阳，生成更多可利用的维生素 D，是防止骨质疏松症的另一有效方法。合理膳食包括应有充足的富钙食物摄入，如乳制品、海产品等，蛋白质、维生素的摄入也应保证，避免酗酒、长期高蛋白、高盐饮食。老人规律的户外活动还有助于锻炼全身肌肉和关节运动的协调性和平衡性，对预防跌倒、减少骨折的发生很有好处。指导患者进行步行、游泳、慢跑、骑自行车等运动，但应避免进行剧烈的、有危险的运动，运动要循序渐进，持之以恒。

（3）指导患者进行自我病情监测：嘱患者按时服用各种药物，学会自我监测药物不良反应。应用激素治疗的患者应定期检查，以早期发现可能出现的不良反应。

子情境四　颈椎病的预防与照护

情境导入

患者，男性，65 岁。

主诉：颈部疼痛伴左上肢麻木、疼痛 2 年，加重 1 周。

现病史：2 年前颈部扭伤后出现颈部疼痛伴左上肢麻木、疼痛，活动时及转动颈部时症状加重。左上肢乏力，伴头晕、耳鸣、恶心，视物模糊。1 周前再次颈部扭伤后症状加重，疼痛、麻木加重，伴头晕，站立不稳。

既往史：体健。否认药物过敏史。

体格检查：T 36.2℃，P 76 次/分，R 17 次/分，BP 130/80 mmHg。

神志清楚，发育正常，精神不振，双肺呼吸音清，双肺未闻及干、湿啰音，心律齐，心率 76 次/分，腹软，无压痛、反跳痛及肌紧张，肝脾未及，肠鸣音正常，移动性浊音阴性，两下肢无水肿。上肢牵拉试验阳性，压头试验阳性。

X 线检查：颈椎生理前凸消失，C 5～6 椎间隙变窄，椎体前后缘骨质增生，钩椎关节、关节突关节增生及椎间孔狭窄。

任务：1. 对该患者制订完善的照护计划。

　　　2. 对该患者及家属做健康教育。

任务描述

颈椎病指颈椎间盘退行性变及继发性椎间关节退行性变所致脊髓、神经、血管损害的相应症状和体征。颈椎病是 50 岁以上人群的常见病，男性居多，好发部位依次为 C 5～6、C 4～5、C 6～7。其症状轻重不一，严重者可发展到下肢瘫痪，所以这是必须重视的一种老年性疾病。因此要做好对颈椎病老人的照护工作，了解发病因素，掌握临床表现，熟悉治疗方案及预后转归，能够对该病患者制订合理的照护方案，并能够开展预防该疾病的健康教育等。

任务实施

1. 按每 5 人为一小组对全班同学进行分组。
2. 以小组为单位对案例进行讨论分析。
3. 各小组汇报、分享讨论结果。

任务总结

1. 教师对各小组讨论分析结果进行点评。

2. 教师对任务描述中的知识进行分析总结。

知识链接

颈椎病是一种缓慢进展的退行性颈椎病变。由颈段脊柱椎间增生、肥大，引起头颈、四肢、胸背及内脏的症候群，统称为颈椎病。

一、发病原因

1. 损伤

颈椎是人体活动范围最大的部位，受伤的机会较多，青少年时期的颈椎外伤，是导致中老年后发病的重要原因。急性损伤可使原已退变的颈椎和椎间盘损害加重而诱发颈椎病，慢性损伤使已退变颈椎加速其退变过程而提前出现症状。

2. 颈部的慢性劳损

与职业有关，长期从事修理、办公室文员、IT 行业工作者、驾驶员等低头工作时，容易引起颈部的肌肉、韧带与关节的劳损，或使用不适当的枕头，颈部的不良姿势，使颈椎生理曲度改变，从而导致颈椎病的发生。

3. 颈椎的退行性变

40 岁以上的中老年患者，颈椎间盘、椎体、椎间小关节的退行性改变，是颈椎病发生和发展过程中的最基本原因。由于椎间盘退变而使椎间隙狭窄，关节囊、韧带松弛，脊柱活动时稳定性下降，进而引起椎体、关节突关节、钩椎关节、前后纵韧带、黄韧带及项韧带等变性、增生、钙化。这样形成颈段脊柱不稳定的恶性循环，最后发生脊髓、神经、血管受到刺激或压迫的表现。

4. 颈椎先天性椎管狭窄

这是指在胚胎或发育过程中椎弓根过短，使椎管矢状径小于正常（14～16 mm）。在此基础上，即使退行性变比较轻，也可出现压迫症状而发病。

二、临床表现

颈椎病临床症状表现多种多样，按病变的部位、范围及受压组织不同，可把颈椎病分为以下四种类型：

1. 神经根型颈椎病

颈椎病中神经根型发病率最高，约占 50％～60％。该型颈椎病是由于颈椎间盘侧后方突出，钩椎关节或关节突关节增生、肥大，刺激和压迫神经根所致。起病缓慢，开始多为颈背痛，以后疼痛逐渐加重，表现为漫痛、钝痛、灼痛，并向上肢放射，影响工作和睡眠，放射范围根据受压神经根部位不同而表现不同。皮肤可有麻木、感觉异常。部分患者有头晕、头痛、耳鸣、上肢肌力下降、手指不能伸屈、握力减退、持物易坠落。当头部、上肢姿势不当或突然牵拉撞击时，即可产生剧烈的闪电样锐痛。

2. 脊髓型颈椎病

本病约占颈椎病的10%～15%。由于下颈段椎管相对狭小，且活动度大，退行性变亦发生较早、较重。此时颈痛不明显，而四肢乏力、双侧下肢麻木、颈痛、僵硬发抖。重者卧床不起，并发头晕眼花、吞咽困难。以四肢乏力、行走困难、持物不稳为最先出现的症状，随着病情加重发生自下而上的运动神经瘫痪，大小便失禁。

3. 椎动脉型颈椎病

由于颈椎横突孔增生狭窄，上关节突明显增生肥大，直接刺激和压迫椎动脉从而出现眩晕、头痛、视觉障碍、突然摔倒，昏倒后当体位、头颈位置改变后，即可清醒地站起来。如椎动脉供血不足，可反复发作，伴有耳鸣、耳聋、视力模糊、肢体麻木、感觉异常、持物落地。

4. 交感神经型颈椎病

此型颈椎病常可见到交感神经兴奋症状与抑制症状不同出现。交感神经兴奋时出现头痛或偏头痛、头晕，特别在转动头时加重，并伴有恶心、呕吐、视物模糊，甚至心前区疼痛、血压升高、出汗、听力下降等。交感神经抑制时出现头昏、眼花、流泪、鼻塞、心动过缓、血压下降及胃肠胀气等症状。

颈椎病除上述四种类型外，也可以两种或多种类型症状同时出现，有人称混合型。但在颈椎病患者中，还是以一种类型的症状出现较多，混合型颈椎病较为少见。

三、治疗原则

80%～85%的颈椎病患者均可用非手术治疗法治愈。比较有效的方法大都是综合性治疗法，需要手术治疗的仅为少数。常用的综合治疗法有：

1. 颈部制动支持疗法(颈托、颈围)

该疗法主要用于限制颈椎过度活动，而患者行动不受影响。目前有两种方法：一种是充气型颈托，除固定颈部外，还可有一定撑开牵引作用。另一种是用两层厚纸板剪成高领，外包绒布或毛巾加以固定，限制颈部活动。一般来讲，固定1～2个月即可使症状改善或大部分消失。

2. 颈牵引疗法

颈牵引应根据患者体质状况决定牵引的重量，一般体重为60 kg左右的患者，用2～6 kg的重量即可。开始重量应轻些，以后逐渐加重，最多不能超过8 kg。因为重量过大，常会压迫下颌骨，引起疼痛，特别是对老年高血压患者牵引时，要避免压迫颈部，否则可导致血压升高、气闷等症状出现。使用牵引时必须让牵引者能忍受。开始时牵引时间一般一次不超过30 min，以后逐渐延长，最长不超过1 h，每天牵引1～2次。总之，要根据患者症状需要决定，一般地，牵引50天左右即可改善症状，甚至消失。

3. 按摩

轻柔按摩可以改善局部血液循环，调节神经功能，消除肌肉痉挛，达到舒筋、止痛、活血的功效。但颈部按摩必须在X线照片对照下，准确地采用轻柔手法按摩，以免增加意外损伤。

4. 物理疗法

物理疗法通常简称理疗。理疗的目的在于消退炎症性水肿和松弛肌肉，急性期多用冷疗止痛，24～48 h后多采用热疗，如短波透热、微波疗法、红外线、蜡疗等。还可选用直流电离子导入法、超声波疗法等。理疗能起到解痉、消肿、改善血液循环、止痛的作用。每天治疗1次，以1个月为1个疗程。理疗之后，连续进行轻柔按摩或牵引，效果比较理想。

5. 穴位封闭

可用醋酸可的松混悬液作痛点穴位封闭，止痛效果很好。

6. 药物治疗

可应用吲哚美辛(消炎痛)、舒筋活血片等。

7. 运动疗法

运动疗法是提高和巩固疗效的重要手段，要有针对性，适时地训练患者的颈、肩、肢体肌力、关节活动度等。应用徒手或器械进行抗阻力训练，如头屈肌抗阻训练、肩胛回缩训练、颈部屈伸旋转肌力训练等。关节活动度训练主要是颈肩体操，如双手叉腰，进行点头、仰头、头部环行活动，屈颈、伸颈、颈部侧屈、旋转运动，双手交叉抱于枕后，两肩胛回缩放松练习及肩臂各向摆动、环绕练习。还可应用划船器、功率车进行耐力和协调能力训练。

8. 手术疗法

从治疗效果看，联合采用综合治疗法常可得到理想的疗效。但对需要手术治疗的少数病例，应严格选择适应证。对老年人来说，在迫不得已的情况下才进行手术治疗。因手术对老年患者有一定的危险性，必须特别慎重。根据手术途径不同，可分为前路手术、前外侧手术及后路手术三种。

四、预防措施

颈椎病是一种老年性退行性变。本病的发生、发展与不良的生活习惯有一定的联系。

(1) 老年人在日常生活中要加强自我保健，参加各项体育运动时注意安全，避免损伤；防止颈椎超限度活动，一旦发生损伤应尽早治疗。

(2) 注意颈部保暖，防止受凉。

(3) 及时治疗落枕及颈部不适；保持正确的工作体位，应注意避免长时间地固定于一种姿势，如低头伏案工作和仰头看电视等，长期低头工作1 h左右就适当地活动头颈部，使颈部肌肉、韧带得到适当休息。

(4) 老年人睡觉应用硬板床、低枕头，一般枕头以10 cm的高度为适宜；以中间低、两端高的元宝形为佳，也可选平枕。

(5) 应每天坚持做颈部轻柔活动2～3次，每次5～10 min，如头颈前屈、后仰、左右旋转、头部顺向或逆向转动。长期坚持锻炼，有利于颈肩肌肉弛张的调节和改善血液循环。

五、照护保健

1. 生活照护

(1) 环境：保证生活环境安全、舒适。

(2) 饮食：增加营养丰富、宜于消化的饮食。

(3) 休息：急性期患者绝对卧硬板床休息，病情缓解后，可适当活动。

2. 医学护理

(1) 病情监测：观察患者营养状况，躯体活动功能，避免出现肺部感染、褥疮等并发症。

（2）对症护理：颈部疼痛、头部疼痛剧烈者可给予非甾体类消炎药止痛对症治疗。肢体麻木、疼痛可予以针灸、按摩、理疗等辅助治疗。

（3）并发症监测：严重颈椎病患者可能导致长期卧床，要注意观察生命体征，注意肺部、皮肤情况，预防肺部感染、褥疮发生。

3．心理疏导

要评估患者及家属对该病的认识、心理状态，有无焦虑及焦虑的原因，家庭及社会对患者的支持程度。及时疏导患者的焦虑心理，进行正确的功能锻炼，积极配合治疗。

4．健康教育

（1）疾病知识教育：向患者及家属讲解引起和加重颈椎病的相关因素，了解疾病的性质、病程和治疗方案。指导患者保持乐观情绪，规律生活，选择合适的锻炼方式，及时预防治疗。

（2）指导老年人预防疾病：指导老年人选择高低适当的枕头，保证颈部及脊柱正常的生理弯曲，避免颈部长期悬空、屈曲或仰伸。① 经常变换体位。平素保持正确的姿势，在工作、学习和日常生活中，保持颈部平直，定时改变姿势，劳逸结合，避免颈部长期屈曲或仰伸。② 加强功能锻炼。进行颈部和上肢活动或体操锻炼，以使颈部及肩颈部肌肉放松，改善局部血液循环。

（3）指导患者进行自我病情监测：嘱患者按时服用各种药物，学会自我监测药物不良反应。应用激素治疗的患者应定期检查，以早期发现可能出现的不良反应。

思考与训练

问答题

1．说说类风湿性关节炎患者的表现。

2．如何护理患有类风湿性关节炎的患者？

3．老年人为什么容易发生骨质疏松症？

4．如何进行骨折的预防与保健？

5．如何预防颈椎病？

案例分析

病历摘要

患者，女性，50岁，无诱因开始两手指关节疼痛10余年，晨起时感觉疼痛的指关节僵硬，两腕关节逐渐加重，指关节及腕关节均变形。在病程中患者感觉周身不适，有时发热，食欲不振。患者已婚，育有一子。

思考题：

1．该患者的诊断是什么？该病有何特点？

2．如何帮助该患者进行功能锻炼？

参 考 文 献

[1] 侯晓霞. 老年常见病预防与照护[M]. 北京：经济管理出版社，2006.

[2] 陆再英，钟南山，等. 内科学[M]. 北京：人民卫生出版社，2008.

[3] 尤黎明，吴瑛，等. 内科护理学[M]. 北京：人民卫生出版社，2008.

[4] 吴在德，吴肇汉，等. 外科学[M]. 北京：人民卫生出版社，2008.

[5] 曹伟新，李乐之，等. 外科护理学[M]. 北京：人民卫生出版社，2008.

[6] 王维治，罗祖名，等. 神经病学[M]. 北京：人民卫生出版社，2005.

[7] 乐杰. 妇产科学[M]. 北京：人民卫生出版社，2008.

[8] 陈文彬，潘祥林，等. 诊断学[M]. 北京：人民卫生出版社，2008.

[9] 马秀芬，张展，等. 内科护理学[M]. 北京：人民卫生出版社，2011.

[10] 诸葛毅，王小同，等. 老年护理技术实践教程[M]. 杭州：浙江大学出版社，2012.

[11] 李丹，任素杰. 老年人的保健护理[M]. 北京：北京科学技术出版社，2000.

[12] 李丹，杨玉兰. 中风病人的康复护理[M]. 北京：北京科学技术出版社，2001.

[13] 余灵燕，陈羽. 家庭保健与护理[M]. 北京：中国人民大学出版社，2003.

[14] 邹继华. 老年护理[M]. 北京：高等教育出版社，2004.

[15] 倪国华，汪娩南. 成人护理[M]. 北京：高等教育出版社，2005.